生物材料概论

谭建军　主编

北京工业大学出版社

图书在版编目（CIP）数据

生物材料概论 / 谭建军主编 . -- 北京：北京工业大学出版社，2025. 7. -- ISBN 978-7-5639-8805-1

Ⅰ. R318.08

中国国家版本馆 CIP 数据核字第 2025QJ7343 号

生物材料概论

SHENGWU CAI LIAO GAI LUN

主　　编：谭建军

责任编辑：付　存

封面设计：红杉林文化

出版发行：北京工业大学出版社　http：//press.bjut.edu.cn

（北京市朝阳区平乐园 100 号　邮编：100124）

010-67391722　bgdcbs@bjut.edu.cn

经销单位：全国各地新华书店

承印单位：北京虎彩文化传播有限公司

开　　本：787 毫米 ×1092 毫米　1/16

印　　张：14.25

字　　数：280 千字

版　　次：2025 年 7 月第 1 版

印　　次：2025 年 7 月第 1 次印刷

标准书号：ISBN 978-7-5639-8805-1

定　　价：49.00 元

目 录

第 1 章
绪 论

生物材料（biomaterials）是一门正在蓬勃发展的交叉学科。生物材料是指用于与生命系统接触和发生相互作用，能对人体细胞、组织和器官进行诊断、治疗、替换、修复或诱导再生的一类天然或人工合成的特殊功能材料，也称生物医用材料。它是基于临床需要发展起来的，但是材料科学家和临床医学专家对生物材料的认识和理念还存在很多分歧。生物材料的发展对临床医学的贡献越来越令人瞩目，同时也丰富了材料科学的内容。

1.1 生物材料的发展历程

很早以前人类就开始使用生物材料。约公元前 3500 年，古埃及人就利用棉花纤维、马鬃做缝合线缝合伤口，用柳树枝和象牙修补受损的牙齿；墨西哥的印第安人使用木片修补受伤的颅骨。在中国和埃及的墓葬中发现了公元前 2500 年的假牙、假鼻、假耳。公元 600 年，玛雅人用海贝壳制作具有珠光的牙齿，外观上甚至达到了如今所要求的骨整合水平。

从 16 世纪开始，金属材料开始在骨科领域得到应用。1588 年，人们利用黄金板修复腭骨。1775 年，金属材料用来固定体内骨折。1851 年，硫化天然橡胶制成的人工牙托和腭骨问世。1808 年，制成镶牙用生物陶瓷材料——陶齿。1894 年，H. Dreeman 发明了替换骨缺损的熟石膏。1926 年，Bassett 发现骨和牙的矿物质与羟基磷灰石（hydroxyapatite，HAP）的 X 射线谱相似。1928 年，Leriche 和 Policard 将磷酸钙应用于骨缺损替换材料。

尽管很早就有使用生物材料为人类健康、医疗做贡献的实例，但是现代意义上的生物材料直到 20 世纪 40 年代中期才真正出现。生物材料的发展可分为三个阶段：生物惰性材料、生物材料的生物化、组织工程支架材料。

1.1.1 生物惰性材料

20世纪60年代，人们开始利用生物相容性筛选传统工业化材料，开发了第一代生物材料。20世纪60年代发现多孔氧化铝陶瓷、玻璃碳和热解碳。1971年后，HAP应用于临床，1974年，Hench发明了一种特殊的玻璃，这种玻璃中的有些成分和生物体内的组分互相交换或者反应，与生物体相互融合，构成新生骨骼和牙齿的一部分。我国从20世纪70年代开始研究生物无机材料，1977年氧化铝陶瓷应用于临床，1979年高纯氧化铝单晶用于临床。

第一代生物材料是生物惰性材料，它在生物体内稳定，几乎不发生化学反应和降解反应。其物理性能、机械性能和功能特性与组织匹配，材料在应用过程中不产生不利于功能发挥和对其他组织影响的反应，与组织接触不产生炎症或凝血现象，无急性毒性或刺激反应，一般无补体激活产生免疫反应。植入体内后，在生物材料表面形成一层包被性纤维膜，与组织间的结合主要靠组织长入其粗糙不平的表面或孔中，形成物理嵌合。生物惰性材料不与组织相结合，既不能被吞噬系统吞噬，也无法作为异物排出体外，而是被体内分泌的纤维结缔组织膜所包覆，实现与正常组织互相隔离。生物惰性材料分子键较强，具有较高的化学稳定性，机械强度和耐磨损性能良好。生物惰性材料是应用最早、范围最广的生物材料。

生物惰性材料包括生物金属材料、生物无机非金属材料、生物有机高分子材料以及生物复合材料。生物金属材料主要有不锈钢、钛、金、银等金属及钴、镍、银汞合金等。生物无机非金属材料有氧化铝、氧化锆、氧化硅、氧化镁、氧化钛、铝酸钙等陶瓷材料。生物有机高分子材料品种繁多，有聚乙烯、聚丙烯、聚氯乙烯、聚四氟乙烯、聚丙烯腈、聚甲基丙烯酸甲酯、聚甲基丙烯酸羟乙酯、聚氨酯、硅橡胶、天然橡胶、碳纤维、聚砜纤维、聚丙烯中空纤维、吸附树脂等。生物复合材料有纤维增强聚合物材料、金属陶瓷复合材料。

生物惰性材料可用于人工血管、人工角膜、人工瓣膜、人工心脏及心脏辅助设备、皮肤、关节等人体组织，以及医疗辅助设备，如医用插管、输液管、输血管、组织黏结剂等。

生物材料表面钝化是在材料表面覆盖白蛋白，抑制血小板在生物材料表面沉积，使凝血反应难以发生，或设计类金刚石表面，使生物材料表面不会引起任何细胞毒素作用、溶血作用和补体激活现象。表面钝化的生物材料具有机械、热、化学和生理环境下的稳定性，这种材料是最理想的惰性生物材料。随着医学水平的提高以及人们生活质量的改善，惰性生物材料的应用会向更高层次即生物化或组织工程化生物材料过渡。

1.1.2　生物材料的生物化

20 世纪 80 年代中期，随着医学、材料学（尤其是高分子材料学）、生物化学、物理学的迅速发展，高分子材料、陶瓷材料和新型金属材料不断涌现，例如：聚羟基乙酸、聚甲基丙烯酸羟乙酯、胶原、多肽、纤维蛋白、羟基磷灰石、磷酸三钙、珊瑚、形状记忆合金等。这些新材料的出现推动了生物材料的发展，它们是第二代生物材料的代表，其共性是具有生物活性，材料本身无毒，具有良好的生物相容性，在人体内可与组织发生化学反应。这些材料并非专门针对临床应用设计的，在临床应用过程中可能存在生物相容性问题。

第二代生物材料的一类是骨替代生物材料，它具有与人体骨组织的无机成分比较类似的化学组成，材料抗压、抗折强度与人骨接近。材料具有可控的降解性，植入体内后，材料表面能与周围组织形成牢固的化学键合作用，随着机体组织的逐渐生长，植入材料能够通过体液溶解、细胞吞噬吸收，或者被代谢系统排出体外，最终完全被新生组织替代，在植入部位和宿主组织间不再存在明显的界面。使用过程中植入材料逐渐生物化，植入后与组织亲和性良好。

第二代生物材料的另一类是抗凝血生物材料，它在不破坏原有生物材料性能的基础上，通过材料表面改性设计，在长期使用过程中使材料与细胞亲和性好，不产生炎症、凝血、畸变甚至癌变等反应。制备抗凝血生物材料的方法是通过共混或共聚方法在高分子聚合物（如聚氨酯）表面引入微相分离结构。

1.1.3　组织工程支架材料

材料生物化不能改变材料的基本结构，这给材料的长期使用埋下了隐患。器官（尤其是组织）是一个异常复杂的系统，很难用单一材料来代其行使全部或大部分功能。因此，在器官（或组织）供体来源缺乏的情况下，如何用合适的方法在体外培养出正常的组织，是医学界和生物医学工程学界的难题之一。在生物材料表面进行分子修饰，与细胞整合素结合，诱导细胞增殖、分化，以及细胞外基质的合成与组装，从而启动机体的再生系统，这属于再生医学范畴，是破解该难题的思路之一。20 世纪 80 年代后，人们将生物技术应用于生物材料的研制，将特定组织细胞“种植”于生物相容性良好、可被人体逐步降解吸收的生物材料上，形成细胞 – 生物材料复合物。生物材料不断降解并为细胞的增长繁殖提供三维空间和营养代谢环境，细胞经过繁殖逐渐形成新的具有与自身功能和形态相应的组织或器官。实现对病损组织或器官在结构、形态和功能等方面的重建，达到永久替代的目的。

第三代生物材料即组织工程材料。它是应用生命科学和生物工程的原理与方法，研究、开发用于修复、增进或改善人体各种组织或器官损伤后功能和形态的学科，是生物医学工程的一个重要分支。组织工程就是将细胞生物学和材料科学相结合，在体外或体内构建组织或器官的技术，其关键技术是构建细胞和生物材料的三维空间复合体，该复合体是细胞获取营养、气体交换、废物排泄和生长代谢的场所，是形成具有形态和功能的组织、器官的基本物质基础。用于组织工程研究的生物材料为可降解性天然或合成高分子材料、无机陶瓷或玻璃、珊瑚等，主要代表为组织工程支架材料、原位组织再生材料、可降解复合细胞和生长因子材料等。

1.2 生物材料的基本要求

临床医学对生物材料的基本要求：无急性毒性、不致敏、不致炎、不致癌和不致畸，不引起人体细胞的突变和组织细胞的反应。与人体组织相容性好，不引起中毒、溶血、凝血、发热等现象，具有适宜的耐生物降解性。化学性质稳定，抗体液、血液及酶的作用。具有与天然组织相适应的物理机械特性和适宜的生物力学性能及加工性能，对不同的使用目的具有特定的功能。

生物相容性是指材料在特定的应用范围内（如机体的特定部位）表现出的恰当的宿主反应。适当的宿主反应就是生物材料与组织和体液接触时表现出良好的行为。生物相容性又可分为血液相容性、组织相容性和免疫相容性。血液相容性是指血液（血浆蛋白、血细胞、血管内皮细胞）对外源性物质或材料产生合乎要求的反应。组织相容性指材料与生物活体组织及体液接触后，不引起细胞、组织的功能下降，组织不发生炎症、癌变以及排异反应等。免疫相容性还没有合适的定义。

1.3 生物材料的分类方法

按照在生理环境中的生化反应分类，可分为生物惰性材料、生物活性材料、生物可降解和吸收材料。按照材料组成分类，可分为生物金属材料、生物无机非金属材料、生物高分子材料、生物复合材料等。按照生物材料的用途分类，可分为生物硬组织材料、生物软组织材料、心血管系统生物材料、口腔生物材料、药物释放材料、诊断材料等。

现代医学正向再生和重建被损坏的人体组织和器官、恢复和增进人体生理功能、个性化和微创治疗等方向发展。无生命的生物金属、生物高分子、生物无机非金属等材料已不能满足临床医学发展的要求，生物材料面临着新的机遇与挑战。

我国在生物材料的基础研究方面已经取得了重大突破，走在了世界前列，但产业化水平尚待提高，产业规模小、发展相对滞后，还不能完全满足全民医疗保健的实际需要。在国家政策、经济的大力支持下，我国生物材料的产业化将获得快速发展。科技创新企业具备强劲的自主创新能力，将实现跨越发展，提高我国生物材料产品在国际上的声誉、竞争力和影响力。

习 题

1. 生物材料必须满足的基本要求是什么？
2. 简述第二代生物材料中的抗凝血生物材料。
3. 怎样钝化生物材料表面？
4. 简述我国在生物材料方面的研究状况。
5. 生物材料的定义是什么？

第 2 章 人体结构与功能

2.1 概述

生物材料的使用环境是人体组织，各种植入材料能否适应人体的生理环境是决定生物材料能否临床应用的关键。为了研制适合生理环境的生物材料，需要了解人体生理环境的特殊性和人体组织对植入材料的生物学反应及其特征。

人体组织是由细胞和非细胞形态的成分构成的，两种或两种以上组织的结合就构成了较大的功能性单体，即通常所说的器官。几个功能密切的器官组合在一起，并且彼此分工合作，以完成一系列的生理功能，这一组合体就是通常所说的人体的各种系统。为了更好地理解、应用和设计生物材料，需要对生物材料应用所需的生物学基础有一些基本的了解。

2.2 蛋白质、核酸和酶

蛋白质是有机大分子，它既是生命的物质基础，也是构成细胞的基本有机物，同时还充当生命活动的主要承担者。机体中的细胞和所有重要组成部分都需要蛋白质参与。蛋白质占人体重量的 16%～20%，人体内蛋白质的种类繁多，性质、功能各异，但基本组成单体均为氨基酸。蛋白质由 20 多种氨基酸按不同比例组合而成，并在体内不断进行代谢与更新。蛋白质分子所含的氨基酸数目少则数十个，多则可达数万个，由肽键按各自特殊的方式组合而成。

蛋白质不仅是皮肤、肌肉、神经、骨骼和血液等组织的构成部分，而且对机体的生理功能起催化、调节和保护作用。蛋白质是生命活动的主要体现者，生命活动中的新陈代谢，包括生物化学反应，都是在特殊蛋白质的催化下进行的。蛋白质参与生命现象中的各种活动，如呼吸、运动、营养输送、神经传导等。

核酸是生物体内分子量很大的生物物质，和蛋白质一样，是生命活动的物质基础。生命活动主要通过蛋白质来体现，而生物体的遗传特征则主要由核酸来决定，核酸具有储存和传递遗传信息的生物功能。核酸在生物体的个体发育、生长、繁殖、遗传和变异等方面起着非常重要的作用。

核酸是脱氧核糖核酸（deoxyribonucleic acid，DNA）和核糖核酸（ribonucleic acid，RNA）的总称。核酸存在于人体细胞内，是由许多核苷酸单体聚合而成的生物大分子化合物。核苷酸单体由五碳糖、磷酸基和含氮碱基组成，如果五碳糖是核糖，则形成的聚合物是 RNA；如果五碳糖是脱氧核糖，则形成的聚合物是 DNA。

酶是活细胞产生的对作用物具有高度催化效率和高度特异性的蛋白质。酶的分子量在 1 万以上，有的可达数百万。酶的化学本质是蛋白质或 RNA，按其分子组成的不同分为单纯酶和结合酶。仅含有蛋白质的称为单纯酶，由酶蛋白和辅助因子组成的称为结合酶。大多数水解酶由蛋白质组成，黄素单核苷酸酶则由酶蛋白和辅助因子组成。结合酶中的酶蛋白为蛋白质部分，辅助因子为非蛋白质部分，两者结合成全酶才会发挥催化作用。

酶是极为重要的生物催化剂，在酶的作用下，生物体内的化学反应可以在极为温和的条件下高效和特异地进行。酶的催化作用取决于酶分子的一级结构及完整的空间结构。如果酶分子变性或亚基解聚，酶就会失去活性。

有别于一般催化剂，酶具有非常明显的特性：酶对底物具有高度特异性和高度催化效率。酶是活细胞产生的生物催化剂，对底物作用有高度的专一性。根据酶对底物分子的结构要求，又分为绝对专一性和相对专一性。绝对专一性指酶只能催化 1～2 种结构极其相似的化合物；相对专一性指酶作用于相关化合物中的特殊共价键，如胰蛋白酶可以作用于 L 精氨酸、L 赖氨酸的羧基形成肽基、酰胺基或酯键。立体异构专一性指酶作用的物质需要具有特定的立体结构才会被催化。

酶对生命的机体有不可或缺的作用，酶能够催化生物体内的各种新陈代谢反应，并保持生物体与外界的正常动态平衡。影响酶催化反应的因素有酶浓度、作用物浓度、温度、酸碱度、抑制剂及激活剂等。

疾病一般分为遗传性疾病和后天性疾病，与酶相关的疾病主要是由于酶缺陷或酶的作用被抑制所造成。酶相关遗传性疾病是由先天性的酶缺陷、变异、低表达等导致的代谢障碍。代谢途径的障碍有不能生成代谢终产物、中间产物积累、旁路代谢产物积累等。如白化病与代谢终产物不能生成有关，糖尿病是中间产物积累的典型病例。与酶相关的后天性疾病是外界各种因素引起的，主要为不可逆抑制酶的作用，如一些有机磷农药（如敌敌畏）对人体的毒性。医学诊断中，酶可以作为一种工具用于了解体液中物质成分的变化和有关器官是否正常的特异性指标（表 2-1）。

表 2-1　酶在医学诊断中的作用

疾病	检测项目	使用的酶
糖尿病	血尿中葡萄糖含量	葡萄糖氧化酶
心血管疾病	胆固醇、胆固醇酯	胆固醇氧化酶等
高血脂症	甘油三酯	脂蛋白脂肪酶与甘油激酶
	磷脂	磷脂酶
	中性酯	脂酶

2.3　细胞结构与功能

2.3.1　基本概念

细胞是人体形态结构和功能的基本单位。细胞所表现出来的各种复杂的生命现象都有一定的物质基础，构成细胞的物质称为原生质或生命物质。组成原生质的化学元素有 50 多种，其中最主要的是 C、H、O、N 四种（约占细胞全重的 90% 以上），此外还有 S、P、Na、K、Ca、C、Mg、Fe 等，以上 12 种化学元素约占细胞全重的 99.9% 以上，称为宏量元素。而 Cu、Zn、Mn、Cr、Si、F、Br、I 等化学元素在细胞中含量极少，被称为微量元素。在细胞的生命活动中，宏量元素和微量元素都是不可或缺的。

细胞学说论证了整个生物界在结构上的统一性，以及在进化上的共同起源。这一学说推动了生物学的发展，并为辩证唯物论提供了重要的自然科学依据。恩格斯认为细胞学说是 19 世纪最重大的发现之一。细胞学说有以下几个主要观点：①细胞是有机体，一切动植物都是由单细胞发育而来，即生物是由细胞和细胞的产物所构成；②所有细胞在结构和组成上基本相似；③新细胞是由已存在的细胞分裂而来；④生物的疾病是因为其细胞机能失常；⑤细胞是生物体结构和功能的基本单位；⑥生物体是通过细胞的活动来实现其功能的；⑦细胞是一个相对独立的单位，既有它自己的生命，又对与其他细胞共同组成的整体的生命起作用；⑧新的细胞可以由老的细胞产生。

2.3.2　细胞的结构、组成和功能

细胞分为细胞质膜、细胞质和细胞核三部分。

2.3.2.1　细胞质膜

细胞质膜最重要的特性是半透性，或称选择透过性，对进、出细胞的物质有很强的选择透过性，也称细胞膜。细胞质膜和细胞内膜系统称为生物质膜，具有相同的基本结构特征。细胞质膜具有明显的“暗—明—暗”三条平行的带，其内、外两层暗带由蛋白质分子组成，中间一层明带由双层脂类分子组成，三者的厚度分别约为 2.5 nm、3.5 nm 和 2.5 nm，整体膜厚 7～8 nm。不仅细胞质膜具有这种结构，细胞内的各种细胞器膜（如线粒体膜、内质网膜等）也具有类似的结构。细胞质膜外侧与外界环境相接触，主要功能是选择性地进行物质交换，吸收营养物质、排出代谢废物、分泌与运输蛋白质。细胞识别的分子基础是受体，受体主要指细胞质膜中的糖蛋白与细胞外信号分子的特异性结合。

细胞质膜的基本结构包括膜脂、蛋白质和膜糖。膜脂主要由磷脂、胆固醇和少量糖脂构成，磷脂、胆固醇和糖脂都是双嗜性分子。磷脂分子中的磷酸和碱基、胆固醇分子中的羟基以及糖脂分子中的糖链等亲水性基团分别形成各自分子中的亲水端，另一端则是疏水的脂肪酸烃链。这些分子以脂质双层的形式存在于细胞质膜中，亲水端朝向细胞外液或胞质，疏水的脂肪酸烃链则彼此相对，形成膜内部的疏水区。膜脂质双层中的脂质构成是不对称的，含氨基酸的磷脂主要分布在膜的近胞质内层，而磷脂酰胆碱的大部分和全部糖脂都分布在膜外层。

大多数细胞的膜脂中，磷脂占总量的 70% 以上，胆固醇不超过 30%，糖脂不超过 10%。磷脂又可分为两类：甘油磷脂和鞘磷脂。甘油磷脂包括磷脂酰胆碱、磷脂酰丝氨酸、磷脂酰乙醇胺以及含量最少的磷脂酰肌醇。糖脂的结构与磷脂相似，由一个或多个糖残基代替磷脂酰胆碱与鞘氨醇的羟基结合。胆固醇的功能是提高脂双层的力学稳定性，调节脂双层流动性，降低水溶性物质的通透性。

细胞质膜的蛋白质主要有内在蛋白、外在蛋白和脂锚定蛋白。内在蛋白以疏水的部分直接与磷脂的疏水部分共价结合，两端带有极性，贯穿膜的内外。外在蛋白以非共价键结合在固有蛋白的外端上，或结合在磷脂分子的亲水部分。外在蛋白质通过一个或几个疏水的 α－螺旋与脂质分子结合。脂锚定蛋白通过磷脂或脂肪酸锚定，共价结合，又称脂连接蛋白。其中一类是糖磷脂酰肌醇连接的蛋白，糖磷脂酰肌醇位于细

胞质膜的外小叶，用磷脂酶C处理能释放出结合的蛋白。许多细胞表面的受体、酶、细胞黏附分子就是这类蛋白。另一类脂锚定蛋白与插入质膜内小叶的长碳氢链结合。

镶嵌在脂质层中的蛋白质是可以横向漂浮移位的，应该为随机分布，不过也存在区域性分布。这可能与膜内侧的细胞骨架存在对某种蛋白质分子的局限作用有关，以实现其特殊的功能，如细胞与环境的物质、能量和信息交换等。糖蛋白、糖脂细胞质膜糖类主要是一些寡糖链和多糖链，它们以共价键的形式和膜脂质或蛋白质结合，形成糖脂和糖蛋白。这些糖链大多数裸露在膜的外面一侧，单糖排序上的特异性即抗原决定簇。

细胞质膜有重要的生理功能，它既能使细胞维持稳定代谢的胞内环境，又能调节和选择物质进出细胞。细胞质膜通过胞饮作用、吞噬作用或胞吐作用吸收、消化和外排细胞质膜外、内的物质。在细胞识别、信号传递、纤维素合成和微纤丝的组装等方面发挥重要作用。有些细胞间的信息交流并不是靠细胞质膜上的受体来实现的，比如某些细胞分泌的甾醇类物质，这些物质可以作为信号，与其他细胞进行信息交流，这些物质不和细胞质膜上的受体结合，而是穿过细胞质膜，与细胞核内或细胞质内的某些受体相结合，介导两个细胞间的信息交流。细胞质膜的功能主要有以下几点：①分隔、形成细胞和细胞器，为细胞的生命活动提供相对稳定的内部环境，增加膜的面积，提高膜上的生物功能；②屏障作用，膜两侧的水溶性物质不能自由通过；③识别和传递信息（主要依靠糖蛋白）；④细胞质膜的受体功能：识别自己特异的信号分子（配体），并且与之结合。把识别和接收的信号，准确无误地放大并传递到细胞内部，从而启动一系列胞内信号级联反应，产生特定的细胞生物效应。本质是蛋白质（糖蛋白）；⑤膜抗原。细胞质膜表面还存在着抗原，使之具有免疫化学特性。膜抗原主要有红细胞质膜上的血型抗原和各种有核细胞质膜上的组织相容性抗原；⑥物质转运，细胞质膜的转运功能实现细胞与周围环境之间的物质交换。

物质转运是细胞质膜的重要功能之一，主要转运方式有被动运输、主动运输、胞吞和胞吐（表2–2）。

表2–2　细胞质膜的物质转运

物质转运方式		转运物质	特点	举例
被动转运	单纯扩散	脂溶性小分子	顺浓度差，不耗能	O_2、CO_2
	协助扩散	非脂溶性小分子、离子	顺浓度差，不耗能	葡萄糖、氨基酸、K^+、Na^+
主动转运		离子	逆浓度差，耗能	K^+、Na^+
胞吞		大分子或团块	主动过程，耗能	吞噬异物
胞吐		大分子或团块	主动过程，耗能	分泌活动

被动运输的方式有单纯扩散和协助扩散。单纯扩散：脂溶性物质由膜的高浓度侧向低浓度侧的扩散过程，称为单纯扩散，不耗能，不需要载体，例如：水、尿素、二氧化碳等。协助扩散：非脂溶性物质在膜蛋白的帮助下，顺浓度差或电位差跨膜扩散的过程，称为协助扩散，不耗能，但是需要载体协助。协助扩散的三个特点是特异性、饱和性和竞争性抑制。特异性指运输中离子通道或载体一般只转运一种物质。饱和性即当被转运物质增加到一定限度时，转运速率不再随之增加，这是由于离子通道或载体的数量有限。竞争性抑制是指离子通道或载体同时转运两种或两种以上物质时，一种物质浓度的增加，将削弱另一种物质的转运。自由扩散和协助扩散都是顺浓度差进行的，细胞本身不消耗能量，均属于被动转运（被动运输）。

主动运输是离子或小分子物质在膜上“泵”的作用下，被逆浓度差或逆电位差的跨膜转运过程，称为主动运输（主动转运）。主动运输具有选择透过性，需要消耗大量热量和载体。如：碘进入海带、葡萄糖进入除红细胞以外的细胞。

胞吞胞吐是转运大分子或团块物质的有效方式。物质通过细胞质膜的运动从细胞外进入细胞内的过程，称为胞吞，包括吞噬和吞饮。液态物质入胞为吞饮，如小肠上皮吸收营养物质；固体物质入胞为吞噬，如粒细胞吞噬细菌。胞吐是通过细胞质膜的运动将细胞内物质转运到细胞外的过程。细胞的代谢产物及腺细胞的分泌物都是以胞吐作用完成的，需要消耗能量。

2.3.2.2　细胞质

细胞质是细胞质膜以内、细胞核以外的一切半透明、胶状、颗粒状物质的总称。细胞质是进行新陈代谢的主要场所，绝大多数的化学反应都在细胞质中进行，它对细胞核也有调控作用。细胞质包括基质、细胞器和包含物，在活体状态下为透明的胶状物。细胞质主要成分有核糖体、贮藏物、酶类、质粒、营养物和大分子单体等。

基质是细胞质的基本成分，是细胞质中均质而半透明的胶体部分，充填于其他有形结构之间，含有多种可溶性酶、糖、无机盐和水等，又称胞质溶胶。按分子量大小，基质分为小分子、中等分子和大分子三类。小分子基质包括水、无机离子，中等分子基质为脂类、糖类、氨基酸、核苷酸及其衍生物等。大分子基质包括多糖、蛋白质、脂蛋白和 RNA 等。基质的主要功能是为细胞器维持正常结构提供离子环境，完成功能供给底物，同时也是生物化学反应的场所。

细胞器是分布于细胞质内、具有一定形态、在细胞生理活动中起重要作用的微器官，包括线粒体、内质网、高尔基体、溶酶体、过氧化物酶体、核糖体等。

线粒体常为杆状或椭圆形，在不同类型细胞中，线粒体的形状、大小和数量差异很大。线粒体具有双层膜，外膜光滑，分子量为1万以内的物质可自由通过，内膜通透性较小。外膜与内膜之间有膜间腔，或称外腔。由膜向内折叠形成线粒体嵴，嵴之间为嵴间腔，或称内腔，充满线粒体基质。线粒体基质中除基质颗粒外，还有脂类、蛋白质、环状DNA分子和核糖体。线粒体嵴膜上有许多有柄小球体，即基质颗粒，它由头、柄和基片三部分组成。球形的头与柄相连而突出于内膜表面，基片镶嵌于膜脂中。

线粒体为生命活动提供能量，基粒中含有ATP合成酶，它能利用呼吸链产生的能量合成ATP，并把能量贮存于ATP中。线粒体是细胞能量代谢中心，以ATP的方式提供细胞生命活动所需约95%的能量，线粒体嵴实为扩大内膜面积，故代谢率高、耗能多的细胞嵴多而密集。部分细胞的线粒体嵴为板层状。杆状线粒体的嵴多与其长轴垂直排列，圆形线粒体的嵴多从周围向中央放射状排列；在少数细胞，主要分泌类固醇激素的细胞，线粒体峭多呈管状或泡状；有些细胞的线粒体兼有板层状和管状两种。

线粒体还可以合成一些蛋白质。线粒体合成的蛋白质约占线粒体全部蛋白质的10%，这些蛋白疏水性强，和内膜结合在一起。线粒体合成蛋白质是按照细胞核基因组的编码合成的，如果没有细胞核遗传系统，线粒体RNA则不能表达，说明线粒体具有合成蛋白质的半自主性。

内膜系统通过细胞质膜的内陷而演变成复杂系统。它构成各种细胞器，如内质网、高尔基体、溶酶体等。这些细胞器为互相分隔的封闭性小区域，各具备一套独特的酶系，执行专一的生理功能。内质网是扁平囊状或管泡状膜性结构，以分支互相吻合成为网络，其中粗面内质网的表面附着核糖体，滑面内质网的膜表面不附着核糖体。

粗面内质网分布于绝大部分细胞中，分泌蛋白旺盛的细胞，粗面内质网特别发达，其扁囊密集呈板层状，占据细胞质很大一部分空间。由粗面内质网的发达程度就可以判断细胞的功能状态和分化程度。

滑面内质网多是管泡状，仅在某些细胞中含量丰富，其功能因含有不同的酸类而各异。滑面内质网有以下几种功能：①合成类固醇激素，在分泌类固醇激素的细胞中，滑面内质网膜上有合成胆固醇所需的酶系，在此合成的胆固醇再转变为类固醇激素；②脂类代谢，小肠吸收细胞摄入脂肪酸、甘油及甘油一酯，在滑面内质网上酯化为甘油三酯，肝细胞摄取的脂肪酸在滑面内质网上被氧化还原酶分解，或者再度酯化；③解毒作用，肝细胞的滑面内质网含有参与解毒作用的各种酶，某些外来药物、有毒代谢产物及激素等经过氧化、还原，水解或结合等处理，可以转化为无毒物质排出体外；④离子贮存与调节，横纹肌细胞中的滑面内质网又称肌浆网，其膜上有钙泵，可将细胞质基质中的Ca^{2+}泵入、贮存起来，导致肌细胞松弛，在特定因素作用下，贮存

的 Ca^{2+} 释出，引起肌细胞收缩。胃底腺壁细胞的滑面内质网有氯泵，当分泌盐酸时将 Cl^- 释放，参与盐酸的形成。

高尔基体由扁平囊、小泡和大泡三部分组成，它在细胞中的分布和数量依细胞的类型不同而异。扁平囊平行紧密排列构成高尔基体的主体，它有一面凸起，称生成面；另一面凹陷，称成熟面。扁平囊上有孔穿通，并朝向生成面。生成面附近的一些小泡是由粗面内质网芽生而来，将粗面内质网中合成的蛋白质转运到扁平囊，故小泡又称运输小泡。大泡位于成熟面，是高尔基体的生成产物，包括溶酶体、分泌泡等。溶酶体逐渐离开高尔基体而分散到细胞各部。分泌泡互相融合，其内容物电子密度增高，成为分泌颗粒。在蛋白质分泌旺盛的细胞中，高尔基体发达。高尔基体对来自粗面内质网的蛋白质进行加工、修饰、糖化与浓缩，使之变为成熟的蛋白质，如在胰岛 B 细胞中将前胰岛素加工成为胰岛素。高尔基体含有多种糖基转移酶，许多蛋白质由糖基转移酶糖化形成糖蛋白。各种溶酶也在高尔基体内浓聚，形成初级溶酶体。

溶酶体为单层膜包被的囊状结构，内含多种水解酶，能够分解各种外源和内源物质。根据内含物和形成阶段的不同，溶酶体一般分为初级溶酶体和次级溶酶体两类。初级溶酶体来源于高尔基体，或近于高尔基体分泌面的光滑内质网的特化区，囊内仅含有水解酶。次级溶酶体是初级溶酶体与细胞内由吞噬或胞饮作用所形成的小囊泡，或与细胞器受损后的膜片等结构相融合而形成的。次级溶酶体经酶解后的残余物质称为残体或终末溶酶体。

除红细胞等少数细胞外，大多数细胞有溶酶体。溶酶体约含有 50 种酶，如糖苷酶、核酸酶、蛋白酶、硫酸脂酶、磷酸脂酶和磷酸酶等。每一个溶酶体中并不包含全部酶类，细胞中的许多溶酶体所含的酶类也不尽相同。溶酶体酶的最适 pH 值为 5.0。酸性磷酸酶是溶酶体的标志酶，不同细胞中的溶酶体均含该酶。

溶酶体的功能是与食物泡融合，将细胞吞噬进的食物或致病菌等大颗粒物质消化成生物大分子，残渣通过胞吐作用排出细胞。在细胞分化过程中，某些衰老的细胞器和生物大分子等陷入溶酶体内并被消化掉，这其实就是机体自身的组织更新。

所有白细胞均含有溶酶体性质的颗粒，能消灭入侵的微生物。然而，也有一些病原菌（如麻风杆菌、结核杆菌等）能耐受溶酶体酶的作用，因而能在巨噬细胞内存活。肺巨噬细胞吞噬吸入的硅或石棉粉尘，引起溶酶体破裂和水解酶的释放，刺激结缔组织纤维的增加，导致硅肺的发生。组织缺氧（如心肌梗死）也可造成溶酶体的急性释放，使血液中有关酶的浓度迅速增高。

次级溶酶体也称吞噬性溶酶体，根据其作用底物的来源不同，分为自噬性溶酶体和异噬性溶酶体。自噬性溶酶体的作用底物是内源性的，即来自细胞内的衰老和崩解的细胞器或局部细胞质等。异噬性溶酶体作用底物是经由细胞的吞饮或吞噬而被摄入细胞内的外源性物质，是溶酶体与吞噬体融合而成，多见于吞噬了细菌的中性粒细胞和吞噬了异物的巨噬细胞。异噬性溶酶体与自噬性溶酶体中的底物有的被分解为单糖、氨基酸等小分子物质，它们通过溶酶体膜进入细胞质基质，被细胞利用；有的则不能被消化（如尘埃、金属颗粒等异物、衰老细胞器的某些类脂成分），它们残留于溶酶体中，当溶酶体酶活性耗竭，溶酶体内完全由残留物占据，则称为残余体。残余体滞留在细胞中，常见的残余体有脂褐素颗粒和髓样结构，均由自噬性溶酶体演化而来。脂褐素颗粒为不规则形，由电子密度不同的物质及脂滴构成，多见于神经细胞、心肌细胞、肝细胞及分泌类固醇激素的细胞，随年龄增长而增多。髓鞘样结构指细胞质膜和（或）细胞器膜质片段的螺旋状或同心圆状卷曲。可被其他细胞吞噬或降解为脂肪酸，并钙化形成钙皂，可能因膜性成分消化不全所致。初级溶酶体与吞饮小泡或其他小泡融合形成多泡体，其外有界膜，内含很多低电子密度小泡，基质具有酸性磷酸酶活性。

过氧化物酶体又称微体，是有膜包裹的圆形小体，多见于肝细胞与肾小管上皮细胞，是具有异质性的细胞器。其内容物为低电子密度的均质状。过氧化物体含有 40 多种酶，不同细胞所含酶的种类不同，但所有细胞的过氧化物酶体中均含有过氧化氢酶。过氧化物酶能使相应的底物氧化，在氧化底物过程中，氧化酶使氧还原成过氧化氢，而过氧化氢酶能使过氧化氢还原成水。这种氧化反应在肝、肾细胞中非常重要。

核糖体是椭圆形致密颗粒，非膜性结构，由一个大亚基与一个小亚基构成。大亚基含 2 条 rRNA 与约 40 个相关蛋白质分子，小亚基含 1 条 rRNA 与约 40 个相关蛋白质分子，非功能状态的核糖体单个存在。当一定数量的核糖体由一条 mRNA 细丝穿行于它们的大、小亚基之间把它们串联起来，则成为功能状态的多核糖体，呈串珠状或花簇状。核糖体能将 mRNA 所含的核苷酸密码翻译为氨基酸序列，供细胞代谢、增殖和生长需要。旺盛增殖中的细胞游离核糖体极多。核糖体丰富的细胞，胞质呈嗜碱性。内质网膜表面附着核糖体，主要功能是合成分泌蛋白质，但也合成某些结构蛋白质。

2.3.2.3 细胞核

细胞核是细胞的控制中心，在细胞的代谢、生长、分化中起着重要作用。它是细胞内遗传信息的储存、复制和转录的主要场所，大多呈球形或椭圆形。细胞内通常只有一个，也有两个或多个的，借双层多孔的核膜与细胞质分隔。细胞核存在于细胞中的封闭式膜状胞器中，内部含有细胞中大多数的遗传物质，即 DNA。这些 DNA 与蛋白质复合形成染色质。细胞分裂时，染色质浓缩形成染色体，所含的基因称为核基因。细胞核的作用是维持基因的完整性，并借此调节基因表现来影响细胞活动。细胞核内不含其他膜状的结构，但也不是完全均匀的，存在由特殊蛋白质、RNA 以及 DNA 复合而成的次核体。细胞核主要由核膜、染色质、核仁与核基质组成。

核膜是细胞核的主要部分，是一种将细胞核完全包覆的双层膜，可使膜内物质与细胞质，以及具有细胞骨架功能的网状结构核纤层分隔开来。多数分子无法直接穿透核膜，因此需要核孔作为物质的进出通道。这些孔洞可让小分子与离子自由通透，而较大的分子（如蛋白质）需要在载体蛋白的帮助下才能通过。核膜是选择性渗透膜，控制核和细胞质之间的物质交换。核运输是细胞核最重要的功能，基因表现与染色体的保存，皆与核孔的输送有关。核膜参与蛋白质合成。

核孔为圆形孔，内、外核膜在孔缘相连续，孔内有环，与中心颗粒组成核孔复合体，核孔所在处无核纤层。水、离子和核苷等小分子物质可直接通透核膜，而 RNA 与蛋白质等大分子则需要经核孔出入核。核功能活跃的细胞核孔数量多。

染色质是遗传物质 DNA 和组蛋白在细胞间期的形态表现，它是将长 DNA 分子包装成更紧凑、更致密的结构。防止链缠结，在细胞分裂过程中增强 DNA、防止 DNA 损伤以及调节基因表达和 DNA 复制方面也起着重要作用。在有丝分裂和减数分裂过程中，染色质有助于后期染色体的正确分离。在此阶段，染色体的特征形状是 DNA 盘绕成高度浓缩的染色质。

核仁经常出现在间期细胞核中，它是匀质的球体，形状、大小、数目依细胞形成和生理状态而异，大多数细胞有 1～4 个核仁。蛋白质合成旺盛的细胞，核仁多而大。核仁呈圆形，因含有大量 rRNA 而显强嗜碱性。核仁由细丝成分、颗粒成分与核仁相随染色质三部分构成。细丝成分与颗粒成分是 rRNA 与蛋白质的不同表现形式，二者常混合组成核仁丝，核仁丝卷曲成网架。颗粒成分是核糖体亚基的前身，由细丝成分逐渐转变而成，通过核孔进入细胞质。核仁相随染色质是编码 rRNA 的 DNA 链的局部。人类染色体的一端有圆形的随体，通过随体柄与染色体的其他部分相连。随体柄即为合成 rRNA 的基因位点，又称核仁组织者区，当其解螺旋进入功能状态时即成为核仁相随染色质，随后发展为核仁。核仁的主要功能是合成核糖体 RNA 和形成核糖体。

核基质是核中除染色质与核仁以外的成分，包括核液与核骨架两部分。核液含水、离子、酶等。核骨架是由多种蛋白质形成的三维纤维网架，并与核膜核纤层相连，对核的结构起支撑作用。

细胞核是细胞的控制中心，控制细胞的遗传、生长和发育。绝大部分细胞失去细胞核后，很快就会死亡，但红细胞失去核后还能存活 120 d。细胞核是遗传物质储存和复制的场所。细胞核中最重要的结构是染色质，染色质的组成成分是蛋白质分子和DNA分子，而DNA分子又是主要的遗传物质。当遗传物质向后代传递时，必须在细胞核中进行复制。细胞核控制细胞遗传和细胞代谢活动。遗传物质经复制后传给子代，同时遗传物质还必须将其控制的生物性状特征表现出来，这些遗传物质绝大部分都存在于细胞核中。例如，英国的克隆绵羊“多莉”就是将一只母羊卵细胞的细胞核除去，在这个去核的卵细胞中，移植进另一个母羊乳腺细胞的细胞核，最后由这个卵细胞发育而成的。“多莉”的遗传性状与提供细胞核的母羊一样。这说明细胞核在控制细胞的遗传性和细胞代谢活动方面具有重要作用。

细胞核是遗传信息库的控制中心。细胞间信息交流的方式多种多样，有间接传递信息的，如内分泌腺细胞将激素分泌出来后，由血液运送到全身各处并作用于远处的靶细胞；有直接传递信息的，如精子和卵细胞的识别和结合则是通过两个细胞（细胞质膜）直接接触，完成信息交流。

2.3.3 细胞外基质

细胞外基质（extracellular matrix，ECM），指多细胞有机体中，细胞周围由多种大分子组成的复杂网络。机体发育过程中，由细胞分泌到细胞外的各种大分子，在细胞周围构成高度水合的凝胶或纤维性网络，对细胞之间的支持、功能的发挥起着重要作用。ECM是由胶原蛋白、蛋白多糖、糖胺聚糖、层连蛋白和弹性蛋白等组成的物理和化学交联网络。硬组织ECM由细胞生物矿化形成的HAP和胶原纤维取向构建而成。

ECM不仅具有连接、支持、保水、抗压及保护等物理学作用，而且对细胞的基本生命活动具有重要的生物学作用。它含有大量信号分子，参与控制细胞的生长、极性、形状、迁移和代谢活动。ECM影响细胞的存活、生长与死亡。正常细胞，除成熟血细胞外，大多须黏附于特定的ECM上才能抑制凋亡而存活，称为定着依赖性。例如，上皮细胞及内皮细胞一旦脱离了ECM则会发生程序性死亡，即凋亡。不同的ECM对细胞增殖的影响不同，例如，成纤维细胞在纤粘连蛋白基质上增殖加快，在层粘连蛋白基质上增殖减慢。上皮细胞对纤粘连蛋白及层粘连蛋白的增殖反应则相反。肿瘤细胞的增殖丧失了定着依赖性，可在半悬浮状态下增殖。

ECM决定细胞的形状，脱离了ECM的各种细胞单个游离状态时多呈球形。即使同一种细胞在不同的ECM上黏附时，也可表现出完全不同的形状。上皮细胞黏附在基膜上才能显现出其极性。ECM是通过受体影响细胞骨架的组装来决定细胞形状的。不同细胞具有不同的ECM，介导细胞骨架组装的状况也不同，从而表现出不同的形状。

ECM 控制细胞的分化。细胞通过与特定的 ECM 成分作用而发生分化。例如，成肌细胞在纤粘连蛋白上增殖并保持未分化的表型，而在层粘连蛋白上则停止增殖，进行分化，融合为肌管。

ECM 参与细胞的迁移。ECM 可以控制细胞迁移的速度与方向，并协助细胞迁移。例如，纤粘连蛋白可促进成纤维细胞及角膜上皮细胞的迁移，层粘连蛋白可促进多种肿瘤细胞的迁移。细胞的趋化性与趋触性迁移皆依赖于 ECM。这在胚胎发育及创伤愈合中具有重要意义，细胞的迁移依赖于细胞的黏附与细胞骨架的组装。细胞黏附于 ECM 时诱导黏着斑的形成，黏着斑是联系 ECM 与细胞骨架的纽带。

由于 ECM 对细胞的形状、结构、功能、存活、增殖、分化、迁移等生命现象具有深远的影响，在胚胎发育的形态发生、器官形成过程中，或在维持成体结构与功能完善（包括免疫应答及创伤修复等）的生理活动中发挥着重要作用。

2.4 人体血液与组织液

生物材料的血液相容性取决于血液成分与材料表面的相互作用，以及随之引起的后续反应。由于血液相容性的作用机制复杂、途径各异、影响因素繁多，至今对其了解还不是非常深入。

原因之一是人体的生理机能差异。人体内可与生物材料表面发生相互作用的血液成分种类多，并且随种族、年龄、健康状况的不同，个体血液成分的相对量以及活性亦存在差异，与生物材料的相互作用也有所不同。原因之二是生物材料的应用环境存在差异。在不同的应用场景下，对各种血液成分与生物材料的作用及变化的允许程度是不同的，很难明确统一标准进行衡量。一般仅要求生物材料不应破坏血液的成分，不应产生溶血、凝血现象。

人体内任何器官或组织的血流量不足，均可能导致严重的组织损伤，甚至危及生命。很多疾病会引起血液成分及性质发生变化。

2.4.1 人体血液

血液是在心脏和血管腔内循环流动的一种组织，由血浆和血细胞组成。血浆内含血浆蛋白、脂蛋白、无机盐、氧、激素、酶、抗体和细胞代谢产物等。血细胞有红细胞、白细胞和血小板。

血液的颜色是有差别的，红色来自红细胞内的血红蛋白，血红蛋白含氧量多时呈鲜红色（动脉血），含氧量少时呈暗红色（静脉血）。若血液含较多的高铁血红蛋白或其他血红蛋白衍生物，则呈紫黑色。

2.4.1.1 血液成分

血液由血浆和血细胞组成，血浆相当于结缔组织的细胞间质，血浆中的物质无一定的形态，但具有重要的生理功能。血浆的低分子物质中有多种电解质和小分子有机化合物，如代谢产物和其他某些激素等。血浆中电解质含量与组织液基本相同。血浆（或血清）因含少量胆红素，看上去呈透明淡黄色；若含乳糜微粒，则呈乳白色；若发生溶血，则呈红色。血清是血液凝固后，在血浆中除去纤维蛋白原及某些凝血因子后分离出的淡黄色透明液体，或指纤维蛋白原已被除去的血浆。

血细胞不断地新陈代谢，平均寿命约 120 d。颗粒白细胞和血小板的生存期限一般不超过 10 d。淋巴细胞的生存期长短不等，从几个小时到几年。血细胞来自造血器官，红细胞、颗粒白细胞及血小板由红骨髓产生，无颗粒白细胞则由淋巴结和脾脏产生。

成熟红细胞没有细胞核及细胞器，含有血红素，红细胞上的糖蛋白决定血型的类别。白细胞是免疫系统的一部分，负责破坏及移除年老或异常的细胞及细胞残骸，攻击病原体及外来物体。血小板负责凝血，把纤维蛋白原变成纤维蛋白。纤维蛋白结成网状，聚集红细胞形成血栓，血栓阻止更多血液流失，阻止细菌进入体内。

红细胞呈双凹圆盘状，中央较薄，周缘较厚。这种结构使它具有较大的表面积，能最大限度地满足其功能——携带 O_2 和部分 CO_2。单个红细胞为黄绿色，大量红细胞使血液呈猩红色，多个红细胞常叠连一起呈串钱状，称红细胞缗线。

红细胞有一定的弹性和可塑性，通过毛细血管时可改变形状。需 ATP 供给能量红细胞才能保持正常形态，由于红细胞缺乏线粒体，ATP 只由无氧糖酵解产生。一旦缺乏 ATP 供能，就导致细胞质膜结构改变，细胞的形态也随之由圆盘状变为棘球状。这种形态改变可随着 ATP 供能状态的改善而逐步恢复。

成熟红细胞无细胞核，也无细胞器，胞质内充满血红蛋白。红细胞的数目及血红蛋白的含量可有生理性改变，如婴儿高于成人，运动时多于安静状态，高原地区居民大都高于平原地区居民。红细胞的形态和数目的改变，以及血红蛋白的质和量的改变超出正常范围，则表现为病理现象。

红细胞的渗透压与血浆相等，使出入红细胞的水分维持平衡。当血浆渗透压降低时，过量水分进入细胞，细胞膨胀成球形，甚至破裂，血红蛋白逸出，称为溶血。溶血后残留的红细胞质膜囊称为血影。反之，若血浆的渗透压升高，可使红细胞内的水分析出过多，致使红细胞皱缩。凡损害红细胞的因素，如脂溶剂、蛇毒、溶血性细菌等，均能引起溶血。红细胞的细胞质膜，除具有一般细胞质膜的共性外，还有其特殊性，例如，红细胞质膜上有 ABO 血型抗原。

外周血中除大量成熟红细胞以外，还有少量未完全成熟的红细胞，称为网织红细胞。网织红细胞的直径略大于成熟红细胞，存在核糖体，网织红细胞仍有合成血红蛋白的功能。红细胞完全成熟时，核糖体消失，血红蛋白的含量即不再增加。

红细胞衰老后无形态改变，但其机能活动和理化性质均会发生变化，如酶活性降低、血红蛋白变性、细胞质膜脆性增大、表面电荷改变等，导致细胞与氧结合能力降低且容易破碎。衰老的红细胞多在脾、骨髓和肝等处被巨噬细胞吞噬，同时由红骨髓生成和释放同等数量的红细胞进入外周血液，以维持红细胞数量的相对恒定。

白细胞为无色有核的球形细胞，体积比红细胞大，能做变形运动，具有防御和免疫功能。血液中白细胞的数量受多种生理因素的影响，如劳动、运动、饮食及妇女月经期，均略有增多。在疾病状态下，白细胞总数及各种白细胞的百分比也会发生改变。根据白细胞胞质有无特殊颗粒，可将其分为有颗粒白细胞和无颗粒白细胞两类。根据颗粒的嗜色性，有颗粒白细胞又分为中性粒细胞、嗜酸性粒细胞和嗜碱性粒细胞。无颗粒白细胞有单核细胞和淋巴细胞两种。

中性粒细胞是白细胞中数量最多的一种，中性粒细胞的胞质染成粉红色，含有许多细小的淡紫色及淡红色颗粒，颗粒可分为嗜天青颗粒和特殊颗粒两种。嗜天青颗粒较少，呈紫色，着色略深，体积较大，呈圆形或椭圆形，电子密度较高。它是一种溶酶体，含有酸性磷酸酶和过氧化物酶等，能消化分解吞噬的异物。特殊颗粒数量多，淡红色，颗粒较小，呈哑铃形或椭圆形，内含碱性磷酸酶、吞噬素、溶菌酶等。吞噬素具有杀菌作用，溶菌酶能溶解细菌表面的糖蛋白。

嗜酸性粒细胞呈球形，胞质内充满粗大、均匀、略带折光性的嗜酸性颗粒。颗粒多呈椭圆形，有膜包被，内含颗粒状基质和方形或长方形晶体。颗粒含有酸性磷酸酶、芳基硫酸酯酶、过氧化物酶和组胺酶等，是一种溶酶体。

嗜碱性粒细胞数量最少，细胞呈球形，着色较浅。胞质内含有嗜碱性颗粒，大小不等，分布不均。嗜碱性颗粒内充满细小微粒，呈均匀状或螺纹状分布。颗粒内含有肝素、组胺和过敏性慢反应物质（白三烯）。肝素具有抗凝血作用，组胺和过敏性慢反应物质参与过敏反应。嗜碱性粒细胞在组织中可存活 12 ~ 15 d。

肥大细胞与嗜碱性粒细胞，在分布、胞核的形态，以及颗粒的大小与结构上，均有所不同。但两种细胞都含有肝素、组胺和过敏性慢反应物质等成分。肥大细胞与嗜碱性粒细胞的功能相似，但两者的关系尚不明确。

单核细胞是白细胞中体积最大的细胞，呈圆形或椭圆形。染色质颗粒细而松散，故着色较浅。胞质较多，呈弱嗜碱性，含有许多细小的嗜天青颗粒，使胞质染成深浅不一的灰蓝色。颗粒内含有过氧化物酶、酸性磷酸酶、非特异性酯酶和溶菌酶，这些酶不仅与单核细胞的功能有关，而且可作为淋巴细胞的鉴别特征。单核细胞表面有皱褶和微绒毛，胞质内有许多吞噬泡、线粒体和粗面内质网，颗粒具有溶酶体样结构。单核细胞具有活跃的变形运动、明显的趋化性和一定的吞噬功能。单核细胞是巨噬细胞的前身，它穿出血管进入组织和体腔，就分化为巨噬细胞。

淋巴细胞为圆形或椭圆形，大小不等，分为小淋巴细胞、中淋巴细胞和大淋巴细胞。小淋巴细胞数量最多，细胞核圆形，一侧常有小凹陷，染色质致密，呈块状，着色深，核占细胞的大部，胞质很少，在核周成一窄缘，嗜碱性，染成蔚蓝色，含少量嗜天青颗粒。中淋巴细胞和大淋巴细胞的核呈椭圆形，染色质较疏松，着色较浅，胞质较多，胞质内也可见少量嗜天青颗粒。淋巴细胞的胞质内主要是大量的游离核糖体，其他细胞器不发达。多数小淋巴细胞在抗原刺激下可转变为幼稚的淋巴细胞，进而增殖分化。淋巴细胞也并非单一群体，根据它们的发生部位、表面特征、寿命长短和免疫功能的不同，可分为T细胞、B细胞、杀伤细胞（killer cell，K细胞）和自然杀伤细胞（natural killer cell，NK细胞）等四类。

血小板有质膜，没有细胞核结构，一般呈圆形，体积小于红细胞和白细胞。血小板具有特定的形态结构和生化组成，在正常血液中有相对恒定的数量。血小板因能运动和变形，故用一般方法观察时表现为多形态。

血细胞形态、数量、比例和血红蛋白含量的测定称为血象。

2.4.1.2 血液的功能

血液的主要功能有以下几点。①运输，为身体各处输送氧气，运出废物，例如二氧化碳、尿酸、乳酸等，主要由红细胞行使功能；输送营养，例如葡萄糖、氨基酸、脂肪酸等；②防御，提供免疫功能，由白细胞及抗体负责；③传递信息，例如激素及组织损坏信号；④维持酸碱平衡；⑤调节体温。

血液成分或循环出现问题时，可引发下游组织不能有效运作。“局部缺血”指身体某些部位得不到足够血液流通。心脏的泵血功能使血液流经肺部及其他器官，重力及肌肉活动亦帮助血液流回心脏再循环运行。血液与淋巴液形成一种平衡，后者由血液经过毛细血管的超滤作用形成，从胸导管回流到血液。

心脏节律性的搏动推动血液在心血管系统中按一定方向循环往复地流动。血液循环是封闭式的，由体循环和肺循环两条途径构成双循环。血液由左心室射出，经主动脉及其各级分支流到全身的毛细血管，在此与组织液进行物质交换，供给组织细胞氧和营养物质，运走二氧化碳和代谢产物，动脉血变为静脉血；再经各级静脉汇合成上、下腔静脉流回右心房，这一循环为体循环。血液由右心室射出，经肺动脉流到肺毛细血管，在此与肺泡气进行气体交换，吸收氧并排出二氧化碳，静脉血变为动脉血；然后经肺静脉流回左心房，这一循环为肺循环。

运输是血液的基本功能。自肺吸入的氧气以及由消化道吸收的营养物质，都依靠血液运输才能到达全身各组织。组织代谢产生的二氧化碳与其他废物也由血液运输到肺、肾、皮肤及肠道等处排泄，从而保证身体进行正常的新陈代谢。血液运输主要是靠红细胞来完成的。进入体内的药物也要通过血液运输到体内不同部位。贫血时，红细胞的数量减少或质量下降，影响血液的运输功能，出现一系列的病理变化。

血红蛋白是含铁的蛋白质，它具有结合与运输 O_2 和 CO_2 的功能。当血液流经肺时，肺内的 O_2 分压高，CO_2 分压低，血红蛋白即放出 CO_2 而与 O_2 结合；当血液流经其他器官的组织时，由于该处的 CO_2 分压高而 O_2 分压低，于是红细胞即放出 O_2 并结合 CO_2。由于血红蛋白具有这种性质，所以红细胞能供给全身组织和细胞所需的 O_2，带走所产生的部分 CO_2。

血液具有防御功能，防御功能主要靠白细胞实现。中性粒细胞具有活跃的变形运动和吞噬功能。当机体某一部位受到细菌侵犯时，中性粒细胞对细菌产物及受感染组织释放的某些化学物质具有趋化性，能以变形运动穿出毛细血管，聚集到细菌侵犯部位，大量吞噬细菌，形成吞噬小体。吞噬小体与特殊颗粒及溶酶体融合，细菌即被各种水解酶、氧化酶、溶菌酶及其他具有杀菌作用的蛋白质、多肽等成分杀死并分解消化。中性粒细胞在体内起着重要的防御作用。中性粒细胞吞噬细胞后，自身也常坏死，成为脓细胞。

嗜酸性粒细胞具有抗过敏和抗寄生虫作用。嗜酸性粒细胞能做变形运动，具有趋化性。它能吞噬抗原抗体复合物，释放组胺酶灭活组胺，从而减弱过敏反应。嗜酸性粒细胞还能借助抗体与某些寄生虫表面结合，释放颗粒内物质，从而杀灭寄生虫。在过敏性疾病或寄生虫病时，血液中嗜酸性粒细胞增多。单核细胞和巨噬细胞都能消灭侵入机体的细菌，吞噬异物颗粒，消除体内衰老、损伤的细胞，并参与免疫，但单核细胞的功能不如巨噬细胞强大。血液中的 T 细胞参与细胞免疫，如排斥异体移植物、抗肿瘤等，并具有免疫调节功能。B 细胞受抗原刺激后，增殖分化为浆细胞，产生抗体，参与体液免疫。血小板在止血、伤口愈合、炎症反应、血栓形成及器官移植排斥等生理和病理过程中有重要作用。

血液具有转递信息的功能，是体液调节的联系媒介，调节内分泌腺分泌的激素，组织的特殊产物及一般代谢产物，如甲状腺素、肾上腺素、肾素、组胺、二氧化碳和乳酸等都要通过血液循环而分布到身体各器官组织，从而对各器官系统的机能活动进行调节，使其发挥一定的生理作用。酶、维生素等物质也依靠血液传递才能发挥对代谢的调节作用。

维持机体各种组织正常兴奋性需要有合适而恒定的内环境，如温度、pH 值、渗透压及各种离子浓度等，血液对维持内环境的恒定起着十分重要的作用，如血液中的缓冲系统（如碳酸氢钠和碳酸、血浆蛋白、红细胞中的血红蛋白等）具有缓冲酸性或碱性物质的作用，使血液的 pH 值维持在 7.35 ～ 7.45。血浆中各种无机离子的含量及其比例对维持神经、肌肉的正常兴奋性，尤其是心肌的兴奋性至关重要。

血液具有调节体温的能力。血液的组成成分最多的是水分，约占 90%，水具有调节体温的作用。人体含有大量的水，代谢过程中所产生的热能为水所吸收，使体温不至于显著升高。水的蒸发数值大，每毫升水的蒸发热约为 579.5 kcal，故人体只要蒸发少量的水即可散发大量的热。如外界环境温度高，热量随水分经皮肤蒸发散热，维持人体体温的恒定。

健康人如果一次失血量不超过总血量的 10%，对身体影响不大。当一次失血超过总血量的 20% 时，则对健康有严重影响；超过总血量的 30% 时就会危及生命。血液在心血管内循环流动，遍及全身。它维持整个身体与外界环境间的联系，也维持各器官组织间的相互联系。血液具有重要的生理功能，一旦血液的总量减少过多，或其组成成分发生异常变化，都可引起严重的后果。

2.4.2 组织液

组织液是由血浆经毛细血管壁滤过到组织间隙而形成的，是细胞赖以生存的内环境。组织液绝大部分呈胶冻状，不能自由流动，不会因重力作用而流到身体的低垂部分。将注射针头插入组织间隙，也不能抽出组织液。凝胶中的水及溶解于水的各种溶质分子的弥散运动并不受凝胶的阻碍，仍可与血液和细胞内液进行物质交换。凝胶的基质主要由胶原纤维及透明质酸细丝构成。邻近毛细血管的小部分组织液呈溶胶状态，可自由流动。由于毛细血管的通透性具有选择性，组织液中各种离子成分与血浆相同，但是组织液与血浆中的蛋白质浓度存在明显差异。

组织液与血液的相同点：它们都是液态环境，共同构成细胞外液，给细胞提供生活环境，且成分相似。它们的不同点：生活的细胞不同，组织液是组织细胞生活的环境，血液是血细胞生活的环境。所处环境不同：组织液存在于组织细胞的间隙中，又称为组织间隙液；血液存在于血管中。蛋白质的含量不同：血液中的蛋白质多于组织液中的蛋白质。联系：血液从毛细血管渗出变成组织液，组织液进入毛细淋巴管变成淋巴液，淋巴液回流进入血管又变成血液。

2.5　人体骨骼系统与骨组织生物力学

2.5.1　人体骨骼系统

骨骼系统是人体中的一个重要组成部分，由各种不同的骨头、关节、软组织和肌肉等构成，其主要功能是支撑身体、维持姿势、保护内脏。

2.5.1.1　骨骼系统的组成

骨骼系统包括骨骼和软组织两部分，其中骨骼是骨头的集合体，包括头骨、躯干、四肢以及与之相连的关节。软组织包括肌肉、韧带、肌腱、软骨等，这些软组织与骨骼相互作用，协同运动，使身体能够完成各种动作。

人的骨骼是不断更新的，而且每天都在更新。人体中大约有 206 块骨头，不同的骨头有不同的形状，包括长骨、短骨、扁骨和不规则骨。骨主要由骨质、骨髓和骨膜三部分构成，内含丰富的血管和神经组织。骨质分密质和松质，骨密质质地致密，耐压性较大，分布于骨的表面。骨松质呈海绵状，由相互交织的骨小梁排列而成，分布于骨的内部。骨小梁的排列与骨所承受的压力和张力的方向一致，因而能承受较大的重量。

长骨的两端是呈窝状的骨松质，中部的是致密坚硬的骨密质，骨中央是骨髓腔，骨髓腔及骨松质的缝隙里充满的是骨髓。儿童的骨髓腔内的骨髓是红色的，有造血功能，随着年龄的增长，逐渐失去造血功能，但长骨两端和扁骨的骨松质内，终生保持着具有造血功能的红骨髓。骨膜是覆盖在骨表面的结缔组织膜，里面有丰富的血管和神经，起营养骨质的作用。骨膜内还有成骨细胞，能增生骨层，使受损的骨组织愈合和再生。骨组织由有机物和无机物组成，其中 25% ～ 30% 是水，70% ～ 75% 是其他无机物和有机物。有机物主要为胶原纤维，无机物主要是钙、磷等。骨的有机成分组成网状结构，无机物填充在有机物的网状结构中。

骨与骨之间的间隙一般称为关节，关节可分为不动关节、可动关节，另外难以被归类的中间型可称为少动关节。除了少部分的不动关节可能以软骨连接之外，大部分的关节是以韧带连接起来的。

肌肉、韧带、肌腱和软骨等软组织与骨骼相互作用，使身体能够完成各种动作。肌肉是由肌纤维组成的，通过肌肉间的协同收缩，在骨骼上产生拉力，从而使身体完成各种动作。韧带是连接骨头和骨头的组织，起着增加关节稳定度的作用。肌腱是连接肌肉和骨头的组织，将肌肉的力量传递到骨头上。软骨则分布在一些关节和骨头的表面，起着减震和保护的作用。

2.5.1.2 骨骼系统的功能

骨骼系统有以下几种功能。①支撑功能：骨骼系统为身体提供支持，使身体能够保持直立姿势，并承受外界的压力和重量。②运动功能：骨骼系统与肌肉、韧带、肌腱等组织协同作用，使身体进行各种活动、运动。③保护功能：骨骼系统保护内脏器官，如颅骨保护大脑、肋骨保护心肺等。④血液生成功能：骨髓是身体内负责造血的重要器官，能够产生各种成熟的红细胞、白细胞和血小板，为身体提供足够的血液细胞。⑤矿物质储存功能：骨骼系统能够储存重要的矿物质，如钙、磷等，这些矿物质对于身体正常的生长发育和骨骼健康都有很重要的作用。

骨骼系统是身体的支撑和保护体系，为身体提供了支撑、稳定和运动能力，对于身体的健康发育和提高生活质量有着重要的作用。

2.5.2 骨组织生物力学

2.5.2.1 基本概念

载荷指施加于物体或某种结构上的外力，或某种能引起物体结构内力的非力学因素。载荷分为静载荷和动载荷，静载荷指载荷由零渐增至某一值后不再改变，物体各部分不产生加速度或加速度很小可忽略。例如慢起倒立时，作用在手臂上的载荷。动载荷指使物体整体或某些部分产生显著加速度的载荷。又分为冲击载荷和交变载荷。物体在载荷的作用下，速度在极短时间内变化很大，这类载荷称为冲击载荷。如用网球拍或乒乓球拍击球、踏跳等。随时间作周期改变并多次重复地作用在物体上的载荷，这类载荷为交变载荷。如马拉松跑时作用在运动员双腿骨骼上的载荷。载荷的表现形式：拉伸载荷、压缩载荷、弯曲载荷、剪切载荷、扭转载荷和复合载荷。

应力是指物体单位面积上内力的大小。内力就是由于外力作用而引起的固体内部各质点之间相互作用力的改变量。内力的产生是外力作用于物体的结果。外力的作用使物体发生应变而最终使物体内部产生内力。有应变才有应力。材料力学中，内力是指某一物体内部各质点间相互作用力的改变量。任意方向的内力都可正交分解为垂直于截面的法向分力和截面内的切向分力。

应变指物体在受到外力作用时，单位长度所产生的伸长（或缩短）或单位角度的变化。具体为物体尺寸和几何形状的改变。其本质是在外力作用下，物体任意两点间的距离和任意两直线或两平面的夹角发生改变。

应力—应变曲线描述了应变过程中应力的变化过程。即应力随应变的改变量而变化的情况。以拉伸实验为例，可分为四个阶段。①弹性阶段：卸载后，变形能完全恢复的阶段。即发生弹性形变的阶段。特点：弹性形变，应力与应变的关系符合虎克定律。②屈服阶段：在载荷作用下，形变继续增加而应力并不增加的阶段。特点：时间较短，卸载后不再恢复原状，称为残余变形或塑性变形。③强化阶段：屈服阶段后继续加载，物体抗变形能力又有所恢复的阶段。特点：加载时应力继续增加，卸载后形变仅能恢复到屈服阶段。④颈缩阶段：强化阶段后，应力随变形的增加而下降，直至试件断裂。特点：变形加大，应力减小，物体被破坏。

黏弹性指弹性材料的力学性质和黏性材料力学性质相结合的一种力学性质。弹性材料的力学性质是应力与应变成正比，材料能保持固定形状，在外力作用时，外力功转换为弹性能。黏性材料一般为流体，无固定形状，在外力作用下，外力功转换为分子热。骨、软骨、肌肉、血管壁、皮肤等都具有黏弹性。

黏弹性材料的力学特性是物体突然发生应变时，若应变保持一定，则相应的应力将随时间的增加而下降，称应力松弛，例如：肌肉的松弛。若应力保持一定，物体的应变随时间的增加而增大，称蠕变。加载时的应力—应变曲线与卸载时的应力—应变曲线不重合，称为滞后。

2.5.2.2　骨的生物力学特征

从力学角度来看，骨是理想的等强度优化结构，长骨结构是典型的代表。根据外力作用的不同，人体骨的受力形式可分为拉伸、压缩、弯曲、剪切、扭转和复合载荷几种形式。拉伸指骨的两端受到方向相反的拉力。拉伸载荷是沿骨的长轴方向上，自骨的表面向外施加相等而反向的载荷，在骨内部产生拉应力和拉应变。人体悬重动作或手提重物时，骨干都要承受拉伸负荷。在较大的拉伸载荷下，骨会伸长。人体股骨和肱骨的拉伸强度相近，为（124 ± 1.1）MPa。压缩指骨的两端受到方向相反的压力。压缩载荷是在骨的长轴方向上，加于骨表面的向内而反向的载荷，在骨内部产生压应力和压应变。压缩载荷是骨最常承受的载荷形式，常见于身体处于垂直姿势，一般一端是重力和外加负荷，另一端是支撑反作用力。压缩载荷能刺激新生骨的生长，促进骨折愈合。人体骨承受压缩负荷的能力最强，股骨能承受的最大压缩强度为（170±4.3）MPa，比拉伸强度的值大36%。当弯曲指骨的两端受到横向或侧向的压力或拉力时，骨弯曲。使骨沿其轴线发生弯曲的载荷称为弯曲载荷。骨承受弯曲载荷时，骨骼内同时产生拉应力（凸侧）和压应力（凹侧）。在最外侧，拉应力和压应力最大，向内逐渐减小，在应力为零的交界处会出现一个不受力作用的“中性轴”。长骨一般是中空的，主要基于省料、减重又不影响承受荷载。弯曲载荷一般在骨起杠杆作用时出现。例如负重弯举时前臂的受力。骨承受弯曲载荷的能力较小，是造成骨伤和骨折的主要原因。剪切指载荷施加方向与骨表面平行或垂直，在骨内部产生剪切应力或剪应变。标准的剪切载荷是一对大小相等、方向相反、作用线相距很近的力的作用，可能使骨发生错动。例如人体运动小腿制动时，股骨髁在胫骨平台上的滑动产生剪应力。骨承受剪切载荷的能力低于弯曲和拉伸，而且垂直于骨纤维方向的剪切强度要明显大于顺纤维方向的剪切强度，人体骨受剪切载荷的情况较少。扭转指骨两端受方向相反的扭转力矩作用。骨沿其轴线产生扭曲，骨骼受到外力偶的作用而受到载荷，从而在骨的内部产生剪应力。扭转载荷常见于扭转动作中，如掷铁饼出手时支撑腿的受力。骨承受扭转载荷的能力最小。复合载荷指骨同时受到两种或两种以上载荷的作用。正常行走时，足跟着地时为压应力，支撑阶段为拉应力，足离地时为压应力。在步态周期的后部分呈现较高的剪应力，表示存在显著的扭转载荷，提示在支撑时和足趾离地时胫骨外旋。慢跑时的应力方式完全不同，在足趾着地时先是压应力，继而在离地时转为高拉应力，而剪应力在整个支撑期间一直较小，表明扭转载荷很小。

骨结构有以下几个生物力学特征。

1. 弹性和坚固性

骨的弹性是由骨中的有机物维持的，骨的坚固性又称硬度或刚性，是由无机物形成的。骨中的骨胶原承受拉应力，钙盐承受压应力。骨是人体理想的结构材料，质轻而强度大。

2. 各向异性和应力强度的方向性

各向异性指骨在不同方向上的力学性质不同。应力强度的方向性指由于骨的各向异性使骨对应力的反应在不同方向上不相同。骨是一种复合材料，其力学性能不仅与物质成分有关，而且与结构有关。结构包括几何形状、纤维与基质之间的结合、纤维接触点的结合等。骨的各向异性和应力强度的方向性表现在骨不同部位的差异和某一点上各个方向力学性能的差异。例如不同部位的密度和强度不同，横向与纵向的压缩模量不同。从显微组织分析来看，针状的无机盐晶体和骨胶原纤维主要是沿纵向排列，其中较少的一部分沿周向排列。主要作用是联系和约束纵向纤维，使纵向纤维在压缩和弯曲载荷的作用下不会失稳。

3. 壳形（管形）结构

管形结构的主要特点是只在力的承受及传递的路径上使用材料，而在其他地方是空洞（节省材料）。人体的长骨，如股骨、胫骨、肱骨等，以合理的截面和外形而成为一个优良的承力结构。圆柱外形可以承受来自任何一个方向的力的作用，空心梁和同结构的实心梁具有同样的强度，可节省约 1/4 的材料，可以用最少的材料获得最大的强度，做到质轻、强度高的效果。人体骨的管形结构在弯曲载荷和扭转载荷下充分体现了其结构的最优化。横梁受到弯曲载荷，会在横梁的顶部产生压应力，底部产生拉应力，越往中部应力越小。任何形状梁的中部都受到很小的应力。在弯曲载荷下，弯曲变形最大的部分往往在骨的中部。而较高强度的骨密质在长骨的中部最厚，在两端较薄，正好适应受力的需要。

4. 均匀强度分布

均匀强度分布指在特定的加载条件下，材料的每一部分受到的最大应力相同。骨具有合理的承力结构，凡是骨骼中应力大的区域，也正好配上了其强度高的区域。如下肢骨骨小梁的排列与应力分布十分相近。骨以较大密度和较高强度的材料配置在高应力区，尽管骨的外形很不规则，内部材料分布又很不均匀，却是一个理想的等强度最优结构。骨小梁在长骨的两端分布比较密集，具有两个优点：一是当长骨承受压力时，骨小梁可以在提供足够强度的条件下使用比骨密质较少的材料；另一个是由于骨小梁相当柔软，当牵涉大作用力时，例如步行、跑步及跳跃情况下，骨小梁能够吸收较多的能量。

5. 耐冲击力和耐持续力差

骨对冲击力的抵抗和骨的持续受力能力较其他材料差，抗疲劳性能也差。

2.6　免疫系统

免疫是人体识别和排除抗原性异物，维持自身生理平衡和稳定的各种功能的总称。免疫系统（immune system）是机体执行免疫应答及免疫功能的重要系统，由免疫器官、免疫细胞和免疫分子组成。免疫系统的核心为淋巴器官（胸腺、淋巴结、脾、扁桃体）、淋巴组织以及全身各处的淋巴细胞。免疫系统具有识别和排除抗原性异物、与机体其他系统相互协调，以及共同维持机体内环境稳定和生理平衡的功能。免疫系统分为固有免疫（又称非特异性免疫）和适应免疫（又称特异性免疫）。

人体免疫系统存在三道防线：第一道防线由皮肤、黏膜组成；第二道防线由吞噬细胞和体液中的杀菌物质（溶菌酶）等组成；第三道防线由体液免疫和细胞免疫组成。前两道防线称为非特异性免疫，后者称为特异性免疫。由于胃液和唾液不属于体液，将两者划分到第一道防线中合理一些。吞噬细胞既可参与第二道防线，又可参与第三道防线。人体免疫是一个系统的连续的过程，如吞噬细胞将病原体吞噬，并在其细胞内消灭，可以认为属于第二道防线；如果吞噬细胞将病原体吞噬，只是进行处理、呈递，从而激活体液免疫或细胞免疫，则可以认为属于第三道防线。

2.6.1 免疫系统基本功能

固有免疫又称非特异性免疫或天然免疫。它和特异性免疫一样都是人类在漫长进化过程中获得的一种遗传特性，但是非特异性免疫是人一生下来就具有的，而特异性免疫需要经历一个过程才能获得。比如猪瘟在猪群中传播很快，但和人类无关。这是因为人类天生就不会得这种病。炎症反应也是人一生下来就有的能力。固有免疫对各种入侵的病原微生物能快速反应，同时在特异性免疫的启动和效应过程中也起着重要作用。

适应免疫又称特异性免疫或获得性免疫，分为细胞免疫和体液免疫。这种免疫只针对一种病原，是后天感染或人工预防接种而使机体获得抵抗感染能力。一般是在微生物等抗原物质刺激后才形成的，并能与该抗原起特异性反应。

所谓细胞免疫，是指细胞介导的免疫应答，即当病原体进入细胞内部，主要靠T淋巴细胞来起作用，直接去对抗被病原体感染的细胞。体液免疫指体液介导的免疫应答，主要靠B淋巴细胞起作用，B淋巴细胞被激活后分泌抗体，抗体存在于体液中，利用抗体结合体液中的病原体。适应免疫的两个系统相互协同，互相激发另一系统的潜能。人类的免疫系统对饮食、运动和生活方式尤为敏感。睡眠不足及日复一日的生活压力等因素，将削弱免疫力。许多天然的食物可提供促进和强化细胞及体液免疫活动的物质。

免疫系统是机体执行免疫应答及免疫功能的重要系统。免疫系统是防御病原体入侵最有效的武器，具有识别和排除抗原性异物、与机体其他系统相互协调、共同维持机体内环境稳定和生理平衡的功能。它能发现并清除异物、外来病原微生物等引起内环境波动的因素，但其功能亢进也会伤害自身器官或组织。

免疫系统的基本功能是免疫防御、免疫监视和维持机体内环境稳定和生理平衡。防止外界病原体入侵、识别和清除外来入侵的抗原、微生物、异体细胞、寄生虫及其他有害物质的功能被称为免疫防御。它一方面使人体免于病毒、细菌、污染物及疾病的攻击，另一方面是排斥异种或同种异体的细胞和器官，这是器官移植遇到的主要障碍。免疫防御能力低下时，机体易出现免疫缺陷疾病；而免疫防御能力过高时，易发生超敏反应，损伤组织。生物材料植入体内后会对周围的环境产生刺激和影响，进而引起生物环境发生变化，因此会被免疫系统识别。

免疫监视，是指随时发现和清除体内出现的“非己”成分的功能，即识别和清除体内发生突变的肿瘤细胞、衰老细胞、死亡细胞或其他有害的成分。免疫细胞清除新陈代谢后的废物及免疫细胞与病毒打仗时遗留下来的病毒尸体。人体细胞在分裂、再生过程中，有极少数细胞会发生突变，产生癌变细胞，形成恶性肿瘤。免疫系统还能监视、识别和清除体内癌变细胞。机体的免疫监视功能可以及时地识别和消除这些癌变细胞，防止其形成恶性肿瘤。机体借免疫系统监视和抑制恶性肿瘤在体内生长，一旦免疫功能低下，人体易患恶性肿瘤。

免疫稳定功能是指通过自身免疫耐受和免疫调节使免疫系统内环境保持稳定。监护机体内部的稳定性，是免疫系统自身控制调节的功能，维持自身的生理平衡和稳定。修复免疫细胞能修复受损的器官和组织，使其恢复原来的功能。健康的免疫系统是不可取代的，但仍可能因为持续摄取不健康的食物而失效。

2.6.2　免疫系统的组成

2.6.2.1　免疫器官

免疫器官分为中枢免疫器官和外周免疫器官。前者是免疫细胞发生、分化、成熟的场所。后者是胸腺依赖淋巴细胞（T 细胞）及骨髓依赖淋巴细胞（B 细胞）聚集、增殖的场所及发生免疫应答的部位。

中枢免疫器官包括骨髓和胸腺，是淋巴干细胞分化发育成 T 细胞或 B 细胞的场所。骨髓是充填于骨腔和骨松质内的软组织，有红骨髓和黄骨髓两种，红骨髓是重要的造血组织。骨髓是各种血细胞的重要发源地，它拥有强大分化潜力的多能干细胞，可在某些因素作用下分化为不同的造血祖细胞，进而分化为形态和功能不同的髓系干细胞和淋巴系干细胞。淋巴系干细胞再通过胸腺、腔上囊或类腔上囊器官，分别衍化成 T 细胞和 B 细胞，最后聚集在外周免疫器官。B 细胞在骨髓微环境和激素样物质作用下发育为成熟的 B 细胞。

胸腺由突起连接成网状的胸腺基质细胞及网眼中的胸腺细胞、骨髓来源的单核巨噬细胞、胸腺树突细胞、结缔组织来源的成纤维细胞等构成。胸腺皮质区密布了不成熟的胸腺细胞，它们逐渐向髓质区迁移，经过双阴性细胞、双阳性细胞，发育为成熟的单阳性胸腺细胞——T 细胞。胸腺的功能：①T 细胞分化、成熟的场所；②免疫调节，调节外周免疫器官和免疫细胞；③建立与维持自身免疫耐受。

外周免疫器官又称二级免疫器官，是成熟淋巴细胞定居的场所，也是这些细胞在外来抗原刺激下产生免疫应答的重要部位之一。外周免疫器官包括淋巴结、脾脏、黏膜和皮肤。淋巴结、脾脏、黏膜相关淋巴组织，如扁桃体、阑尾、肠集合淋巴结，以及在呼吸道和消化道黏膜下层的许多分散淋巴小结和弥散淋巴组织。这些淋巴都是用来防御入侵的毒素及微生物。盲肠和扁桃体内有大量的淋巴结，具有协助免疫系统运作的能力。

扁桃体可产生淋巴细胞和抗体，具有抗细菌、抗病毒的防御功能。咽部是饮食和呼吸气的必经之路，经常接触较易隐藏病菌和异物。咽部丰富的淋巴组织和扁桃体执行着机体这一特殊区域的防御保护任务。不过，此处也易遭受溶血性链球菌、葡萄球菌和肺炎球菌等致病菌的侵袭而发炎。这些细菌通常就存在于人的咽部和扁桃体隐窝内。扁桃体表面上皮完整和黏液腺不断分泌，可将细菌随同脱落的上皮细胞从隐窝口排出，因此保持着机体的健康。当机体因过度疲劳、受凉等原因而使抵抗力下降、上皮防御机能减弱、腺体分泌机能降低时，扁桃体就会遭受细菌感染而发炎。扁桃体在保护上呼吸道方面具有非常重要的作用。

脾脏既是造血、滤血和储血的器官，也是参与免疫反应的重要基地，其主要免疫功能是产生抗体。经血液循环进入脾脏的抗原、死亡的血球细胞、病毒和细菌，可被脾内巨噬细胞捕获，它们还能激活 B 细胞使其产生大量的抗体。脾是胚胎时期的造血器官，骨髓开始造血后，脾演变为人体最大的外周免疫器官。它具有 4 种功能：①T 细胞和 B 细胞的定居场所；②免疫应答发生的场所；③合成某些生物活性物质；④过滤作用。

淋巴结分散于人体各处，会产生淋巴液，吸收死去的细胞、多余的体液和由食物产生的毒素。淋巴结将毒素过滤出来，使之进入血液，再进入排泄系统排出体外。淋巴液大约比血液多出 4 倍，人全身有 500～600 个淋巴结，是结构完备的外周免疫器官，广泛存在于全身非黏膜部位的淋巴通道上。淋巴结具有的功能：①T 细胞和 B 细胞聚集的场所；②免疫应答发生的场所；③参与淋巴细胞再循环；④过滤作用。

皮肤覆盖全身表面，人体内的固液界面和固气界面除了皮肤就是黏膜，黏膜多位于管腔器官的内表面，皮肤和黏膜功能主要是吸收、分泌和调节。鼻黏膜、呼吸道黏膜的纤毛运动，泪液、尿液的冲洗作用等，可阻挡或消除微生物的入侵。皮肤的皮脂腺、汗腺能分泌抑菌物质，如汗腺分泌的乳酸可使汗液及皮肤表面呈酸性，阻止病原菌的生长。皮脂腺分泌不饱和脂肪酸，可杀死一些化脓性球菌和真菌。由于植入材料绝大部分要与黏膜和皮肤接触，所以对于生物材料而言，黏膜系统和皮肤免疫系统尤为重要，皮肤与黏膜是预防材料引发免疫应答的第一道屏障。唾液、乳汁、泪液和呼吸道分泌液中存在的溶菌酶能溶解革兰阳性细菌。胃液中的胃酸有强大的杀菌能力，在防止病原菌侵入消化道中起重要作用。肠道分泌的多种蛋白酶也具有抑菌和杀菌作用。若皮肤和黏膜的屏障功能被破坏，会降低人体抗传染免疫力。

2.6.2.2　免疫细胞

免疫细胞俗称白细胞，包括淋巴细胞、吞噬细胞和髓系细胞等，也指能识别抗原、产生特异性免疫应答的淋巴细胞等。

淋巴细胞是免疫系统的基本成分，是参与免疫应答或与免疫应答有关的主要细胞，分为 T 细胞、B 细胞和大颗粒淋巴细胞。

T 细胞是最主要的淋巴细胞，血液中的 T 细胞占淋巴细胞总数的 60%～75%。T 细胞大部分为效应性 T 细胞，获得迁移、产生细胞因子和其他效应的功能，小部分为记忆性 T 细胞。效应性 T 细胞寿命较短，具有杀伤靶细胞的功能。记忆性 T 细胞寿命可长达数年，甚至终身，当机体再次遇到抗原刺激时，能迅速转化增殖，形成大量效应性 T 细胞，启动更大强度的免疫应答，并使机体较长时期保持对该抗原的免疫力。由于效应性 T 细胞可直接杀灭靶细胞，故 T 细胞参与的免疫称为细胞免疫。

T 细胞是异质性细胞群体，按其在免疫应答中的功能不同，可将 T 细胞分为三个亚群。①细胞毒性 T 细胞：简称 Tc 细胞，它直接攻击进入体内的异体细胞、带有变异抗原的肿瘤细胞和病毒感染的细胞等。Tc 细胞接触靶细胞后，能够释放颗粒酶和穿孔素，诱发靶细胞凋亡。②辅助性 T 细胞：简称 Th 细胞，能够分泌多种细胞因子，辅助 Tc 细胞和 B 细胞行使免疫应答功能。艾滋病病毒能特异性破坏 Th 细胞，导致患者免疫系统瘫痪。③调节性 T 细胞：简称 Tr 细胞，数量较少，能够抑制免疫应答，使免疫应答的程度不至于太强烈。

B 细胞大部分为效应性 B 细胞，即浆细胞。B 细胞能合成和分泌抗体，发挥免疫功能。少量转化为记忆性 B 细胞储备起来，其作用和记忆性 T 细胞相同。B 细胞在体内存活时间较短，仅数天至数周，而记忆 B 细胞在体内可长期存活。B 细胞以分泌抗体这一可溶性蛋白分子进入体液循环的方式执行免疫功能，B 细胞参与体液免疫。

大颗粒淋巴细胞主要分布在血液、覆膜渗出液和脾内，淋巴结和骨髓中也含有少量的大颗粒淋巴细胞。大颗粒淋巴细胞包括抗体依赖淋巴细胞也称杀伤细胞（K 淋巴细胞）和自然杀伤细胞（NK 细胞）。

K 淋巴细胞，直接从骨髓的多能干细胞衍化而来，表面无抗原标志，但有抗体免疫球蛋白 G（IgG）的受体。K 细胞必须依赖某种抗体才能杀伤不易被吞噬的较大的病原生物、肿瘤细胞、受微生物感染的细胞。靶细胞表面抗原与抗体结合后，再结合到 K 细胞的受体上，从而触发 K 细胞的杀伤作用。凡结合有 IgG 抗体的靶细胞，均可能被 K 细胞杀伤。因此，K 细胞本身的杀伤作用是非特异性的，对靶细胞的识别完全依赖于特异性抗体的识别作用。K 细胞杀伤效应很高，当体内仅有微量特异性抗体，虽可与抗原结合，但不足以激活补体系统破坏靶细胞时，K 细胞即可发挥杀伤作用。K 细胞在腹腔渗出液、脾脏中较多，淋巴结中较少。胸导管淋巴液中没有 K 细胞，表明 K 细胞不参与淋巴细胞的再循环。K 细胞的杀伤作用在肿瘤免疫、抗病毒免疫、抗寄生虫免疫、移植排斥反应及一些自身免疫性疾病中均发挥重要作用，产生的免疫应答有免疫防护及免疫病理两种类型。如靶细胞过大，吞噬细胞不能发挥作用或靶细胞表面被抗体覆盖，T 细胞不能接近时，K 细胞仍能发挥作用。肾移植中的排斥反应、机体自身免疫性疾病的受损器官或组织的破坏，都可能与 K 细胞有关。

NK 细胞，缺乏 B 细胞、T 细胞的分子标记特征，可直接杀伤病毒感染细胞、肿瘤细胞和异体细胞。NK 细胞只需要与靶细胞接触，即可引起靶细胞溶解，故称为自然杀伤细胞。NK 细胞形似大淋巴细胞，在细胞质内有许多大小不等的嗜天青颗粒，故又称大颗粒淋巴细胞。

吞噬细胞包括浆细胞、粒细胞、肥大细胞、抗原呈递细胞及单核吞噬细胞等。吞噬细胞分为小吞噬细胞和大吞噬细胞两类。小吞噬细胞主要是血液中的中性粒细胞，大吞噬细胞包括组织中的巨噬细胞和血液中的单核吞噬细胞。吞噬细胞是机体免疫的第二道防御屏障，当病原菌突破第一道防御屏障进入人体组织后，中性粒细胞立即聚集到病原菌周围，以吞噬方式杀死大部分病原菌，少部分病原菌经淋巴管到淋巴结，被淋巴结内的许多吞噬细胞吞噬杀死。当病原菌的毒性太强，数量又多时，就可能侵入血液或其他器官，由血液、肝、脾、骨髓处的吞噬细胞继续进行吞噬和杀灭。

吞噬作用既有有利的一面，也有不利的影响。如化脓性细菌侵入体内时，立即被吞噬细胞吞噬。细菌被吞噬后，一般在 5～10 min 死亡，30～60 min 被消化毁坏，该过程称为完全吞噬。但免疫力低的人，有些胞内寄生菌虽可被吞噬细胞吞噬，但往往不能被杀死。这时，病原微生物在细胞内得到保护，不受药物及人体等因素的影响，甚至可在吞噬细胞内生长繁殖，引起细胞死亡，或随吞噬细胞经血液、淋巴分散到身体的其他部位，感染扩散到其他部位。

吞噬细胞在吞噬过程中会向胞外释放一部分溶菌酶。溶菌酶是存在于唾液、泪液、乳汁、汗液、肠分泌液及吞噬细胞中的小分子碱性蛋白质，能分解革兰阳性菌细胞壁的成分，使细胞壁受损而导致细胞崩溃死亡。中性粒细胞和巨噬细胞中均含有大量溶菌酶，是吞噬杀菌的主力军。过度的吞噬往往损伤邻近组织。

单核吞噬细胞指从骨髓内的幼单核细胞分化而来的，具有较强吞噬及防御机能的细胞系统，其在免疫过程中的主要作用有吞噬作用、抗原提呈作用、合成和分泌多种生物活性物质。吞噬作用指单核吞噬细胞能吞噬多种病原微生物、肿瘤细胞、体内衰老死亡的细胞等，并会因抗体、补体的参与而增强。抗原提呈作用即在免疫应答过程中，多数抗原先经吞噬细胞摄取、处理，然后再由吞噬细胞将抗原信息传递给 T 细胞或 B 细胞，引起 T 细胞和 B 细胞的活化，巨噬细胞的这种功能称为抗原提呈作用。单核吞噬细胞具有合成和分泌多种生物活性物质的功能。在免疫应答过程中，巨噬细胞能合成和分泌数十种生物活性物质，如胶原酶、蛋白酶、肽酶、脂酶、溶菌酶、白细胞介素（能激活 T 细胞和 B 细胞）、干扰素（能抑制病毒在宿主细胞内增殖，并有免疫调节作用）等。

碱性细胞在结缔组织和黏膜上皮内时，称肥大细胞，属于髓系细胞的一种，其结构和功能与嗜碱性细胞相似。肥大细胞和血液中的嗜碱性细胞，同样是具有强嗜碱性颗粒的组织细胞。存在于血液中的这种颗粒，含有肝素、组胺、5- 羟色胺，由细胞崩解释放出颗粒以及颗粒中的物质，可在组织内引起速发型过敏反应。由于在肥大细胞上结合的血清免疫球蛋白 E（IgE）抗体和抗原的接触，使细胞多陷于崩坏。

2.6.2.3 免疫分子

免疫分子包括免疫细胞质膜分子和细胞分泌型分子。免疫细胞质膜分子主要包括 T 细胞抗原识别受体、B 细胞抗原识别受体、白细胞分化抗原、主要组织相容性分子及其他受体分子。细胞分泌分子包括免疫球蛋白分子、补体分子和细胞因子。免疫球蛋白分子由四肽链构成。补体是血清中的一组球蛋白，基本成分有 9 种，因此补体不是单一的物质，而是由多种成分组成的补体系统，C1、C2、C3、C4、C5、C6、C7、C8 和 C9 分别代表补体的一种基本成分。体液内补体以非活动状态存在，补体激活后，经过一系列的连锁反应，表现出多种生物学活性。补体可使抗体复合物或某些细菌产物激活，参与溶菌或细胞等免疫应答。细胞因子是由细胞合成和分泌的多肽类因子，在免疫系统中发挥重要的调控作用。多数细胞因子的分子量不大，一般由 100 个左右的氨基酸组成。

2.6.3 免疫应答

免疫应答（immune response）是指机体受抗原刺激后，免疫细胞对抗原分子识别、活化、增殖和分化，使免疫物质发生特异性免疫效应的过程。这个过程是免疫系统各部分生理功能的综合体现，包括了抗原递呈、淋巴细胞活化、免疫分子形成及免疫效应发生等一系列生理反应。免疫系统最重要的生理功能就是对“自己”和“非己”抗原分子的识别和应答，识别的基础就是免疫细胞。免疫细胞在抗原识别过程中，可被诱导活化、分化并产生效应分子（抗体）和效应细胞，称为正免疫应答。在抗原识别过程中，免疫细胞若处于不活化状态，称为免疫耐受或负免疫应答，不产生免疫效应。在免疫功能正常的条件下，机体对非己抗原可形成正免疫应答，并产生免疫效应，发挥免疫保护作用，如抗感染免疫和抗肿瘤免疫。而对“自己”抗原，则为自身耐受状态，不会产生排己效应。机体自身的免疫稳定性就是依靠上述两种机制来调节实现的。

血清中使细菌发生特异性凝聚反应的物质统称为抗体，刺激机体产生抗体的物质称为抗原。抗原分子进入机体后会触发免疫细胞一系列复杂的生物学反应，既能诱导正免疫应答，也能诱导负免疫应答。所以抗原必具备两种特性，涉及抗原分子与免疫细胞间的相互作用，因此抗原的免疫原性与抗原分子的化学性质有关，更与机体的免疫应答特性有关。抗原的抗原性是指抗原分子能与免疫应答产物——抗体或免疫 T 细胞发生特异反应的特性，涉及抗原分子和抗体分子或 T 细胞抗原受体分子之间的相互作用。抗原的抗原性与抗原分子的化学性质关系密切。

抗原的免疫原性不仅与自身的化学特性有关，而且与宿主的免疫原性强弱有关。具有免疫原性的物质称为免疫原。免疫原包括许多天然物质，大分子蛋白质和多肽具有强免疫原性，小分子多肽及核酸也具有免疫原性。具有免疫原性的物质分子量一般在 1 万以上，低于 4000 的可能无免疫原性。含有大量芳香族氨基酸的蛋白质免疫原性较强，蛋白质和多肽的结构越复杂其免疫原性越强。

免疫功能正常的情况下，只有异种或同种异体的免疫原才会发生宿主的正免疫应答，这是因为个体发育过程中免疫系统对自身抗原产生耐受，无法识别；能识别异体或异种抗原并诱导正免疫应答。机体和组织一般处于免疫耐受状态，不会激发免疫应答。一旦机体因外伤或手术等原因打破免疫耐受状态，就会引起免疫应答，机体受病原体和微生物的侵袭也会引起免疫应答。当生物材料被植入机体后，材料表面的基团或从材料溶出的物质可与机体的组织蛋白结合，改变蛋白质的分子结构，形成修饰的自身抗原，也能引起免疫应答。

2.6.4　影响免疫的因素

影响免疫的因素主要有遗传、年龄、神经内分泌、化学物质、营养和环境等。遗传是人体免疫功能的主要影响因素。由于染色体畸形、缺失或基因突变，可造成各种免疫缺陷病，易受感染。免疫系统的应答能力与年龄密切相关。对于发育尚未完善的幼儿而言，屏障作用差，抵抗力低，易引起细菌感染，且易在体内扩散，造成菌血症、败血症、脑膜炎等严重感染。神经内分泌也是影响免疫的因素之一。免疫系统的功能受神经、内分泌的调节。若人体内神经或内分泌功能失调，有可能导致免疫功能混乱。例如，垂体分泌的生长激素有增强免疫的作用，胸腺激素能促进细胞免疫，而肾上腺皮质激素具有抑制免疫反应的作用。

化学物质也会影响免疫功能，植入体内的生物材料渗出或溶出的小分子物质或添加到生物材料内的药物可以刺激或影响吞噬细胞的功能，与蛋白质结合，刺激正免疫应答。例如，肾上腺皮质激素类药物可抑制细胞免疫和体液免疫，环磷酰胺、硫唑嘌呤等也可引起免疫抑制，磷酸铝、氢氧化铝等具有增强免疫的作用。表面带有氨基、羟基、酚基、氰基等极性较强基团的生物材料，植入人体后与血液接触不仅可引起补体系统的经典途径激活，而且可引起补体系统的替代途径激活。

极度营养不良，特别是蛋白质和热量不足，对免疫影响最大。例如，缺乏维生素 B_6 可减少抗体的产生，缺乏维生素 A 易发生皮肤黏膜感染。环境包括生物微环境和自然环境。生物微环境除了年龄和遗传因素外，生物材料或制品在植入人体时对周围的创伤，以及材料的物理、化学性质和几何形状都会对周围产生影响。如果材料属生物可降解材料或含有较多的可溶性物质，都会改变生物微环境，进而影响或激发免疫应答，引发各种组织和血液反应。自然环境指可影响病原体在环境中的繁殖、分布、散播和传染的条件，同时又影响到人体的免疫力及疾病的传染性的综合性因素，包括环境的湿度、清洁度和病虫害的密度等。

习　题

1. 简述人体血液、血液的各个组分。
2. 简述人体组织液系统及其性质。
3. 简述组织液与血液的相同点与不同点。

4. 简述细胞外基质的功能。它包含哪些成分?
5. 简述细胞外基质的作用。
6. 简述人体骨骼系统的功能。
7. 以拉伸实验为例，阐述应力随应变的改变量而变化的情况。
8. 简述人体骨结构生物力学特征。
9. 简述人体免疫系统的三道防线。
10. 阐述免疫系统的基本功能。
11. 简述中枢免疫器官的种类及其功能。
12. 简述脾的功能。
13. 简述淋巴结的功能。
14. 吞噬细胞包括哪些?它们各有什么作用?
15. 阐述影响免疫的因素。

第 3 章
生物相容性

再生医学和组织工程技术对生物材料提出了非常高的要求，只有具备优良生物相容性（biocompatibility）的生物材料才能被人体所接受，并保证临床使用的安全性。生物材料的生物相容性是生物材料的共性问题，1992 年国际标准化组织（International Organization for Standardization，ISO）发布医用装置生物学评价系列国际标准（ISO 10993—1992）。1997 年国家医疗器械生物学评价标准 GB/T 16886 等同采用 ISO 10993—1992 标准，保证了我国生物材料和医疗器械研究、生产的质量和临床使用的安全，促进了生物材料研究的发展。

3.1　生物相容性的基本概念

作为细胞、组织或者器官再生的支架与模板，生物材料在组织工程研究中起到不可或缺的重要作用，支架与模板材料为细胞增殖提供了赖以生存的物质基础，同时支持和促进细胞与组织的生长，调控和诱导细胞与组织的分化等，而且可以控制组织工程或器官在宏观上按要求的形状再生。组织工程的生物材料直接与细胞、组织和宿主的生理系统相接触，因此生物材料需要具备物理机械性能、化学稳定性、无毒性、易加工成型和生物相容性。

生物材料必须对人体无毒、无致敏、无刺激、无遗传毒性、无致癌性，对人体组织、血液、免疫等系统不产生不良反应。材料生物相容性的优劣是生物材料研究中需要考虑的重要问题。生物材料与组织、细胞、血液接触时，会产生各种反应，包括宿主反应（即机体生物学反应）和材料反应（图 3-1）。材料与机体之间存在反应，会使各自的功能和性质受到影响，不仅会使生物材料变形、变性，还会对机体造成各种伤害。

生物相容性是材料在生物体内处于动态变化过程中，能耐受宿主各系统作用而保

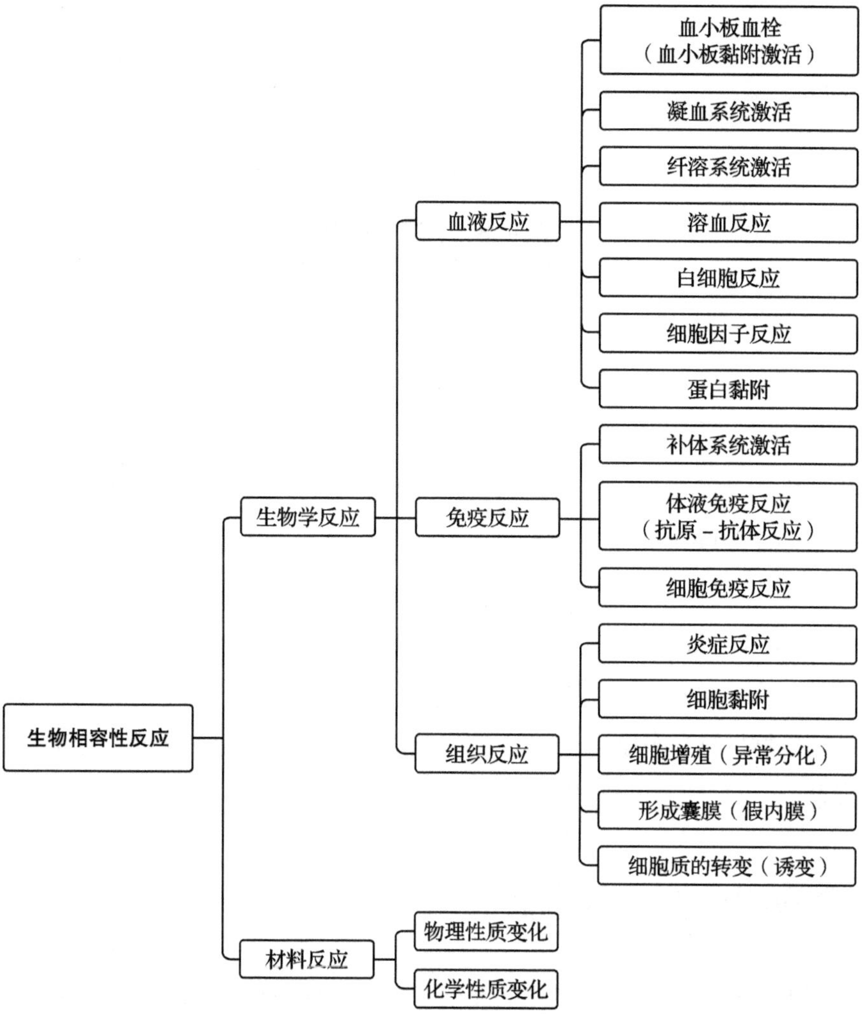

图 3-1 生物相容性

持相对稳定，不被排斥和破坏的生物学特性，又称为生物适应性和生物可接受性。ISO认为，生物相容性是指生命体组织对非活性材料产生反应的一种性能，一般是指生物材料与宿主之间的相容性，包括组织相容性和血液相容性。生物材料植入人体后，对特定的生物组织环境产生影响和作用，生物组织对生物材料也会产生影响和作用，两者的相互作用一直持续，直到达到平衡或者植入物被消除。生物材料在宿主的特定环境和部位，与宿主直接或间接接触时产生相互反应。生物相容性的对象不仅为非活性材料，而且涉及活性材料。生物相容性包括两大原则，一是生物安全性原则，二是生物功能性原则（或称为机体功能的促进作用）。

生物相容性在材料应用的不同场合具有不同的要求和内涵，可分为血液相容性（haemocompatibility）、组织相容性（tissuecompatibility）、免疫相容性（immunocompatibility）。血液相容性指血液对外源性物质或材料产生合乎要求的反应，一般指材料与血液各成分之间的相容性。组织相容性指将一个体的组织移植至另一个体时，其免疫系统的反应程度。相容性越高，免疫（或称排斥）反应程度越低，甚至没有免疫 / 排斥反应发生。两个不同的个体有多“相容”由其细胞的主要组织相容性复合体（major histocompatibility complex，MHC）序列决定，而 MHC 序列源自父母的染色体。免疫相容性的定义还没有明确，主要指植入材料应具备抗免疫性能。若材料用于心血管系统与血液直接接触，主要考察与血液的相互作用，称为血液相容性；若与心血管系统外的组织和器官接触，主要考察与组织的相互作用，称为组织相容性或一般生物相容性。所有生物材料都将首先遇到组织相容性问题（即便是人工心血管系统），所以叫作一般生物相容性。组织相容性涉及的各种反应在医学上都是比较经典的，其反应机制和试验方法比较成熟。血液相容性涉及的各种反应比较复杂，很多反应的机制尚不明确。血液相容性的试验技术，除溶血试验外，多数尚没有完全成熟，特别是涉及凝血机制中的细胞因子和补体系统方面的分子水平的试验方法还有待进一步研究。免疫相容性与组织相容性很多时候交织在一起，不易区分，但是对生物材料而言，免疫相容性非常重要（图 3–2）。

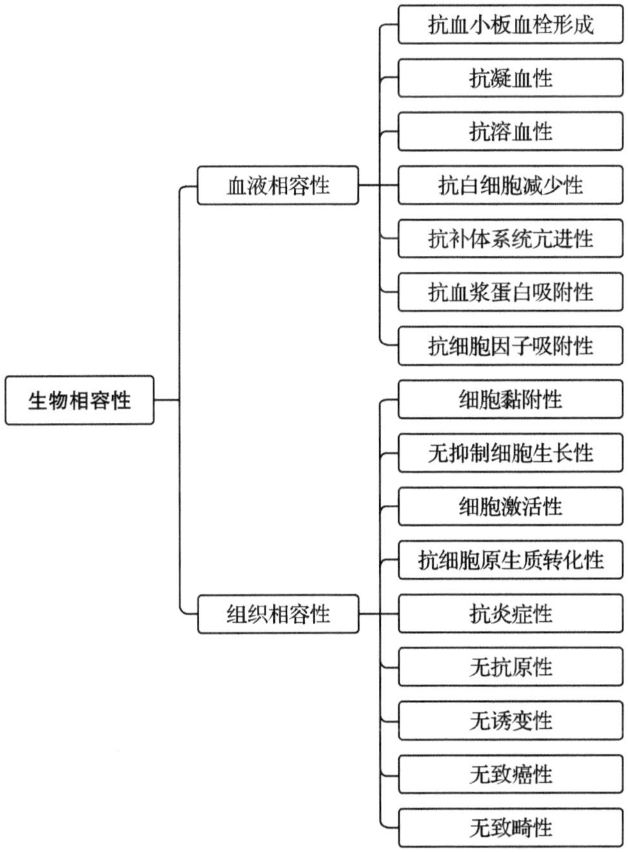

图 3–2　生物相容性分类

3.2 宿主与生物材料的相互作用

生物材料与生物组织接触时会发生多种相互作用，这些作用可分为两个方面，即材料反应和宿主反应。植入材料的性能主要取决于植入体对于宿主的影响以及宿主对植入体的影响这两方面的因素。大部分的变化对人体都有不利的影响（图 3-3）。

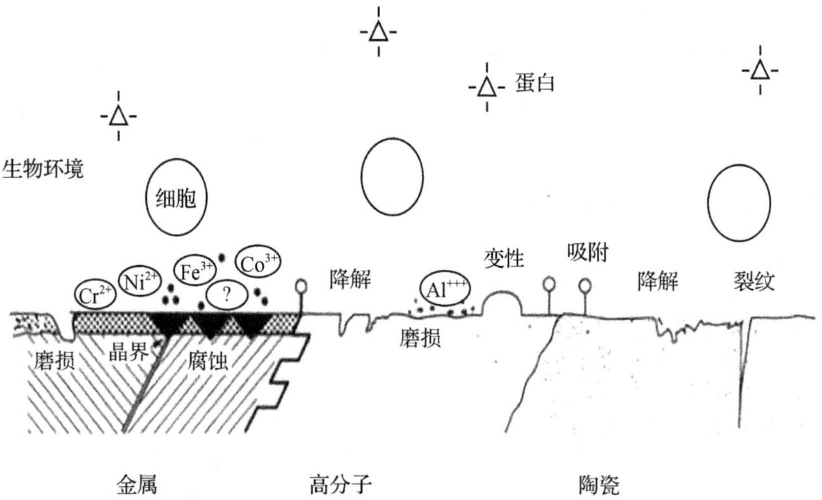

图 3-3　几种植入材料表面在生物材料环境下常见的变化

3.2.1 材料反应

材料反应是材料对人体作用产生的反应，材料反应的结果导致材料结构破坏和材料性质改变。生物材料在使用过程中，常需与人体的体液、血液等接触。人体系统中包含各种无机离子、小分子无机物和大分子有机物。在这些物质的作用下，生物材料的物理化学性质会发生一定程度的变化。

通过机械、物理和化学的相互作用，生物材料在生物环境中可能被腐蚀、吸收、降解、磨损和失效。主要表现为以下形式：①体液、自由基或生物酶引起生物高分子材料的降解、交联和相变化，使材料的理化性质退变，甚至引起解体而失效；②在体液作用下，生物高分子材料中的小分子添加剂渗出，导致材料的力学性质变化；③体液引起生物材料发生化学腐蚀；④人体组织会引起材料的功能特性变化，如使材料的弹性模量降低、屈服应力升高；⑤血液、体液中的类脂质、类固醇及脂肪等物质渗入或覆盖生物高分子材料，使材料增塑或钙化，导致材料性能下降，例如，由于钙化而使人工心脏瓣膜缩短使用寿命。

高分子材料在植入人体内后，经过一段时间的使用，会出现钙化合物在材料表面沉积的现象，即钙化现象。钙化现象常常导致高分子材料在人体内应用失效。钙化现象不仅是胶原生物材料的特征，一些高分子水溶胶，如聚甲基丙烯酸羟乙酯在大鼠、仓鼠、荷兰猪的皮下也发现有钙化现象。

生物高分子材料在体内发生钙化的原因：用等离子体发射光谱法分析钙化沉积层的元素组成，发现钙化层中以钙、磷两种元素为主，钙磷比为 1.61 ~ 1.69，平均值为 1.66，与 HAP 中的钙磷比 1.67 几乎相同，此外还含有少量的锌和镁。这说明钙化现象产生的原因是高分子材料植入动物体内后，刺激机体组织，促使机体新陈代谢加速。

影响生物高分子材料表面钙化的因素包括生物因素（如物种、年龄、激素水平、血清磷酸盐水平、脂质、蛋白质吸附、局部血流动力学、凝血等）和材料因素（亲水性、疏水性、表面缺陷）等。一般而言，材料植入时，被植个体越年轻，材料表面越可能发生钙化。多孔材料的钙化情况比无孔材料严重。

生物材料在生物体中的稳定性取决于其结构，看其是否受机械力、体液、自由基、酶等因素的影响而发生磨损、降解或交联等变化。例如：含有酯基、酰胺基和氨基甲酸酯的聚酯、尼龙、聚氨酯等聚合物易发生水解；聚乙烯易发生自由基的氧化降解；聚四氟乙烯稳定性非常优良；Mg 合金生物材料具有可控的降解速率。

生物降解材料制成的手术缝合线、组织胶黏剂等生物材料，应当具有一定的降解性和降解速率，在完成相应的效应之后，能够尽快被组织分解、吸收或排出体外，生物材料的降解速率应当与细胞增殖以及组织再生相匹配；降解所形成的小分子等降解产物应对人体无害，不能对机体产生不利的影响。

作为组织再生支架的生物降解材料提供暂时而必要的力学支撑，要求材料初期强度高，在体内逐渐降解，同时将力学载荷逐步转移到新生组织。对生物降解材料的降解速率实施调控，使支架的降解速率和新组织的生成速率相接近。为使组织修复用生物材料具有适宜的力学强度及降解速率，皮肤替代物需控制数月降解，有些组织替代物，如人工软骨，希望支架能梯度降解，使细胞能够长入。

生物降解材料聚乳酸，初始阶段降解是不均匀水解。材料内部存在较强的自加速效应，内部的降解速率比表面快。聚乳酸水解主要包括四个过程：吸水、酯键断裂、可溶性低聚物的扩散和碎片溶解。将聚乳酸材料植入体内后，首先发生的是材料吸水。渗入材料的水很快在材料表面和内部形成一个梯度，这种梯度会在几天内消失，因为水分子的扩散速度比酯键的断裂速度要快很多。开始时酯键的水解是均匀的。降解增加了羧基的数量，这些羧基加速酯键的水解。只有能溶于周围水性介质的低聚物才能从材料上脱离下来。随着时间延长，那些位于材料表面的可溶性低聚物在完全降解之前被分离出来，而那些在材料内部的低聚物仍然受到束缚，导致内部的酸性大于表层，从而造成羧基浓度的内外差异。随着降解延续，材料内部会有越来越多的羧基加速内部材料的降解，进一步扩大羧基浓度的内外差异。当内部材料完全转变为可溶性低聚物并溶解在水性介质中时，就会形成表面由高聚物组成的中空结构，表层厚度由很多因素决定，如扩散速度和酯键的断裂速度。纯高分子量的聚乳酸膜的吸收过程很慢，随着低分子量低聚物含量的增加，降解速率加快。低分子量聚乳酸降解速率加快的原因是增加了可以加速主链酯键断裂的羧基含量。

3.2.2 宿主反应

宿主反应是人体对植入材料的反应，包括植入部位的局部反应和全身反应。宿主反应源于生理环境的作用，导致构成材料组分的原子、分子、颗粒和碎片等代谢产物进入机体组织。宿主反应是由材料本身的化学作用和材料的机械作用引起的，即构成材料的元素、分子或其他降解产物被释放入邻近组织甚至整个人体系统，材料对组织的机械、电化学或其他刺激作用所造成的。

生物材料植入体内后，细胞对植入材料进行自体 / 异体识别，如果被识别为异体材料，则发生炎症反应。植入材料被蛋白质包裹，在其表面形成一层蛋白质膜。随后此蛋白膜和细胞表面受体相互作用，诱发病变部位的细胞增殖、分化，形成相应组织。如果植入材料与细胞间的非特异性作用被完全抑制，同时具备细胞识别的相应位点，就实现了植入材料与细胞间的直接作用，诱发病变部位组织增生。宿主反应分为急性反应和慢性反应，以及局部反应和全身反应。按反应类型可分为组织反应、血液反应和免疫反应。宿主反应可能是消极的，如全身毒性、细胞毒性、溶血、凝血、致敏、致癌、致突变和免疫反应等，导致组织和机体的毒副作用和机体对材料的排斥作用，即材料的生物不相容性。宿主反应也可能是积极的，为组织修复提供环境或支撑，促进组织的修复或重构。如新生血管内膜在人工血管表面生长、韧带假体对软组织的附着、组织长入多孔材料的孔隙以及硬组织依托植入体重建等，其结果有利于组织的生长和重建，即材料的生物相容性。典型的宿主反应包括组织反应、血液反应、免疫反应和全身反应。

3.2.3　蛋白质吸附

3.2.3.1　蛋白质吸附的意义

一般情况下，细胞与生物材料表面之间的相互作用并不是直接进行的。当生物材料与人体环境接触时，首先到达生物材料表面的是水分子和无机盐离子，其次是体液、血液，最后才是细胞到达材料表面。材料表面与细胞之间通常存在吸附的蛋白质层，细胞通过蛋白质层的介导而吸附，进而铺展到材料表面（图 3–4）。材料表面对细胞的影响或引起的宿主反应是通过影响蛋白质在材料表面的吸附行为来实现的。生物材料表面吸附蛋白质的种类、吸附速度、吸附量以及空间构象等是影响生物材料生物相容性的主要因素。

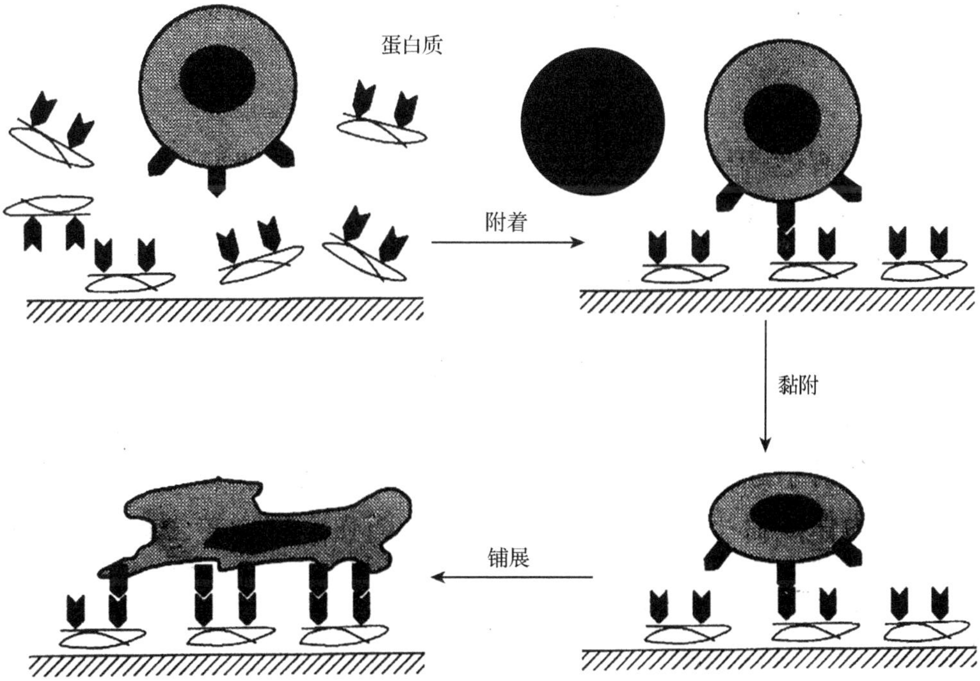

图 3–4　细胞在材料表面的附着、黏附与铺展过程

3.2.3.2　蛋白质吸附热力学与动力学

蛋白质的结构及其多样性影响蛋白质吸附热力学、机制、吸附的可逆性及多组分吸附的动力学。蛋白质的三级结构或者四级结构决定了蛋白质与材料表面和细胞的作用。多数蛋白质包含极性、非极性和带电的侧链，在极性的溶液体系（如磷酸缓冲盐

溶液或血浆）中，为降低体系界面的自由能，亲水的侧链间会相互聚集并趋向存在于与水接触的界面，而疏水侧链则聚集在蛋白质分子的内部。因此，在蛋白质分子中形成截然不同的微区结构。

影响蛋白质在材料表面吸附和脱附行为的物理化学因素通常有 8 种（图 3–5）。接近过程中的 2 个因素：①蛋白质分子的运输性质和蛋白质与材料表面的本征相互作用共同决定蛋白质靠近表面的程度；②蛋白质和材料同时受溶剂分子运动和其本身分子运动性质的影响。黏附过程中的 3 个因素是稳定黏附在材料表面的驱动力：①蛋白质和材料界面间的短程相互作用；②蛋白质与材料表面之间释放结合水以及相反电荷离子而引起的熵增；③材料表面使蛋白质变性引起的熵值增加。蛋白质从材料表面的脱附过程中的 3 个因素使黏附表面去稳定化并导致脱附：①溶剂热扰动；②剪切流动；③其他能够更稳定地吸附于表面的物质和蛋白质竞争吸附所做的功。

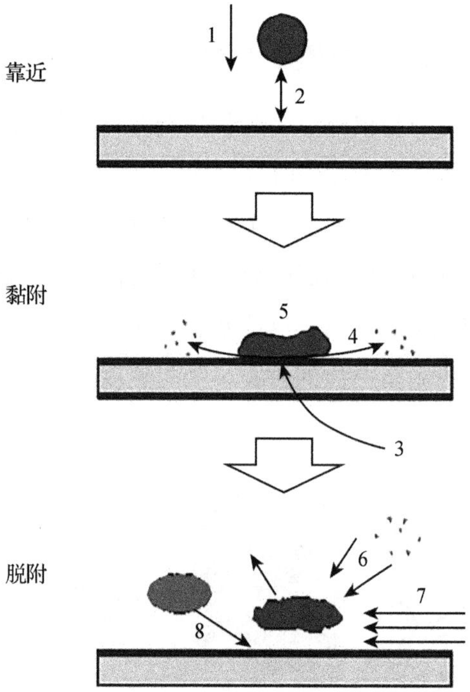

图 3–5　影响蛋白质在材料表面吸附和脱附行为的因素

从蛋白质接近材料表面的过程中，蛋白质分子的运输性质和蛋白质与材料表面的本征相互作用共同决定蛋白质接近表面的程度，它们也受溶剂分子运动和其本身分子运动性质的影响。当单一、静态的蛋白质溶液与生物材料接触时，黏附速率取决于蛋白质从本体溶液向基底材料的传输速率。Andrade 和 Hlady 认为存在四种传输机制：扩散、热运动、流动和偶联运动 – 扩散。在等温下，平行的层状流动或静态体系中，蛋白质的传输只能靠扩散来完成；而在扰动或搅拌体系中，四种传输方式都可发生。

当吸附为反应控制时，净吸附速率 r_A 可用 Langmuir 气体吸附理论来描述［式（3–1）］。

$$r_A=k_A \cdot c_b(1-\Theta)-k_D\Theta \tag{3-1}$$

式中：k_A 为吸附速率常数，c_b 为蛋白质的本体浓度，Θ 为材料表面被覆盖的比率，k_D 为脱附速率常数。平衡态时，净吸附速率为零，由式（3–1）可推导出 Langmuir 等温吸

附比率为

$$\Theta=\frac{K\cdot c_b}{1+K\cdot c_b},\quad K=k_A/k_D \tag{3-2}$$

该模型是基于假设可逆单层吸附情况下得到的，没有考虑吸附过程中的构象变化和分子间的相互作用。该模型适用于稀溶液体系和非疏水生物材料表面的蛋白质吸附。Langmuir 气体吸附为饱和吸附，即在一定浓度时达到饱和，不再随浓度增加而发生变化。

当吸附为扩散控制型时，蛋白质的初始吸附速率和扩散速率相等。

$$r_A=r_D=2c_b\sqrt{\frac{D}{\pi t}} \tag{3-3}$$

式中：D 为蛋白质的扩散系数，t 为时间。

3.2.3.3　蛋白质吸附的表征

生物材料表面吸附的蛋白质数量、组成和构象可用多种分析与测量方法来表征，如圆二色谱法、差示扫描量热法、酶联免疫分析、傅里叶变换衰减全反射红外光谱法、染色法、同位素法、全内反射荧光显微镜、椭圆偏振光法、原子力显微镜、石英晶体微天平、接触角测量、光波导模式谱、表面等离子共振、光干涉反射法等。

圆二色谱法是一种特殊的吸收谱，通过测量蛋白质等生物大分子的圆二色光谱，得到生物大分子的二级结构信息。它可用于蛋白质折叠、构象、酶动力学及蛋白质吸附研究。蛋白质吸附后发生的构象变化体现在 α－螺旋结构的改变，圆二色谱法可检测蛋白质中 α－螺旋结构的含量，用于检测蛋白质吸附后的构象变化。

差示扫描量热法是一种热分析法，在控制温度下，测量输入到试样和参照物的功率差（如以热的形式）与温度的关系。它可以测量多种热力学和动力学参数，例如比热容、反应热、转变热、相图、反应速率、结晶速率、高聚物结晶度、样品纯度等。使用温度范围宽（–175～725 ℃）、分辨率高、试样用量少。可用来研究生物膜结构和功能、蛋白质和核酸构象变化等，通过测量蛋白质在溶液中或在生物材料表面的热变性时的热焓，由转变热的差值推导出蛋白质的构象变化。

酶联免疫分析是用免疫技术检测体液中微量物质的固相免疫测定方法，是一种特殊的试剂分析方法，是基于免疫酶技术发展起来的免疫测定技术。酶联免疫分析利用抗原抗体之间专一性的特性进行检测。由于结合于固体承载物上的抗原或抗体仍可能具有免疫活性，设计键结机制后，配合酶显色反应，可显示特定抗原或抗体是否存在，并利用颜色的深浅进行定量分析。酶联免疫分析法的基本原理是酶分子与抗体或抗体分子共价结合，结合后不会改变抗体的免疫学特性，也不影响酶的生物学活性。酶标记抗体与吸附在固相载体上的抗原或者抗体发生特异性结合。滴加底物溶液后，底物可在酶作用下使其所含的供氢体由无色的还原型变成有色的氧化型，出现颜色反应。由底物的颜色反应判定有无相应的免疫反应，颜色反应的深浅与标本中相应抗体或抗原的量成正比。酶联免疫分析检测仪定量测定显色反应，通过酶化学反应的敏感性和抗原抗体反应的特异性结合起来，使酶联免疫分析方法成为一种既特异又灵敏的检测方法，可用于蛋白质浓度的定量测试。

傅里叶变换衰减全反射红外光谱法是在傅里叶变换红外光谱技术基础上，结合衰减全反射技术发展起来的分析表层物质成分和构象的方法。蛋白质的酰胺I带反映了α-螺旋、β-折叠、无规则卷曲、转角等二级结构的信息。通过在锗晶体表面制备不同材料的薄膜，对比蛋白质在材料表面吸附前后酰胺I带峰的相对强度和位移，可推测蛋白质分子的构象变化，借此判断材料对蛋白质生物活性的影响。傅里叶变换衰减全反射红外光谱法可分析与材料表面发生吸附的化学物质的成分和构象，能排除未与界面发生吸附物质的干扰。该方法避免了透过光谱法对样品结构的破坏，简化了一些特殊样品的测试，具有原位、实时、无放射性和无损等特点，特别适用于非均匀、凹凸表面，可获得微区表面化合物官能团空间分布的红外光谱图像。

染色法是利用蛋白质与染料结合形成复合物，定量测定微量蛋白质浓度的一种方法。该方法具有简单、快速、灵敏等特点，是定量检测蛋白质浓度的方法。

同位素法是通过检测样品溶液的放射量，再根据已知浓度蛋白质溶液的放射量，计算出样品溶液蛋白质浓度的方法。同位素法可对被标记的蛋白质进行精确的定量检测，用于研究生物材料表面蛋白质吸附。同位素法精确度极高，可用于精确检测不同材料表面的蛋白质吸附行为，还可用于研究血液接触材料表面的弗罗曼效应（Vroman effect）。但是，本方法不能提供蛋白构象方面的信息，同时处理标记废物的程序复杂，费用较高。

全内反射荧光显微镜利用光线全反射后在介质另一面产生消逝波的特性，激发荧光分子以观察荧光标定样品的极薄区域。当一束光从光密介质进入光疏介质并发生全反射时，折射光有一个临界状态沿着折射面传播，这部分光称为消逝波，其能量呈现指数衰减，因此只有极靠近全反射面的样本区域会产生荧光反射，借此获得高质量的观测数据，用于观测细胞表面物质的动态变化。主要用于微小结构和单分子成像，如细胞膜上单个蛋白质动力学研究、钙离子探测、药物跟踪和细胞结构成像等。

椭圆偏振光法通过测量光入射样品时，其反射光偏振性质与入射光偏振性质的改变，计算出薄膜的厚度、折射率和吸收率，可用于检测材料表面的蛋白质吸附量。本方法的缺点是对表面要求较高，需表面平坦或具有反射底层，同时它也不能区分蛋白质的类别。

原子力显微镜可对溶液中自然活性状态的蛋白质进行高分辨率免疫标记探测，是研究蛋白质吸附的重要手段。原子力显微镜能清楚地看到单个蛋白质分子在界面上吸附后的分子形态以及动态吸附过程，但原子力显微镜的探针会扰动蛋白质分子，因此通过原子力显微镜观察到的形态不能代表蛋白质分子与界面相互作用的真实情况。

石英晶体微天平是在石英晶体表面镀膜，利用石英晶体的压电效应，将石英晶体电极表面质量变化转化为石英晶体振荡电路输出电信号的频率变化，利用计算机等其他辅助设备获得高精度的数据。石英晶体微天平是利用石英晶体的压电效应，如在晶片的两极上加交变电压，晶片就会产生机械振动。当交变电压的频率为某一特定值时，振幅明显加大，这种现象称为压电谐振。如果在晶体表面镀一层薄膜，则晶体的振动就会减弱，而且谐振频率的变化与外加质量成比例，由此算出薄膜的质量。耗散型石英晶体微天平可将蛋白质吸附质量和黏弹性信号转换为电路中的频率信号，是检测蛋白质等生物黏弹性物质的微天平。耗散型石英晶体微天平可以实时检测蛋白质分子在待测材料表面吸附质量的变化，精确度达纳克量级。

接触角测量指利用量角器测试液体或气体界面接触固体表面而形成的夹角，从而判断固体表面的亲疏水性。固体表面上的液滴受到固体表面之作用力非常强，液滴将会完全地平铺在固体表面上，此时接触角为 0°。若固体表面为超疏水性，水滴仅是停留在其上，不浸润其表面，此时接触角可达 180°。亲水性表面接触角小于 90°，而疏水性表面接触角大于 90°。

光波导模式谱利用光栅来激发平面波导的导向模式，入射的平面偏振激光从光栅衍射，在波导里面通过内部的反射传播，不断测量入射角的变化，不需要任何标记就可以直接在光栅上在线监测高分子的吸附质量。用缓冲液冲洗生物材料表面，由此计算传感器的光学参数，如波导层的折射率、厚度、激光初始入射角等。在一定的样品流速和温度下，测定样品溶液蛋白质的特异性吸附能力。通过检测传感器光学参数的变化来实时监测样品结合动力学的变化。该方法仅需标准缓冲液的折射率作为参照系，就可以计算出芯片上结合物质的质量密度。

表面等离子共振通过入射光在金属表面发生全反射时，消逝波与表面等离子波耦合产生共振时的入射角随金属表面折射率变化而变化，并根据这种变化计算出与金属表面结合的分子质量。表面等离子共振是一种光学现象，用来实时跟踪天然状态下生物分子间的相互作用。将一种生物分子（靶分子）键合在生物传感器表面，然后将含有另一种能与靶分子产生相互作用的生物分子（分析物）的溶液注入并流经生物传感器表面。生物分子间的结合引起生物传感器表面质量的增加，导致折射系数按同样的比例增强，即可观察到生物分子间的变化。表面等离子共振可用于精确测定生物分子的分子量。

光干涉反射法是测量蛋白质吸附层厚度的一种方法。该法具有免标记、精确、灵敏、支持实时动态分析等优点，是研究蛋白质吸附的一种重要检测方法。

3.2.3.4 蛋白质吸附的弗罗曼效应

生物材料与血液接触时，蛋白质在材料表面的吸附是继水和无机盐粒子吸附后几秒钟内发生的。血小板和血液中的其他成分直到 1 min 后才开始黏附，此时蛋白质层的厚度约为 20 nm。在固液界面上，蛋白质迅速吸附到材料表面后会影响随后的血细胞黏附和活化，特别是影响参与材料表面形成血栓的血小板黏附。细胞必须和材料上吸附的蛋白质发生作用，黏附蛋白如纤维粘连蛋白、玻璃粘连蛋白和胶原蛋白等能够调控材料和细胞的作用。

蛋白质在玻璃表面的吸附实验发现，蛋白质在玻璃表面的吸附呈先后次序，玻璃与血浆接触 2 s 时，可检测到纤维蛋白原，而在 23 s 后就检测不到。椭圆偏振测量发现蛋白质层的厚度并没有变化，表明纤维蛋白原被亲和性更强的其他蛋白所取代，即发生了吸附蛋白的置换。在吸附过程初期，浓度较高的纤维蛋白优先占据材料的表面。随着时间的推移，吸附在材料表面的纤维蛋白原被浓度较低但亲和性能更强的高分子量激肽原取代，因而纤维蛋白原含量降低，但蛋白质层的厚度保持不变。影响血浆纤维蛋白原吸附的因素有材料表面性能、吸附时间、血浆稀释倍数、温度、缓冲液。

如果溶液中蛋白质分子浓度高和 / 或蛋白质的尺寸小（扩散系数大），则蛋白质将快速抵达材料表面，这些与材料表面亲和力较小的蛋白质可能优先吸附。随着时间延长，与表面亲和力较大的蛋白质也会缓慢来到表面，并与已经吸附的蛋白质发生交换。直到与表面有强的相互作用的蛋白质全部吸附在材料表面，蛋白质交换的过程才结束。这个逐级碰撞、吸附、交换的过程称为弗罗曼效应。

弗罗曼效应仅是蛋白沉积和置换结果的一部分。蛋白质按照尺寸与浓度的先后次序吸附于材料表面，然后被浓度较低但和生物材料有更高亲和性的蛋白质所取代。体外实验表明，在血浆和全血中均存在弗罗曼效应，说明血细胞的存在并不影响血浆中纤维蛋白原的吸附，可以推测体内同样能够发生弗罗曼效应。人体血液与材料的作用都是通过吸附蛋白质层的调节来完成的，因此蛋白质沉积动力学非常重要。

蛋白质在固体材料表面的吸附，用 Langmuir 和 Freundlich 吸附等温公式描述。有时，Freundlich 等温吸附更精确地描述蛋白吸附数据，然而，由于可逆吸附和吸附分子之间无相互作用的假设，在蛋白质体系中并不正确，故两种模型都不能完全准确地描述蛋白质在固体材料表面的吸附。弗罗曼效应的数字模型需要解决的基本问题是纤维蛋白原被置换和纤维蛋白原对血浆稀释倍数和材料表面化学性质的依赖。不同材料吸附纤维蛋白原的量，以及最大吸收峰处血浆的稀释倍数变化很大，弗罗曼效应模型应考虑纤维蛋白原与材料的相互作用。蛋白伸展过程，即纤维蛋白原（还有其他蛋白质）使其自身与表面的接触最大化而引起吸附蛋白质的转变，导致蛋白质与生物材料表面结合更紧密，是解释纤维蛋白原被置换的出发点。以这种解释置换过程的理论为基础，可以得到吸附、转变和置换连接不牢的纤维蛋白原这三个过程的经验公式。许多可能置换纤维蛋白原的血浆蛋白质均被简单处理为一种"假设"蛋白质，它与表面的亲和力与血浆蛋白的累积亲和力相同。将实验数据代入相关公式，得到不同生物材料的蛋白质转变速率常数值有很大的不同，这有助于解释不同材料上弗罗曼效应的不同。另一个解释弗罗曼效应的数学模型是假设吸附和解吸速率常数取决于表面总的蛋白浓度，并引入相互作用参数来描述吸附的蛋白质分子之间的排斥和（或）吸引力。用计算机模拟获得蛋白吸附的最大值，并且根据相互作用参数的值，定性地解释血浆稀释倍数对吸附的纤维蛋白原量的影响。随着蛋白质占有的表面积增加，吸附速率下降，且不同的蛋白质区别很大，通过将表面排斥效果和吸附蛋白的平行迁移考虑在内，能更好地解释弗罗曼效应。

3.2.3.5　蛋白质吸附与生物相容性

生物材料的生物相容性受许多因素的影响，如生物材料表面的亲 / 疏水性、电荷性质、表面能、化学官能团与生长因子或黏附因子等。生物材料性能对生物相容性的影响在微观本质上都与表面黏附蛋白的构象密切相关。亲水性材料比疏水性材料具有更好的生物相容性。

细胞膜表面的受体能够特异性地识别细胞外基质中的配体，进而实现细胞与外界的信号传导。细胞在材料表面的黏附是通过上述分子识别来实现的。细胞的表面存在一类叫作整合素的跨膜受体。黏附因子除整合素外，细胞膜表面还有其他与细胞黏附有关的受体。细胞外基质中的胶原蛋白、纤维粘连蛋白、玻璃粘连蛋白和层粘蛋白等都是整合素的配体，统称为黏附蛋白。细胞膜表面受体可以特异性识别这些黏附蛋白中的某些肽段，进而影响细胞的黏附、增殖、迁移、取向、分化与活性等功能。

在生物材料与组织的相互作用过程中，生物材料表面最初阶段出现的是中性粒细胞和巨噬细胞，它们的受体和吸附的蛋白质相互作用，释放出细胞素、酶和化学信号，进而引导其他细胞的生长。

从生物材料到界面蛋白质，然后到细胞，再转递到生物系统，它们相互之间的信息传递决定了生物材料的生物相容性。吸附于生物材料表面的蛋白质能否维持其天然的空间构象是决定生物材料是否具有良好生物相容性的重要因素。当吸附于材料表面的蛋白质能够维持其天然构象或未产生可以引发不良级连锁反应的构象时，细胞在该生物材料表面表现出良好的相容性。反之，当吸附的蛋白质发生变性或产生可以引发不良级连锁反应的构象时，细胞在该生物材料表面表现出较差的相容性。

纯水中，水分子相互之间通过氢键自发形成氢键网络结构，这种行为称为水分子的自组合。水在不同生物材料表面表现出不同的结构特点，疏水性的生物材料表面无法与水分子形成氢键，这使水分子只能通过自组合而形成一种较为有序的、疏松的排列结构，这种结构使得疏水性材料表面水的密度要比水本体的密度低一些。亲水性的材料表面可以和水分子形成稳定的氢键，从而与水分子自身的氢键相互竞争，破坏了水分子的自组合，造成氢键网络结构坍塌，水分子在亲水性材料表面采取一种无序的、致密的排列结构，使得亲水性材料表面水的密度比其本体的密度高。

疏水性材料表面与疏水性材料表面之间存在长程的相互吸引力，称为疏水作用力；亲水性材料表面与亲水性材料表面之间却存在着相互排斥的作用力。即两个较为疏松有序的水分子聚集结构之间存在着吸引力，而两个无序致密的水分子聚集结构（水化层）之间存在着排斥力。

蛋白质分子链中既有疏水的氨基酸残基，又有亲水的氨基酸残基。血浆中多数蛋白质（如纤维粘连蛋白）属于糖蛋白，其分子链中都含有亲水的寡聚糖链。在水溶液中，蛋白质分子采取疏水部分向内、亲水部分向外的天然构象，因此，在蛋白质分子的周围也存在着较为致密的水化层。这种水化层与亲水性表面的排斥力不利于蛋白质在亲水性表面的吸附。疏水性的表面比亲水性的表面更容易吸附蛋白质分子。

当溶液中蛋白质分子吸附于疏水性生物材料表面时，其分子链的构象会自行调整，使分子链中的疏水部分与疏水性的生物材料表面相互接触，而分子链中的亲水性部分则与水分子相互作用。蛋白质的这种吸附行为破坏了水分子在疏水材料表面的疏松有序排列，增大了体系的熵值，降低了水与材料表面之间的自由能，在热力学上是有利的。反之，随着材料表面亲水性的提高，蛋白质在材料表面的吸附将逐渐转变为热力学上不利的行为。

疏水材料表面与蛋白质分子中疏水部分之间的疏水吸引力有利于蛋白质分子在材料表面的吸附，而亲水材料表面的水化层和蛋白质分子周围的水化层之间的排斥作用不利于蛋白质的吸附。疏水表面蛋白质黏附得较为牢固，不易脱落，且易导致蛋白质的构象变化；而亲水表面对蛋白质的黏附强度较低，有利于蛋白质的构象调整。在亲水性材料表面，当细胞作用于蛋白质层时，细胞与蛋白质分子的相互作用可以使黏附蛋白采取更为有利的空间结构。因此，亲水性材料比疏水性材料具有更好的生物相容性。

当蛋白质分子吸附在疏水性材料表面时，为了使分子链中的疏水残基与疏水性的材料表面相互接触，其构象需进行调整，这有可能使蛋白质分子失去生理活性。在高度疏水性的生物材料表面，蛋白质分子高度变性，吸附过程变为不可逆过程，蛋白质分子不能解吸附。高度疏水性的表面可用于制备具有良好抗凝血性能的血液相容性材料。这是因为高度的疏水性使大量的白蛋白在材料表面不可逆吸附，而白蛋白不具有促进血小板黏附和引发凝血过程的功能，吸附在材料表面的血浆蛋白由于变性而无法引发凝血过程。

高度亲水性的表面（如固定了聚乙二醇的表面）也是性能优良的抗凝血材料。这是因为高度亲水性的表面可阻止血浆蛋白的吸附和血小板的黏附，使凝血过程无法发生。两种在亲 / 疏水性方面走向极端的材料都具有良好的抗凝血性能，但是它们并不能有效促进细胞生长，即不具有良好的细胞相容性。

3.3　血液相容性

心血管系统用生物材料如各种介入导管、血管支架、血管栓塞剂、封堵管等，在临床使用时，需要和血液直接接触。当它们发生接触时，血液和生物材料之间将产生一系列生物反应，即植入材料引起的凝血。血相容性是接触血液材料非常关键的性能。用于制造人工心脏、人工心脏瓣膜、人工血管、血管支架、人工心血管的辅助装置及各种进入或留置血管内与血液直接接触的导管、功能性支架等医用装置的生物材料，必须具备优良的血液相容性。

生物材料对血液的影响有：①血小板激活、聚集、血栓形成；②激活凝血系统和纤溶系统、增强凝血机能、加快凝血系统、缩短凝血时间；③破坏红细胞膜、产生溶血；④白细胞减少及功能发生变化；⑤激活或抑制补体系统；⑥影响血浆蛋白和细胞因子。

生物材料对血液相容性的影响因素包括：①材料表面光洁度——表面越粗糙，暴露在血液上的面积就越大，凝血的可能性就越大；②表面亲水性——亲水性材料比疏水性材料有更好的血液相容性；③表面带电性——表面带负电的材料具有更好的血液相容性。

3.3.1 血液凝固和抗凝

血液凝固一般是指血液从流动状态变为不能流动的胶冻状的过程，该过程是复杂的生物化学反应过程，凝血过程中必须有凝血因子和血小板等参与。凝血因子是血浆与组织中直接参与凝血的物质。凝血因子有十多种，除Ⅳ因子为钙离子外，其余为蛋白质。根据凝血因子发现的先后，命名凝血因子。凝血因子Ⅰ为纤维蛋白原，凝血因子Ⅱ为凝血酶原，凝血因子Ⅲ是组织因子（组织凝血激酶），凝血因子Ⅳ为钙离子，凝血因子Ⅴ是前加速素，凝血因子Ⅶ为前转变素，凝血因子Ⅷ是抗血友病因子，凝血因子Ⅸ为血浆凝血激酶，凝血因子Ⅹ为斯多特拍劳因子，凝血因子Ⅺ是血浆凝血激酶，凝血因子Ⅻ为前质接触因子，凝血因子ⅩⅢ是纤维蛋白稳定因子。正常人体内凝血因子Ⅱ、Ⅸ、Ⅹ、Ⅺ、Ⅻ是无活性的酶原，只有在特殊条件下才被激活成有活性的酶，习惯上在其代号右下角加“a”，以表示为“活性型”凝血因子。此外，前激肽释放酶、血小板第3因子等也参与凝血过程。许多凝血因子是在肝内合成，其中因子Ⅱ、Ⅶ、Ⅸ、Ⅹ在全过程中需要维生素K参与；如果缺乏维生素K，合成的凝血因子就没有活性。因子Ⅲ为组织细胞所释放，以脑、肺和胎盘组织中含量最多。

血小板具有两种生理作用：一方面维持血管内皮的完整，另一方面参与生理性止血和血液凝固过程。在生理性凝血过程中，血小板可以释放5-羟色胺等收缩血管的物质，使受伤血管的伤口缩小或封闭，然后血小板黏附聚集在一起，形成血栓，堵塞血管伤口，最后参与血液的凝固过程，达到止血的效果。

3.3.1.1 血液凝固

血液凝固是由凝血因子参与的一系列蛋白质有限水解的过程。血液凝固的关键步骤是血浆中的纤维蛋白原转变为不溶的纤维蛋白。多聚体纤维蛋白交织成网，将很多血细胞网罗其中，形成血凝块。在血液凝固过程后1～2 h，血凝块在血小板的作用下发生收缩并析出淡黄色液体，这种液体就是血清。与血浆相比，血清缺乏纤维蛋白原和少量参与血凝的其他血浆蛋白质，又增添了少量血凝时由血小板释放出来的物质。

凝血分为四个步骤，即凝血酶原激活物形成、凝血酶形成、纤维蛋白形成和纤维蛋白溶解。

凝血酶原激活物形成后，从凝血开始到形成凝血酶之前为止，是由内源性和外源性两个系统组成的（图3-6）。图3-6的右侧为内源性（血液的内在性）凝血机制，为血液的单独过程。血液与异物表面（血管壁的胶原纤维等）接触时，凝血因子的第Ⅻ

因子和第Ⅺ因子就被激活，当第Ⅺ因子被激活后，它再使无活性的第Ⅸ因子活化。另一方面，血小板也在异物表面上黏着、凝集，并引起血小板变性，释放血小板第Ⅲ因子。紧接着血浆中第Ⅷ因子和钙离子与这些有活性的第Ⅺ因子和血小板第Ⅲ因子发生反应，激活无活性的第Ⅹ因子。第Ⅴ因子再和血小板第Ⅲ因子作用于第Ⅹ因子，使凝血酶原转变为凝血酶。以上为内源性凝血的第一步、第二步的机制，但第一步的反应速度比较缓慢。第二步存在不同的观点，有把凝血酶原被激活为凝血酶作为第二步的，也有把第Ⅹ因子被激活以后的变化列为凝血的第二步的说法。

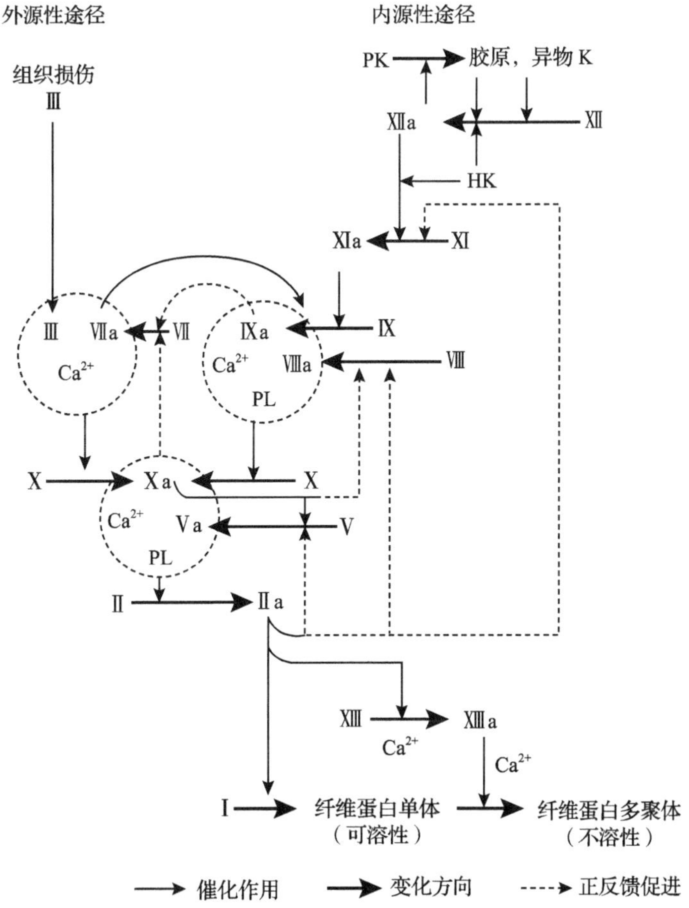

图 3-6　凝血过程示意图

图 3-6 的左侧为外源性（组织起源性）机制，是组织液进入血液的过程，组织液中的有效成分促凝血酶原激酶和血浆中的第Ⅶ因子作用，使第Ⅹ因子激活；第Ⅴ因子和钙离子再协同地使活化的第Ⅹ因子作用于凝血酶原。

凝血酶形成即凝血酶原转变为凝血酶的过程。凝血第一步中被激活的第Ⅹ因子和第Ⅴ因子以及钙离子作用于凝血酶原，使凝血酶原分子中的精氨酸异亮氨酸键发生断裂而形成凝血酶，本步反应快。

纤维蛋白形成是在凝血酶的作用下，纤维蛋白原转变成纤维蛋白凝块的过程。在凝血酶的作用下，纤维蛋白原分子中 α 键与 β 键间的精氨酸甘氨酸键发生断裂，同时释放出纤维蛋白肽 A 和 B，生成纤维蛋白单体。纤维蛋白单体聚合成为纤维蛋白多聚体，在凝血酶和钙离子的作用下而活化的第Ⅷ因子再与钙离子共同作用，使纤维蛋白分子中的谷氨酰胺和赖氨酸间产生横键，形成坚固的纤维蛋白块。凝血第三步中，血液发生凝固形成血饼，随着时间的延长，基于血小板血栓收缩蛋白的作用，引起血饼收缩。一般说的血液凝固指到第三步为止。

机体内还存在第四步即纤维蛋白溶解，包括由纤溶酶引起的纤维蛋白溶解的一系列反应，这些反应称为血液凝固的第四步。

血液凝固的关键步骤是形成凝血酶原激活物，一般而言，外源性途径生成凝血酶原激活物的反应步骤少于内源性途径，外源性凝血相对内源性凝血途径发生较快，所需时间较短。实际凝血过程中，两个途径均参与血液凝固。

3.3.1.2 抗凝血

血管是理想的血液抗凝系统，除了血液中存在的抗凝物质外，血管的结构形态也发挥了较大的作用。血管内膜结构相当复杂，血管内壁含有大量碳水化合物。这些碳水化合物处在异常的吸水膨润状态，其中的水分子处于准结构状态，与血液中水分子处于同一状态，这是血管内膜与血液之间具有良好的血液相容性界面的重要原因之一。另一原因是血管内壁宏观上看是极其光滑的，微观上看血管内细胞表面膜为一个双层脂质的液体基质层，中间镶嵌着各类糖蛋白质和糖脂质，它们可以在双分子层内运转。血管内壁的宏观光滑、微观多相分离的结构使其不易启动内源性凝血。正常人体的血液中无血小板第Ⅲ因子，也就不会启动外源性凝血。血流速度快，血小板不易黏附聚集，即使激活了少许凝血因子，也会随血流稀释带走，并在肝、脾等处被巨噬细胞破坏。血液中的抗凝物质也是阻止血液凝固的重要原因。血浆中最重要的抗凝物质是抗凝血酶Ⅲ和肝素。抗凝血酶Ⅲ可以与凝血因子Ⅱ_a、Ⅶ、Ⅸ_a、X_a的酶活性中心的物质结合而使这些凝血因子失去活性，阻止血液凝固。肝素的主要作用是增强抗凝血酶Ⅲ的抗凝作用。血管内壁细胞的电位呈负值，一般是 −13 ～ −8 mV，血管内壁的负电性可以阻止各种细胞的黏附，不会释放凝血因子。当电位变为正值时，血管内就会产生血栓。这些就是血管具有良好的血液相容性的原因。

血液的抗凝因素很多，概括起来有以下三个方面：①血管内膜的多相结构使其具有亲水、光滑、带负电荷等特点，从而不破坏血小板，也不使血浆蛋白变性，不激活凝血因子；②血流速度快，血小板不易在血管壁大量黏附，血浆中的凝血因子也不易局部聚集而发生相互作用；③人体内含有抑制血液凝固的物质，如肝素、抗凝血酶Ⅲ、纤溶酶。

深入了解血液凝固的过程，对设计生物材料（特别是血液相容性材料）具有重要的理论指导意义。例如，临床医生使用温热盐水纱布或明胶海绵压迫伤口止血，就是利用材料的粗糙面，增强与凝血因子Ⅻ之间的相互作用，加速凝血因子Ⅻ的激活，表面粗糙的材料有利于血小板在材料表面黏附聚集，激活血小板，释放凝血因子。升温可以提高酶的活性，增强凝血酶原的催化反应，加快血液凝固，从而快速止血。

设计抗凝血材料应该尽量避免导致凝血的因素，其中最重要的就是不要激活凝血系统，无论是外源性凝血还是内源性凝血，都离不开激活凝血酶原。利用肝素、类肝素或其他抗凝血化合物改性生物材料，是设计抗凝血材料的方法之一。血液降温可减缓凝血速度。临床常使用肝素来抑制血液凝固，血浆标本中常用草酸盐或柠檬酸盐与血浆中 Ca^{2+} 形成不易离解的可溶性络合物，消除参与凝血过程中的 Ca^{2+}，实现抗凝血目的。

3.3.1.3　纤维蛋白溶解

生理性止血过程中，血管内的小血凝块常成为血栓，血管创伤愈合后，构成血栓的纤维蛋白又逐渐溶解，使凝固的血块液化，纤维蛋白的这种溶解过程称为纤维蛋白溶解，简称纤溶。纤维蛋白溶解系统包括四种成分：纤维蛋白溶解酶原、纤维蛋白溶解酶、激活物和抑制物。纤维蛋白溶解过程分两个阶段：纤维蛋白溶解酶原的激活与纤维蛋白的降解（图 3-7）。

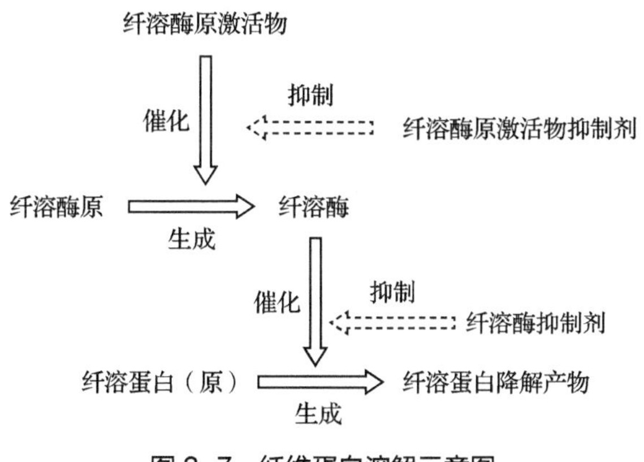

图 3-7　纤维蛋白溶解示意图

纤维蛋白溶解酶原的激活过程：纤维蛋白溶解酶原是血浆中的一种 β－球蛋白，在激活物的作用下，水解成纤维蛋白溶解酶。纤维蛋白溶解酶原的激活物有三类。①血管内激活物。血管内激活物是由血管内皮细胞合成后进入血液的，主要作用是维持血浆内激活物浓度。当血管内出现血纤维凝块时，血管内激活物的释放速度加快，浓度升高。②组织激活物。组织损伤时释放组织激活物，促进纤维蛋白溶解。组织激活物在子宫、肾上腺、甲状腺、前列腺、淋巴结中含量较高。例如，妇女月经血液通常不会凝固等都与组织激活物在该组织器官中含量丰富有关。肾合成与分泌的尿激酶属于组织激活物，尿激酶活性很强，可防止纤维蛋白在肾小管中沉积。③激肽释放酶。血浆中无活性的前激肽释放酶被凝血因子$Ⅻ_a$激活后，形成激肽释放酶。激肽释放酶可激活纤溶酶原，维持血凝与纤溶之间的动态平衡。

纤维蛋白溶解酶是一种活性很强的蛋白酶，可使纤维蛋白和纤维蛋白溶解酶原水解成多种可溶性纤维蛋白降解产物。纤维蛋白溶解酶还可水解凝血因子Ⅱ、Ⅴ、Ⅶ、Ⅷ、Ⅸ等，故也有抗凝血作用。纤维蛋白降解的目的在于使血液保持液态，血流通畅，防止血液凝固。血浆中存在多种纤维蛋白降解的抑制物，其中最重要的是抗纤维蛋白溶解酶，它可与纤维蛋白溶解酶结合，抑制它的活性，但特异性不够。抗活化素可抑制纤维蛋白溶解酶原的激活。

3.3.2 植入材料与凝血

生物材料植入体内导致凝血的基本途径是激活血液的凝血系统和细胞系统，其次，机体补体系统以及材料的表面性能也是导致凝血的原因。植入材料激活凝血和细胞系统的起始点是蛋白吸附在材料表面、血小板黏附在材料表面，激活内、外源性凝血系统。

植入材料与血液接触后会引发血液发生许多物理化学变化，最快的变化是血浆蛋白黏附在材料表面，在材料表面形成蛋白质吸附层。蛋白质层的组成与材料表面的性质密切相关，由于球蛋白、白蛋白和其他蛋白在不同材料的表面吸附速度不同，因而引发不同的凝血过程。如果材料表面吸附 γ-球蛋白和纤维蛋白原，就有利于血小板在材料表面的黏附，继而引发血小板的变形聚集，导致凝血。材料表面吸附的蛋白还会激活血液的内源性凝血系统，偶尔也会引起红细胞吸附在材料表面，导致溶血现象。不同蛋白质在材料表面的竞争吸附是血液与材料相互作用的控制环节。蛋白质在材料表面的吸附机制有许多理论模型，具有代表性的有临界表面张力模型、最小界面能假说以及表面多相分离结构、负电荷假说等。

当材料表面吸附一定量的蛋白质后，血小板就会黏附在材料蛋白的表面，血小板受到材料的刺激后黏性增加，进一步聚集并释放大量的凝血因子，导致凝血。材料与血液接触还会引发血液的内源性凝血和外源性凝血，其凝血机制与机体的凝血过程是相同的。无论内源性还是外源性凝血系统，凝血反应引起凝血酶的生成，凝血酶又促进血小板聚集和释放凝血因子，形成一种反馈效应。在生理环境下，血管流出体表的血液会自动凝固。当植入材料与血液接触时，血液中原本无活性的凝血因子被激活，启动内源性和外源性凝血系统，活化凝血因子，产生有活性的凝血酶。凝血酶又会激活新的凝血因子，因此就会发生血液凝固。由植入材料引起的凝血与材料的表面性能有关，与血小板及凝血蛋白与材料表面的相互作用紧密相关。

整体来说，生物材料凝血的机制和路径的大致过程是：生物材料与血液接触的数秒内，首先被生物材料吸附的是血浆蛋白（白蛋白、γ-球蛋白、纤维蛋白原等）。然后血小板在材料表面黏附、聚集、变形，向形成血小板血栓方向发展，同时血液内一系列凝血因子相继被激活（凝血系统、纤溶系统被激活），参与到生物材料表面的血栓形成过程，最终形成红血栓。血管内的小血块漂流到脑动脉中就引起中风，漂流到冠状动脉中就引起心肌梗死，所有这些现象均会导致机体产生致命性后果。

3.3.3　溶血

红细胞破裂，血红蛋白逸出，称红细胞溶解，简称溶血，它可由多种物理化学因素和毒素引起。在体外，如低渗溶液、机械性强力振荡、突然低温冷冻或突然化冻、过酸或过碱，以及酒精、乙醚、皂碱、胆碱盐等均可引起溶血。血浆的等渗溶液为0.9% NaCl溶液，红细胞在低于0.45% NaCl溶液中，因水渗入，红细胞膨胀而破裂，血红蛋白逸出，造成溶血。疟原虫破坏红细胞，某些溶血性蛇毒含卵磷脂酶，使血浆或红细胞的卵磷脂转变为溶血卵磷脂，使红细胞膜分解。也可能是某些蛇毒侵入、抗原与抗体反应、各种机械性损伤、红细胞内在缺陷、某些药物等引起溶血。

渗透是水分子由稀溶液透过半透膜进入浓溶液的扩散现象。当渗透达到平衡时，半透膜两侧液面差所产生的静水压就称为渗透压。如果血浆的渗透压发生变化，就会对红细胞产生较大的影响。一般情况下，血浆与细胞内的渗透压相等，红细胞保持正常的形态和大小。如果血浆中的渗透压高于细胞内的渗透压，红细胞中的水分因渗透作用会透过细胞膜游离出细胞，使细胞发生收缩，但不会使细胞破裂。如果血浆中的渗透压低于细胞内的渗透压，血浆中的水分会过量进入红细胞，使细胞发生膨胀，甚至破裂，导致溶血。

血浆中各种物质的含量和性质的变化也会导致溶血，例如，红细胞在1.9%的等渗尿素溶液中会迅速产生溶血。一般渗透压与膜两侧溶液中所含溶质的微粒数目成正比。

溶液中溶质的微粒越多，吸引水分子的能力越大，渗透压越高。血浆中的晶体物质如无机盐、葡萄糖等，分子量小，粒子数多，可产生较高的渗透压。血浆中的血浆蛋白分子量大、粒子数少，产生的渗透压较低。血浆蛋白不易通过毛细血管壁，对维持血管内外的水平衡起重要作用。血浆中的绝大部分晶体物质不易透过细胞质膜，对细胞内外的水平衡和细胞的正常形态起重要作用。

植入材料引起的溶血现象主要源于材料对血浆渗透压的影响，其中与改变血浆中晶体小分子物质的浓度关系密切。理想的植入材料不应该释放小分子物质，也不能吸附血液中的各种物质。溶血现象与血浆蛋白质的关系处于次要地位，但蛋白质变形和在血浆中的浓度变化也会直接影响血浆的渗透压，血浆蛋白质对溶血现象的影响不能忽视。当血液与材料表面接触时，材料表面蛋白质的变构或活化会激活红细胞、白细胞和补体，改变血浆的渗透压，导致溶血。

非免疫性因素引起的溶血均为细胞膜损伤所致，如红细胞机械性损伤、高温损伤、病原体直接侵入、细菌感染、生物毒素等。因生物材料引起的溶血，除了材料引起的机械和生物作用之外，由材料中渗出的化学物质导致的红细胞破坏特别重要。有些化学物质具有氧化作用或是能与氧反应产生氮自由基，引起氧化溶血，属于这类的物质有酚类、硝酸盐、苯肼、硝基苯、呋喃类、萘类、磺胺类和砜类等。设计生物材料时，应避免使用含上述基团的材料。

3.3.4 生物材料与血小板

生物材料与血液直接或间接接触时，材料表面与血液各种成分相互作用，材料表面与血液中血小板、红细胞、白细胞、血浆蛋白、细胞因子等发生作用，形成血栓、溶血、黏附血浆蛋白、补体系统中不同补体的增减、细胞因子的抑制和激活等。

血栓是指当人体的表皮受到损伤时，流出的血液会自动凝固的现象。血液在受到下列因素影响时，都可能发生血栓：①血管壁特性与状态发生变化；②血液的性质发生变化；③血液的流动状态发生变化。

血栓发生的原因：血液的循环。人体内存在两个对立系统，即促使血小板生成和血液凝固的凝血系统和由肝素、抗凝血酶以及促使纤维蛋白凝胶降解的纤溶酶等组成的抗凝血系统。当材料植入体内与血液接触时，生物材料导致血小板的黏附、激活，引起一系列凝血和纤溶系统的反应，形成血小板血栓。

植入材料进入血管内与血小板接触时，血小板被激活，血小板外形发生改变，出现黏附、聚集和释放反应，黏附在材料表面的血小板激活流经其附近的血小板，在材料表面发生聚集，形成聚集体并进一步形成血栓。释放反应时，血小板内的颗粒内容物被释放到细胞外，其中 α 颗粒移动时所得的能量低于致密颗粒，比较容易释放。α 颗粒是血小板蛋白质的储存场所，包括多肽和蛋白质的各种细胞因子，如 β－血小板球蛋白、血小板因子 4、血小板衍生生长因子和血小板因子 5、血小板纤维连接蛋白等，在参与材料表面的凝血过程中起重要作用。血小板纤维连接蛋白参与血小板胶原的黏附，增强了血小板的伸展作用，加速血栓形成。血小板因子 5 能促进凝血酶的局部生成，加速凝血过程。此外，红细胞黏附引起溶血、凝血致活酶的活化，也都是形成血栓的原因。

影响血小板在材料表面黏附的因素有以下几个。

第一，材料表面能。血小板难黏附于表面能较低的有机硅聚合物，而易黏附于尼龙、玻璃等高能表面上。此外，在聚甲基丙烯酸－β－羟乙酯、接枝聚乙烯醇、主链和侧链中含有聚乙二醇结构的亲水性材料表面上，血小板的黏附量都比较少。这可能是由于其容易被水介质润湿而具有较小的表面能。因此，有理由认为，低表面能材料具有较好的抗血栓性。也有观点认为，血小板的黏附与两相界面自由能有更为直接的关系。界面自由能越小，材料表面越不活泼，则与血液接触时，与血液中各成分的相互作用力也越小，故造成血栓的可能性就较小。除聚四氟乙烯外，临界表面张力小的材料，血小板都不易黏附。

第二，材料的含水率。有些高分子材料与水接触后能形成高含水状态（20%～90%）的水凝胶。在水凝胶中，由于含水量增加而使高分子的实质部分减少，因此，植入人体后，与血液的接触机会也减少，相应的血小板黏附数减少。丙烯酰胺、甲基丙烯酸－β－羟乙酯和带有聚乙二醇侧基的甲基丙烯酸酯与其他单体共聚或接枝共聚的水凝胶，都具有较好的抗血栓性。一般认为，水凝胶与血液的相容性，与其交联密度、亲水性基团数量等因素有关。含亲水基团太多的聚合物，往往抗血栓性反而不好。因为水凝胶表面不仅对血小板黏附能力小，而且对蛋白质和其他细胞的吸附能力均较弱。在流动的血液中，聚合物的亲水基团会不断地由于被吸附的成分被“冲走”而重新暴露出来，形成永不惰化的活性表面，使血液中血小板不断受到损坏。研究认为，抗血栓性较好的水凝胶，其含水率应维持在 65%～75%。

第三，材料表面疏水－亲水平衡。无论是疏水性聚合物还是亲水性聚合物，都可在一定程度上具有抗血栓性。进一步的研究表明，材料的抗血栓性，并不简单决定于其是疏水性的还是亲水性的，而是决定于它们的平衡值。一个亲水－疏水性调节得较合适的聚合物，往往有足够的吸附力吸附蛋白质，形成一层惰性层，从而减少血小板在其上层的黏附。

第四，材料表面的电荷性质。人体中正常血管的内壁是带负电荷的，而血小板、血球等的表面也是带负电荷的，由于同性相斥，血液在血管中不会凝固。因此，对带适当负电荷的材料表面，血小板难于黏附，有利于材料的抗血栓性。血小板中的凝血因子在负电荷表面容易活化。因此，若电荷密度太大，容易损伤血小板，反而造成血栓。

第五，材料表面的光滑程度。由于凝血效应与血液的流动状态有关，血液流经的表面上有任何障碍都会改变其流动状态，因此材料表面的平整度将严重影响材料的抗血栓性。材料表面若有 3 μm 以上凹凸不平的区域，就会在该区域形成血栓。由此可见，将材料表面尽可能处理得光滑，以减少血小板、细胞成分在表面上的黏附和聚集，是减少血栓形成可能性的有效措施之一。

3.3.5 影响材料血液相容性的因素

材料与血液之间的相互作用取决于材料表面的性能，包括材料表面的形态、组成、表面能，以及材料表面对血细胞、蛋白质、血小板的作用和影响等。血管壁内膜的内皮 ζ 电位为 $-13 \sim -8$ mV，血浆中的红细胞、白细胞、血小板表面均带负电荷，其中因表面含有唾液酸对凝血影响较大的血小板而带负电荷。带有负电性的血小板和细胞难以黏附在带负电性的血管内皮上，当血管内皮细胞损伤后，胶原纤维组织外露，使内皮表面 ζ 电位变为正值，带正电性的内皮表面有利于血小板的黏附与聚集，随即形成血栓。带负电的红细胞、白细胞、血小板在带有适当负电荷的材料表面上黏附较为困难，但是容易黏附在表面带有正电荷的材料上，进而发生凝血与形成血栓。带有负电荷的材料表面可以减少血小板黏附，进而提高材料的抗凝血性。与此相反，内源性凝血因子在带负电荷的材料上易活化进而激活血小板，这说明材料表面带有负电荷存在两个相反的效应，不一定具有好的抗凝血能力。既然这样，怎样的材料表面才具有良好的抗凝血性呢？一般认为，具有优良抗凝血性的材料表面应具有正、负离子镶嵌结构。这种结构下，为抑制血小板黏附材料整体呈负电状，为防止活化凝血因子，微观局部区域内带正电荷。

材料表面张力值越大，凝血时间越短，即表面能越大，固体表面和血液接触就越容易凝血形成血栓，因此表面能低的材料具有抑制血小板黏附的作用。但也有例外，各向同性碳的临界表面张力较高，而嵌段聚醚聚氨酯和聚酯 – 聚甲基硅氧烷共聚物的临界表面张力较低，单从表面张力判断，各向同性碳的抗凝血性能应较差，但事实却是各向同性碳的抗凝血性能更好。

植入材料和血液接触时，血浆中的蛋白质和血小板均会吸附在其材料表面，蛋白质的吸附速率比血小板要快得多，蛋白质的吸附可促进血小板的吸附，从而引发凝血。血液中存在各种血浆蛋白，蛋白质分子间易形成氢键，因而血液中游离的氨基酸分子很少。蛋白质的许多性能，如生物活性，主要取决于分子的聚集态。蛋白质在材料表面的吸附和解吸附是一对竞争过程，决定因素是材料的表面特性。亲水性表面有利于蛋白质的吸附，同时也有利于蛋白质的解吸附。不同的蛋白质吸附性能相差较大，白蛋白选择性地吸附在亲水区，纤维蛋白原和 γ－球蛋白容易吸附在疏水区，吸附在疏水材料表面的纤维蛋白原和 γ－球蛋白容易引起血小板的黏附与聚集，原因在于血小板含有与纤维蛋白原和 γ－球蛋白结合的受体。一般认为，亲水性表面比疏水性表面吸附的蛋白要少。材料表面的蛋白质吸附与变性是影响材料与血液相互作用的一个重要因素，但对吸附在材料表面的蛋白质构象变化的机制还不十分清楚。超疏水的材料表面表现出良好的血液相容性，可能是因为界面自能太大，蛋白质不易吸附在材料表面，即材料表面与蛋白质或血小板之间的黏附功远远小于血液内部的内聚功。

血管内膜和其他生物膜都是由多种脂质、蛋白质、碳水化合物和离子构成的。脂质主要包括磷脂、糖脂和类固醇等，在膜中起结构作用，并通过流动性和极性作用调节蛋白质的功能，间接影响凝血系统。生物膜中的水、类脂、磷脂在同一膜上存在，形成多相分离结构。细胞膜中的类脂为两亲性化合物，非极性基团含有 12 ～ 24 个碳原子，且含有 1 ～ 2 个双键，在水介质中呈二维液晶态，若选择与类脂结构组成相近的液晶化合物制备复合膜也应该有一定的抗凝血性。宏观来看，血管内壁是极其光滑的凝胶体，但在显微镜下可观察到血管内壁表面膜是一种双层脂质的液体基质层，中间镶嵌了多种糖蛋白和糖脂质。这种宏观光滑、微观多相分离的结构，使血管壁具有良好的血液相容性。条纹结构材料相分离时，条纹间距为 30 ～ 50 nm 时具有较好的血小板抑制效果，当间距增大时，血小板的黏附数增加。对于海岛结构材料，岛的尺寸一般为 0.2 μm，岛的尺寸增加也会增加血小板黏附。

相分离材料具有良好血液相容性的原因有以下几点。①材料表面呈现特定形态，表面软链段富集能优先吸附血浆蛋白中的白蛋白，白蛋白表面产生抑制血小板黏附的功能，防止凝血。②具有微相分离结构的材料表面很少使血小板变形，因此能抑制血小板血栓的形成。③相分离材料表面有软段富集效应。软段区遮盖硬段区能降低凝固因子的接触活化。生物膜中的蛋白质和膜脂之间的结合方式有许多种，其中一种是蛋白质仅与膜脂的疏水部分结合而不穿过膜。多肽链的二级、三级折叠可能形成疏水区，疏水区暴露在蛋白质表面，材料表面亲水、疏水链段的运动能力可能是影响抗凝血性能的一个重要因素。若材料表面高分子链段的运动接近液体状态，血小板就很难黏附在材料表面。即使材料的含水率一样，但表面分子运动能力大的材料上黏附的血小板会相对较少。

材料表面改性是制备具有良好血液相容性材料的方法之一，如表面接枝、表面肝素化、类肝素化、等离子体气相聚合以及其他物理化学改性方法。可以提高生物材料表面抗凝血性能的材料有肝素、低温裂解碳、二氧化钛和氧化钽等。采用亲水－疏水微相分离结构、表面肝素化，均有助于提高生物材料的血液相容性。生物材料表面肝素化可以明显改善材料的抗凝血和抗血栓性能，它通过肝素与血小板第Ⅲ因子共同作用于凝血酶，抑制纤维蛋白原向纤维蛋白的转化反应；材料表面肝素化还能阻止血小板在材料表面的黏附、聚集，达到抗凝血的目的。材料表面亲水－疏水微相分离结构具有优良的抗凝血性能。我国研制的新型聚醚聚氨酯抗凝血材料 AT-PU 系列，具有表面亲水－疏水微相分离结构的聚合物。改变软段中亲水性单体的分子量和含量比例，材料表面的血液相容性可优于同类医用嵌段聚醚聚氨酯抗凝血材料 1 ～ 2 倍。亲水性的材料表面与血小板相互作用微弱，不易引起血小板在材料表面的黏附。不激活凝血系统，可阻止血小板血栓的形成。一些表面带负电荷的生物材料亦有良好的抗凝血性能。

尽管这些方法在一定程度上改善了材料的血液相容性，但也存在许多不利的因素，如表面肝素化、类肝素化可以提高材料的抗凝血性能，但也会出现一定的溶血现象，现在仍未发现血液相容性非常完美的材料，其难点主要是未找到合适的被接枝基团。等离子体气相聚合表面沉积发展很快，但仍停留在基础理论研究阶段。从分子水平研究凝血系统与生物材料表面相互作用，从理论上发掘它们之间的关系和作用机制，特别是研究血液中各种酶、细胞因子及复合补体的裂解产物在生物材料和血液相互作用中的影响。建立完善的血液相容性材料的设计理论和研究方法，可以有效促进血液相容性生物材料的开发。

3.4 组织相容性

组织相容性（histocompatibility）指不同个体间组织或器官移植时，供体与受体双方相互接受的程度。组织相容性要求生物材料植入体内后与组织、细胞接触无任何不良反应。生物材料与组织器官接触时，要求不被组织侵蚀，生物材料与组织之间有一定的亲和能力。

3.4.1　组织反应

生物材料应该具备高纯、无毒、无刺激、不引发癌症、无诱导病变、无抗原性、不引起溶血凝血等特性，能与组织相容，尽可能不引起病变。如果生物材料的降解产物为水溶性小分子，最理想的是自然产生的代谢物，这样降解产物就能溶解在细胞外液中，通过肾脏和肺排出体外。更普遍的是通过吞噬作用来实现，通常是巨噬细胞，嗜中性粒细胞偶尔也参与其中。

生物材料植入体内后引起宿主的反应主要是通过宿主细胞对材料表面识别。生物材料的主体性能对生物相容性基本没有影响。如何调控生物材料的表面性能达到最佳的宿主反应或细胞与材料相互作用，降低不利的宿主反应，是设计生物材料需要解决的一个关键问题。将生物材料植入软组织后，组织细胞会有什么反应？形象地说，组织细胞对植入物的反应是：要么吃掉，要么包住。若植入物能够被除去，则除去它。由粒细胞分泌出酶溶解它，由巨噬细胞进行吞噬，进而在细胞内溶解它。这类植入物通常具有与人体组织相似的蛋白质结构，如可吸收的缝合线（羊肠线）。若植入物不可被除去，则由成纤维细胞分泌胶原纤维，在植入物周围形成结缔组织包裹层，对植入物进行包裹，使植入物与人体组织隔离。这类材料包括体积大的金属生物材料、陶瓷生物材料和高分子生物材料。

生物材料植入体内后可能出现三种情况：毒性反应、包绕反应和活性反应。如果植入物的毒性大，使周围的细胞组织无法正常代谢，导致细胞死亡，产生“非细菌性脓肿”，这就是毒性反应。毒性反应引起的结果就是，脓肿组织酸度高，腐蚀性大，加速对植入物表面的腐蚀，而更多的腐蚀产物又加速组织的坏死。其组织学特征是周围细胞固缩、细胞核增大、染色深。Co、Ni、Cu、V 等单质金属植入体内可能会发生这一类毒性反应。如果植入物体积大，毒性适中，周围组织中的成纤维细胞大量沉积胶原纤维，从而形成一层致密的纤维包绕层，使植入物与组织隔开，即发生包绕反应。植入体不再与组织液过多接触，降低了腐蚀速度。周围组织降低了与植入体表面的接触，从而使副作用降低到最低限度。组织学特征是包绕层致密，无血管形成。Al、Fe、Mo、Ag、Au、Co 基合金，不锈钢，部分陶瓷，生物高分子材料等属这类材料。如果材料体积大但毒性很小，周围组织受影响小，形成的包绕层疏松且薄，包绕层中有血管产生，有时候还可以观察到上皮细胞组织直接与植入物接触，这就是活性反应。组织学特征是包绕层疏松且薄，有毛细血管穿行其中。Ti、TiAlV、TiAlVCr、Zr、Nb、Ta、Pt 以及部分陶瓷等属于这一类。包绕层的厚薄以及其中毛细血管的数量，可以反映材料的生物相容性高低。

组织相容性中，核心问题是生物材料植入体内是否会引起炎症和肿瘤。当生物材料植入体内某一部位时，局部组织对异物（植入体）产生机体防御性应答反应，植入体周围组织聚集白细胞、淋巴细胞和吞噬细胞，引起不同程度的急性炎症。当生物材料渗出毒性物质时，局部炎症不断加剧，严重时出现组织坏死。长期存在植入物时，材料被淋巴细胞、成纤维细胞和胶原纤维包裹，形成纤维性包膜囊，隔开正常组织和材料。如果材料无任何毒性，性能比较稳定，组织相容性良好，则在半年、一年或更长时间后包膜囊变薄，囊壁中的淋巴细胞消失，在显微镜下只见到很薄的 1 ～ 2 层成纤维细胞形成的无炎症反应的正常包膜囊。如果植入材料组织相容性差，材料中不断渗出小分子毒性物质，就会刺激局部组织细胞，形成慢性炎症，材料周围的包囊壁增厚，淋巴细胞浸润，逐步出现肉芽肿或发生癌变。

3.4.2 炎症

炎症是机体对各种致炎症因素（如病原体的侵袭）引起的损伤所发生的以非特异性防御为主的反应，它不特定地消灭某种病原体，而是以同样的方法攻击所有入侵的病原体或者植入物。

机体中长期植入生物材料最常见的并发症是感染性炎症。发生率在 1% ～ 10% 之间，引起感染的原因主要是植入物灭菌不彻底、植入物被污染或者植入物中微量小分子物质渗出。由于植入物中微量小分子物质渗出，刺激组织引起非感染性炎症。如果炎症过程较轻微，持续时间较短，1 ～ 2 周基本消失。假如小分子残留物的毒性较大，则引起炎症的时间较长，在材料长期刺激下或局部组织细胞长期受毒时，产生的慢性炎症会对机体造成不良后果。整形外科使用的聚丙烯酰胺水凝胶组织填充假体，术后的感染发生率较高，发生感染并发症的病人，植入材料的局部组织出现红肿、水肿、脓肿、坏死，当炎症转为慢性后出现肉芽肿，严重者发生全身脓毒败血症。

造成细菌性感染的原因有以下几点：①植入手术过程中对皮肤和组织造成损伤，给微生物侵入体内组织提供了机会；②植入材料生产过程中被细菌污染的材料或无菌材料被污染；③生物材料引起的无菌性炎症，如聚乳酸在体内降解时造成局部酸性增加，抑制体内抗炎防御体系的反应性，增加了局部的感染性；④植入材料抑制体内的抗炎防御系统的反应性，增加了局部组织的易感染性；⑤植入材料抑制和吸附补体 C_{3a}、C_{5a}，增加多核白细胞在植入物附近局部组织中的数量，减弱抑制局部炎症反应的能力。材料表面对血液中复合补体系统的 C_{3a}、C_{5a} 有激活或抑制的不同作用。通过研究不同生物材料对复合补体 C_{3a}、C_{5a} 的作用，可以研制出抑制或增强抗感染能力的生物材料。

3.4.3 肿瘤

肿瘤是指机体在各种致瘤因子作用下，局部组织细胞增生所形成的新生物，因为这种新生物多呈占位性块状突起，也称赘生物。生物材料引起的肿瘤是材料植入体内后缓慢发生的，与材料本身含有毒性物质、外形和表面性能有关。

动物致癌试验研究发现存在因植入生物材料发生肿瘤的报道，动物试验中被诱发的肿瘤有纤维肉瘤、骨肉瘤、软骨肉瘤和血管肉瘤等。诱发肿瘤的时间较长，75% 以上是植入物植入体内 15 年后才发生肿瘤。统计不同形状的材料植入小白鼠体内出现肿瘤的情况，发现当植入材料为大体积薄片时，出现肿瘤的可能性比在薄片上穿大孔时高出一倍左右。而海绵状、纤维状和粉末状材料几乎不会引起肿瘤。不同形状的材料植入小白鼠体内引起肿瘤差异很大的原因可能是材料的植入使周围的细胞代谢受到障碍，营养和氧的供应不充分以及长期受到异物刺激而使细胞异常分化、产生变异所致。而当植入材料为海绵状、纤维状和粉末状时，组织细胞可围绕材料生长，不会由于营养和氧的不足而变异，因此致癌危险性较小。聚氨酯和硅氧烷共聚物临床应用 30 年后发现有肿瘤产生，说明植入物在人体内诱发肿瘤的潜伏期较长。对长期植入人体内的生物材料必须进行慢性毒性、致突变和致癌的生物学试验。

生物材料诱发肿瘤的因素有以下几点。①植入材料的外形。动物试验证实，将不同外形的材料埋入大鼠皮下组织内，肿瘤发生率存在明显不同。粉末和海绵状材料几乎不诱发恶性肿瘤，纤维状材料也很少诱发恶性肿瘤，只有片状材料容易诱发恶性肿瘤。②植入材料的埋植方法。连续放置的片状材料恶性肿瘤发生率明显高于打孔放置的片状材料。③植入材料表面的粗糙程度。若材料表面光滑，肿瘤发生潜伏期短；若材料表面粗糙，肿瘤发生潜伏期延长。④被致癌物污染的材料或生物降解时释放致癌物的材料，植入动物体内会诱发恶性肿瘤。例如，被 3,4– 苯并芘污染的热塑性聚烯烃橡胶植入大鼠皮下，22 周后即可诱发恶性肿瘤。聚氨酯体内降解时裂解出的芳香酮化合物也有潜在致癌作用。⑤植入材料在体内形成的纤维包膜厚度。植入一年时，材料的外包膜厚度超过 0.25 ～ 0.30 mm 就有可能诱发恶性肿瘤。⑥材料中残留的有毒或刺激性的小分子物质使局部组织长期受毒或受刺激，可诱发恶性肿瘤。

要消除生物材料的潜在致癌性，材料不能残留有毒、有刺激性的小分子物质。植入物的外形、表面性质和植入的方式均应避免出现可能诱发肿瘤的相关因素。对长期植入体内的生物材料应进行慢性毒性和致突变、致癌的生物学评价试验，在分子水平上研究生物材料对基因、细胞和染色体的影响。

3.5 免疫相容性

人必须适应自然环境的变化，自然环境发生变化时，人体的生理机能应该为适应环境的变化而发生改变。生物材料植入体内后，周围的生物环境会因此发生变化，人体的生理机能会对变化的环境进行防御和适应，人体主要的防御系统为免疫系统。如果植入的生物材料适应了宿主的微环境，宿主对植入的材料无明显的免疫应答，就认为植入物具有较好的免疫相容性（immunocompatibility）。

免疫相容性不是一个独立的事件，它与血液相容性和组织相容性密不可分。血液相容性和组织相容性是免疫相容性的基础，免疫应答的起点和结果都与血液或组织密不可分。可以将免疫相容性理解为贯穿组织相容性和血液相容性的一座桥梁。但是，免疫相容性又不完全等同于血液相容性和组织相容性。一方面免疫相容性的物质基础是免疫系统，另一方面免疫相容性的生物学功能有别于血液相容性和组织相容性。影响它们的主要因素存在差别，对生物材料而言，免疫相容性显得尤为重要，免疫相容性是阻碍生物材料发展的一个重要因素。人体免疫系统的主要功能就是“自我识别”，它具有区分物质是否为体内所固有的能力，并可以对非固有物质进行排斥和消除。器官移植的免疫相容性问题一直未得到较好的解决，植入物植入人体后存在一个免疫适应期，免疫相容性好的材料会被生物体渐渐接受，免疫相容性差的材料会被生物体的免疫系统排斥。

免疫毒性物质可对免疫体系产生有害的作用，改变免疫系统微妙的平衡，产生以下有害反应：①由于免疫系统中一种或多种损伤或功能削弱，产生免疫抑制反应，造成免疫功能抑制或损害机体的防御功能；②由于特殊免疫应答中的化学物质或蛋白质引起的刺激，引起超敏和变态反应性疾病；③由于直接或间接刺激自体应答或自体免疫，引起自身免疫性疾病。有些生物材料会产生免疫毒性。例如，某些植入物会造成异体型慢性炎症反应，因此应该重视生物材料可能引起的免疫毒性反应。

3.5.1 生物材料与补体系统

19 世纪末，博尔代发现新鲜血液中含有一种不耐热的成分，可辅助和补充特异性抗体，介导免疫溶菌、溶血作用，命名为补体（complement）。它是人体血液和体液内除了免疫球蛋白分子外的另一族参与免疫效应的生物大分子。人体补体系统由三组球蛋白大分子组成，含 20 余种理化性状和免疫特性不同的血清蛋白，通常以非活化状态的前体分子形式存在于血清中，约占血浆球蛋白总量的15%。补体是相对于抗体而言定义的，补体产生与抗原刺激无关，对热不稳定，在机体抵御感染中发挥作用。当外界因素发生变化，例如材料植入时产生抗原与抗体的复合物，补体各成分便按一定顺序呈连锁的酶促反应，产生溶菌和溶细胞现象，补体即被活化。活化的补体具有酶活性，可介导免疫应答和炎症反应。

3.5.1.1　补体系统的激活

正常情况下，补体系统中的各种物质以非活性状态存在，被激活物质活化后才表现出生物活性。补体系统的激活存在两条途径：经典激活途径和旁路激活途径（或称替代途径）。世界卫生组织命名委员会规定补体名称缩写为C，按激活的顺序命名为C_1、C_2、C_3、C_4、C_5、C_6、C_7、C_8及C_9。C_1含有三个亚单位，分别为C_{1q}、C_{1r}及C_{1s}。激活后的补体具有酶的活性，在符号上方加横线“—”，如$\overline{C_1}$、$\overline{C_2}$等。

经典激活途径由抗原和抗体的复合物激活，激活过程分为三个阶段，即识别阶段、活化阶段和膜攻击阶段。识别阶段是C_1与抗原体复合物中免疫球蛋白的补体结合点结合，形成C_1酶酯（C_{1s}）的阶段。一旦形成C_{1s}，识别阶段结束，进入活化阶段。活化阶段是C_{1s}活性酶酯继续与补体成分作用，形成C_3转化酶和C_4转化酶，在C_3转化酶和C_4转化酶的作用下，形成经典途径的C_5转化酶，完成活化阶段。C_5转化酶裂解C_5后，继而作用于后续的其他补体成分，形成的C_5、C_6、C_7可以吸附在细胞膜上，插入膜的磷脂双层结构中，导致细胞膜受损，即膜攻击阶段。

旁路激活途径是指在无抗体的情况下，补体被某些细菌、真菌、酵母、其他哺乳动物细胞以及病毒感染的同种细胞活化。旁路激活途径与经典激活途径的显著差异是在激活过程中越过了C_1、C_4、C_2三种成分，直接激活C_3。继而完成C_5、C_6、C_7、C_8及C_9成分的连锁反应，更关键的区别是激活物质不是抗原抗体复合物，而是细菌的细胞壁成分——脂多糖，以及多糖、肽聚糖和个别的免疫球蛋白分子。在补体激活过程中，两种途径都是补体各成分的连锁反应，一旦引发，不可阻挡。

生物材料与血液接触激活补体，主要由旁路激活途径实现。与生物材料关系密切的是在补体激活过程中形成的裂解产物C_{3a}、C_{5a}。由于C_3分子上带有含磷酸酯基团的活性位点，可与生物材料表面的亲核基团发生共价键合反应。材料表面带有羟基或胺基的植入物易与带有磺酸酯基活性位点的C_3分子结合，使补体C_3在材料表面沉积而激活补体，C_3分子被酶分解成低分子量的C_{3a}多肽片段和C_{3b}本体片段，C_5活化后产生C_{5a}、C_{5b}。C_{3a}、C_{5a}进入血液中，C_{3b}、C_{5b}与材料表面的亲核基团结合。材料表面带有亲核基团的植入物与血液接触时都会引起补体旁路激活途径。人工肾透析时，经常出现暂时性的白细胞减少症，就是补体激活的典型例子，其原因是透析膜与血液接触后，在透析膜材料的作用下，补体系统被激活，旁路激活途径产生的补体裂解产物 C_{3a}、C_{5a} 被嗜中性粒细胞表面的受体结合，导致嗜中性粒细胞聚集，被毛细血管内皮细胞吞噬，血浆中白细胞出现暂时性减少。聚四氟乙烯或硅橡胶生物高分子材料植入体内不会引起补体激活产生 C_{4a}，它也是通过旁路激活实现激活的。

生物材料植入人体后也可引起补体系统的经典途径激活，尤其是材料表面带有胺基、羟基、氰基或酚基的聚合物，以及聚肌苷酸、硫酸葡聚糖、硫酸纤维素等都可以引起经典激活途径的补体激活。如涤纶人工血管植入人体后可以通过经典和旁路激活两种途径引起补体的激活，导致体内 C_{4a} 水平显著提高，而 C_{4a} 只有在经典途径补体激活时才会产生。

从补体激活因素考虑生物材料的分子设计，应尽量减少或避免采用极性材料，尤其是具有亲水性基团的材料。ISO 10993-4—1992 与血液相互作用试验选择标准中，将补体激活的多项裂解产物 C_{4b}、C_{3a}、C_{5a}、iC_{3b}、SC_{5b-9} 作为生物材料血液相容性评价试验对象。

3.5.1.2 补体的生物活性

补体系统激活时产生的各种活性物质是补体激活的主要物质基础，补体具有细胞毒性、溶菌、杀菌作用，它能溶解红细胞、白细胞和血小板等，能促使细胞肿胀和超微结构变化，导致细胞溶解。补体能溶解或杀伤某些革兰氏阴性菌。

补体具有调理作用。补体裂解产物 C_{3b} 与细菌或其他颗粒结合，可增强吞噬细胞的吞噬作用，发挥补体的调理作用。补体具有免疫黏附作用。免疫复合物激活补体后，可通过 C_{3b} 黏附到表面有 C_{3b} 受体的红细胞、血小板或淋巴细胞上形成聚合体。植入物的表面黏附大量的白细胞，使 C_{3b} 结合在材料表面，起到白细胞在材料表面黏附的作用。白细胞在材料表面黏附后，可通过释放血小板激活而促进血小板聚集，参与血栓形成。采用聚丙烯腈和聚甲基丙烯酸甲酯等不含羟基和羧基的材料制成中空纤维透析器，进行人工肾治疗，能减少透析材料表面与 C_{3b} 的结合能力，减轻患者的临床症状和并发症。

补体具有炎症介质作用。当植入材料植入体内或由于材料的原因引起局部炎症时，补体裂解产物可使毛细血管通达性增强，吸引白细胞到炎症附近。C_{3a}、C_{5a} 可引发过敏症状，也被称为过敏素，患者首次透析时出现头痛、恶心、呕吐等症状与 C_{3a}、C_{5a} 有关。材料植入人体后出现慢性并发症，如易感染、恶性肿瘤发生率增高、软组织钙化，特别是肺泡细胞纤维化、钙化及动脉硬化。长期透析患者中见到的这些症状与反复、长期使用透析膜对补体系统造成的影响有关。

生物材料引发的补体激活不利影响很多，但是也存在有利的一面。C_{5a} 对机体免疫具有促进作用，C_{3a} 则有利于免疫抑制。各种生物材料对补体的激活和黏附性能千差万别，对机体产生的反应和效应也不尽相同。开发生物材料时，应关注生物材料的免疫相容性，根据不同的生理环境改变材料结构和表面性能，开发有临床应用价值的生物材料，为某些自体免疫性疾病患者的治疗开辟新的途径。

3.5.2　移植免疫

生物材料植入人体目的是修复或替代丧失功能的器官，重建其生理功能。器官移植分为自体移植、异体移植、异种移植和人工器官移植。非器官性移植一般是指器官修复或疾病治疗，例如，全关节置换改善了成千上万人的生活质量，血管支架的应用为心血管疾病患者带来了福音。除了自身移植外，同卵双胞胎之间移植的器官排斥最小，其他的移植均会产生明显的移植免疫问题。临床上进行的器官移植主要是同种移植和人工器官移植，最常见的是应用生物材料修复或置换人体器官。

3.5.2.1　移植排斥的类型

人体对植入体内的器官、材料或制品产生的排斥反应称为宿主抗移植物反应（host versus graft reaction，HVGR）。根据植入物与宿主的组织相容程度以及受者的免疫状态，移植排斥反应有三种类型：超急排斥反应、急性排斥反应和慢性排斥反应。

超急排斥反应一般在移植后 24 h 内发生。对于异体和异种移植，排斥主要是由 ABO 血型抗体或抗 I 类组织相容性抗原的抗体引起的。由于植入手术和材料与周围组织的相互作用造成周围组织损伤，通过激活补体直接破坏靶细胞，产生多种补体裂解片段，导致血小板聚集，中性粒细胞浸润激活凝血系统，由于凝血的形成和材料的阻碍作用，导致严重局部缺陷。如果发生超急排斥反应，一般不存在有效治疗方案，导致移植失败。

急性排斥反应一般发生在移植后数天到几个月内，发生急性移植排斥的主要原因为细胞免疫应答。主要的效应细胞是迟发型超敏性 T 细胞（$CD4^+T$）和细胞毒性 T 细胞（$CD8^+T_c$）。$CD4^+T$ 细胞可引起组织的慢性炎症，需要抗原呈递细胞参与才能活化，抗原呈递细胞主要是巨噬细胞。巨噬细胞通过吞噬和吞饮作用将外源性蛋白质摄入，活化 $CD4^+T$ 细胞，活化时需要双信号，产生靶细胞，在抗病毒感染、急性移植物排斥、杀伤肿瘤细胞中是重要的效应细胞。$CD8^+T_c$ 细胞对靶细胞的杀伤作用是抗原特异性的，只杀伤靶细胞而对其他细胞无杀伤作用，只有与靶细胞接触时才会产生杀伤作用。发挥杀伤作用的可能是 $CD8^{+}T_{c}$ 细胞分泌的多种细胞毒素。即使移植前进行了人类白细胞抗原（human leukocyte antigen，HLA）配型及应用免疫药物，仍有 30%～50% 的移植受者会发生急性排斥反应。可通过增加免疫制剂用量来缓解急性排斥反应。

急性排斥反应的关键是 $CD4^{+}T$ 和 $CD8^{+}T_{c}$ 的激活，外源性蛋白质的摄取或与靶细胞的接触是引起激活的主要方式。产生急性排斥的原因有以下几点：①植入手术过程对皮肤和组织造成的损伤，同时手术还可能将微生物带入体内；②使用的生物材料已经被细菌污染或没有良好的灭菌；③植入材料溶出或渗出有毒性的物质，影响巨噬细胞的活化，降低或消除了巨噬细胞杀伤微生物和肿瘤细胞的功能；④植入材料表面吸附大量蛋白质，使蛋白质变性，有可能被视为外源性蛋白质而引起正免疫应答；⑤植入材料增加了多核白细胞在植入物局部组织中的数量，减弱了白细胞抑制局部炎症反应的能力。

慢性排斥反应一般发生在移植后数月至数年，病理特征是移植器官的毛细血管内皮细胞增生，动脉狭窄，并逐渐纤维化。若植入的材料发生生物降解或有小分子进入血液，会形成血栓。溶血、血浆蛋白吸附、补体系统中不同补体的增减，细胞因子的抑制与激活等，是引发慢性排斥反应的主要原因。慢性排斥反应尚无理想的治疗措施。

如果移植物对宿主进行免疫攻击，即移植物的免疫细胞对宿主的组织抗原产生免疫应答并引起组织损伤，则称为移植物抗宿主病。发生的原因：①宿主与移植物之间的组织相容性不合；②移植物中含有数量较多的免疫细胞；③宿主处于免疫无能或免疫功能严重缺损状态。生物材料不会带有免疫细胞，不会直接对宿主进行免疫攻击。但材料植入机体后会对周围组织和体液产生作用，使蛋白变性，形成“非己”的外源性蛋白，引起移植应答。

3.5.2.2　移植排斥的机制

引起移植免疫反应的抗原称为移植抗原，也称为组织相容性抗原。组织相容性抗原根据抗原性强弱和移植排斥反应的强弱可分为主要组织相容性抗原和次要组织相容性抗原。

主要组织相容性抗原是引起移植排斥的主要抗原，人的主要组织相容性抗原是由人类白细胞抗原（human leukocyte antigen，HLA）基因复合体所编码的产物。它定位于第 6 染色体短臂上，是构成移植排斥反应的重要抗原物质。HLA 研究起源于器官移植，故此又称移植抗原。HLA 按其分布和功能分为Ⅰ类抗原、Ⅱ类抗原和Ⅲ类抗原。经典的 HLA Ⅰ类抗原包括 HLA-A、HLA-B、HLA-C；HLA Ⅱ类抗原包括 HLA-DP、

HLA-DQ、HLA-DR。非经典的 HLA Ⅰ、Ⅱ类有 HLA-F、E、H、X、DN、DO、DM 等。补体等归属于Ⅲ类分子。HLA Ⅰ类几乎分布于身体全部细胞表面，Ⅱ类主要定位于巨噬细胞和 B 淋巴细胞表面的糖蛋白。由于 HLA 具有多个共显性表达的等位基因，在人群中存在着众多的同种异型，形成了 HLA 的多态性。在无血缘关系的个体之间，HLA 完全相配的概率几乎为零。

对次要组织相容性抗原的了解不如对主要组织相容性抗原那么清楚。次要组织相容性抗原可引起程度不同的、较弱的移植排斥反应，因此除同卵双胞胎之间的器官移植外，其他 HLA 相合的器官移植仍会有很多移植手术发生排斥反应。

同种异体器官移植后，由于供者、受者之间的组织相容性抗原不同，会刺激相互的免疫系统，引起宿主抗移植物或移植物抗宿主的移植排斥反应。人工器官的移植，不仅材料本身的成分和形状会引发宿主的排斥反应，手术过程中引起的感染也会引起激发型免疫缺陷。器官移植中，移植物中的活细胞、脱落的细胞或残留在器官中的淋巴细胞都可以启发免疫应答的抗原。如果植入的材料在组织内部发生一些化学变化，炎性介质将被激活，细胞应答可能会被加速或增强。

细胞免疫在移植排斥中发挥重要作用。移植排斥中，树突状细胞、单核巨噬细胞等抗原呈递细胞的作用非常关键。它们不仅可以摄取、处理并呈递抗原给 T_h/T_d 细胞、B 细胞，而且还分泌 IL-2、IL-4、IL-5、IL-6 及 IFN-γ 等一系列细胞因子。在这些细胞因子的作用下，识别移植抗原的 T_c 细胞、T_d 细胞和分泌细胞，发生移植排斥。细胞免疫应答是移植排斥的主要机制，$CD4^+T_d$ 细胞和 $CD8^+T_c$ 细胞是主要的免疫应答细胞。

抗体在移植排斥中的作用比较复杂，既可通过传统的途径参与移植排斥，也可以起到封闭抗体的作用，保护移植物不受排斥。当机体的抗体与移植抗原结合后，既可以激活补体，破坏靶细胞，也可通过补体凝血系统的活化促使血小板凝聚，形成血栓等一系列病理性变化，导致移植器官被排斥。抗体与移植物结合后，一方面，可活化受体的 K 细胞和单核巨噬细胞，直接破坏移植的器官；另一方面，有时会增强抗体与植入组织的抗原结合，但不激活补体，也不引起细胞毒效应，从而保护移植物。

3.5.2.3　移植排斥的预防

无论生物器官还是人工器官的移植，移植物的组织相容性越好，器官移植的成功率就越高。对于生物器官的移植，供体的 ABO 血型必须与受体一致，供体的 HLA 组织型也应与受体相近。一般有亲缘关系的供体与受体之间 HLA 型别相近的可能性大很多。对于人工器官而言，材料的组织相容性至关重要，材料的免疫相容性与组织相容性是相互影响和相互制约的。

免疫抑制药物是移植成功的关键，甚至可以说没有免疫抑制药物就没有器官移植。免疫抑制药物主要有硫唑嘌呤、皮质激素、抗胸腺细胞球蛋白及高效免疫抑制剂环孢素等。临床采用环孢素与强的松二联疗法和用环孢素、强的松和硫唑嘌呤三联疗法，以及环孢素、强的松、硫唑嘌呤和抗胸腺细胞球蛋白的四联疗法，都取得了很好的效果。真菌代谢产物 FK-506F 与环孢素联合使用效果更佳。由于免疫抑制药物的副作用，以及应用免疫抑制药物后患者免疫功能长期低下，容易导致感染。长期使用免疫抑制剂来防止移植排斥会产生许多严重的副作用，解决移植排斥的根本方法是解决诱导供体、受体间的免疫耐受问题。抗胸腺细胞球蛋白和抗 T 细胞单克隆抗体均可与 T 细胞结合，通过活化补体去除 T 细胞。CD3 单抗还可以阻止 T 细胞识别移植抗原，防止移植排斥反应的发生。临床证明，移植前接受输血的病人，肾移植存活时间明显延长。

植入体内的人工器官会影响所有的免疫物质，包括淋巴细胞、皮肤、黏膜、补体、溶菌酶等。植入人体的材料，尤其是对周围微生物学环境有一定影响的材料，免疫系统必然有相应的应答。若植入人体的材料无法适应免疫应答的各种调解，就会表现出各种异物反应，如过敏、炎症、感染，甚至致畸、致癌等。免疫监视功能是生物材料成功植入人体的基本保证，它可及时识别和消除因材料植入引起的细胞突变或癌变。

3.6 骨组织反应

骨修复材料是解决骨缺损修复问题的切实可行的方法，骨缺损修复材料必须要考虑四个基本特性：生物相容性、机械耐受性、生物降解性和诱导再生性。骨修复材料已从自体骨、同种异体骨、惰性材料等发展到高活性、多功能的骨组织工程支架材料。理想的骨组织工程材料应当满足下述几个要求：植入体内不引起免疫排斥反应；手术中易于修整以使其轮廓与不同形状的缺损相匹配；必要时材料可提供机械支持；最重要的是植入物应能以相对较低剂量的诱导因子引起最优的成骨活动，促使血管及间充质细胞迅速浸润材料而与吸附在其上的诱导因子接触。在新骨的生长过程中，材料应逐渐被解构和吸收，直到从植入部位消失。用于骨修补和骨替代的材料除了用软组织的宿主反应来评价其生物相容性外，还应具备一些特殊的生物学性能：骨生物活性、骨诱导性、骨传导性。

3.6.1　骨生物活性

材料植入骨组织后，在材料与骨组织界面上存在一层结缔组织，由胶原纤维组成。材料生物相容性越高，软组织层就越薄；生物相容性越低，软组织层就越厚。如果植入骨组织的材料界面上不存在结缔组织层，而是 HAP 层，这样的材料就具有生物活性。HAP 是骨组织的无机组成部分，能实现较高的界面结合，是骨植入材料所期望的结果。这类材料在体外模拟体液中浸泡也会在表面自发生长 HAP 层，体外浸泡方法是评价材料生物活性的一种有效方法。

3.6.2　骨诱导性

免疫细胞可以维持骨稳态和调节骨重建，免疫系统和骨骼系统共享许多调控分子，包括细胞因子、趋化因子、受体和转录因子等。生物材料植入后引发宿主反应，发生的炎症反应影响植入物的性能，特别是材料的骨诱导性。巨噬细胞具有调节炎症程度的能力，它根据人体环境变化演化出一系列不同功能的极化表型。M1 型和 M2 型是两种最常见的表型，分别具有促进炎症以及减轻炎症和促进细胞修复的作用。骨科材料影响巨噬细胞的极化，骨植入物的骨诱导能力与炎症反应密切相关，它由植入物调控的巨噬细胞极化和功能状态决定。

很多生物材料具有骨诱导性，例如，磷酸钙陶瓷在没有外源细胞和生长因子的非骨部位能诱导异位成骨，生物玻璃具有骨诱导性，骨质疏松、骨不愈合的病人使用生物玻璃后能实现骨生长。具有骨诱导性的材料，当被植入软组织中时，能在其表面生长出骨组织。原因在于生物材料释放某些元素，诱导软组织中的间充质细胞分化为成骨细胞，再由成骨细胞沉积骨组织。骨形态发生蛋白（bone morphogenetic proteins，BMPs）是诱导异位骨形成的转化生长因子，是胚胎发生和发育过程中重要的形态发生素。BMPs 是维持成人组织内稳态的重要因素，如维持关节完整性、启动骨折修复和血管重塑。BMPs 是一种有效的骨诱导性物质，但必须与有形的载体结合使用，通常使用高分子多孔材料。

BMPs 中有两类比较重要的蛋白，分别为 BMP-2 和 BMP-7。BMP-2 在骨和软骨的发育中起作用。BMP-2 和 BMP-7 都是具有骨诱导性的骨形态发生蛋白，可有效诱导许多细胞类型中成骨细胞的分化。在可吸收胶原海绵上使用双锥形螺纹融合器和重组人 BMP-2 可维持椎间脊柱的融合，提高临床疗效，减少患有退行性腰椎间盘疾病者在前路腰椎椎间融合术后的疼痛。

3.6.3 骨传导性

骨传导指生物材料植入骨组织周围或内部时，受体毛细血管、血管周围组织及成骨前体细胞向材料内部爬行的过程。这些细胞在骨诱导分子的作用下分化为成骨细胞，形成新骨。骨传导过程先是新生的纤维血管组织侵入材料的孔隙，然后新骨逐渐形成，使生物材料与周围骨愈合。在骨组织中，促进骨细胞在材料表面生长并沉积 HAP 的材料，通常被认为具有骨传导性。就这一点看，骨传导性与生物活性可以等同。

骨传导材料可以作为骨诱导分子的载体，将这些因子缓慢释放，在局部发挥生理功能。同时提供细胞爬行的条件，支持细胞黏附、扩散和分裂。骨传导材料是骨组织工程主要的细胞外支架材料。骨传导材料的选择、设计、加工、合成以及生物相容性是影响人工骨的重要因素。

骨传导材料可分为三类：第一类是与骨组织无机成分相似的 HAP，这类材料抗压强度高、与细胞亲和力好、降解产物可以形成细胞增殖的碱性环境；第二类是合成高分子材料，这类材料的降解速率和强度可调、容易塑形和构建三维多孔微观结构。这两类材料中的某些人工骨传导材料已进入临床应用阶段，取得了良好的临床效果。但是它们存在难以克服的缺点，其中与骨组织无机成分相似的 HAP，加工困难、支架孔隙率低及孔隙连通差。合成高分子材料降解时局部呈酸性，易引起炎性反应，不利于细胞生长，且对细胞的亲和力较弱；第三类是复合材料，它是通过两类材料的复合，取长补短，使之具有更好的骨传导功能。

人工骨传导材料与脱矿骨基质、BMPs、生长因子等骨诱导因子结合，对早期、足量成骨达到事半功倍的效果。如何将人工骨传导材料与骨诱导因子复合、加工、塑形，并保留复合材料内部的骨诱导因子活性，缓慢释放骨诱导因子，持续发挥其作用？如何制备出生物相容性好、力学性能与天然骨相近、支持血管化、降解速率与新组织形成速率互相匹配的高孔隙率、高表面积复合型骨组织替代材料？这些是生物材料努力攻克的目标。

3.7 生物相容性评价

为了降低生物材料临床风险，通过分子生物学、细胞学、组织学、免疫学、遗传毒理学和实验动物等体内、体外实验方法和手段，研究生物材料与生物体的相互作用。生物材料的性能首要的是生物相容性，生物相容性包括生物安全性和生物功能性，这是生物材料必须满足的基本要求。理想的生物材料不仅要求材料植入后不会引起毒性反应，更要求植入材料和人体组织间的作用能够和谐共存。生物相容性是生物材料区别于其他材料的重要特征，是评价生物材料能否应用在临床的根本依据。生物相容性评价分为两个方面——材料反应和宿主反应。生物相容性来自材料方面的影响有材料类型、形态、表面构成、理化特性等。生物系统方面有植入部位、宿主自身健康状况、植入后存留时间和使用环境等。

3.7.1　生物相容性的评价项目

不同用途的生物材料的生物学评价项目的内容和水平不尽相同。选择依据与生物材料的用途、接触人体的部位和接触时间相关。①接触部位有体表和体内组织、骨骼、牙齿、血液；②接触方式有直接接触和间接接触；③接触时间是：暂时接触小于 24 h，中短期接触长于 24 h 至 30 d，长期接触长于 30 d；④用途：一般的功能、生殖与胚胎发育及生物降解。

生物材料的安全性评价流程：①应根据材料与制品不同的使用目的，制定不同的安全性评价流程；②生物学毒理实验耗时耗物，若用短期实验就能验证材料达不到使用要求，就没有必要进行长期实验；③评价实验应由简到繁，实行分段淘汰的办法，力争减少或避免不必要的无效工作，缩短研究周期。

3.7.2　评价标准

使用过程中，生物材料会释放有毒物质，导致与病人不“相容”。鉴于监控生物相容性的目的，体外模拟使用生物材料及其萃取物，从而确保其在正常使用条件下的安全性。在 ISO 10993 中，第 1 到第 20 部分规定了一系列强制标准来评价生物材料的生物相容性。ISO 10993 标准包括的测试项目有体外细胞毒性测试、皮肤刺激性测试、致敏试验以及生物相容性的测试方法。

（1）细胞毒性测试。医疗器械生物学评价第 5 部分：体外细胞毒性试验 GB/T 16886.5—2003、ISO 10993-5—1999，是所有医疗器材都必须做的测试。ISO 10993-5 中列出了多项可以评估医疗器械急性生物毒性测试方法。这些测试方法，均先于培养皿中培养源自人类或老鼠的细胞。

（2）皮肤刺激性测试。医疗器械生物学评价第 10 部分：刺激与迟发型超敏反应试验 GB/T 16886.10—2005、ISO 10993-10—2002，与人体接触的医疗器材可能会释放造成皮肤、黏膜或眼睛刺激反应的化学物质。这些刺激的现象是因为局部皮肤的发炎造成红肿、发热和疼痛的感觉。许多化学物质会造成实时的或者是慢性的刺激反应。这些化学物质包括生物材料的添加物、制程或生产的催化剂，或是不小心污染的物质。例如，环氧乙烷灭菌后所残留下的物质若没有降低到一定的程度就会造成人体的刺激反应，又如清洗生物材料用的清洁液若没有适度去除也会对使用者或患者造成意外的刺激反应。

（3）致敏试验。医疗器械生物学评价第 10 部分：刺激与迟发型超敏反应试验 GB/T 16886.10—2005、ISO 10993-10—2002，过敏是因为重复或长期地与化学物质接触而引起系统的反应。人体对于生物材料的过敏反应是经由皮肤细胞接触所造成的，实验室中使用动物皮肤做过敏测试。用动物皮肤的红肿情形来判定过敏反应。

（4）生物相容性的测试方法。细胞毒性：将样品的浸提液放入生长旺盛的细胞悬液中培养，观察细胞形态。皮肤刺激：将样品的浸提液滴到吸收性纱布上，敷贴于家兔去毛后的背部两侧，观察部位情况。致敏试验：将样品的浸提液皮内注射到豚鼠皮肤，经过皮内诱导、局部诱导和激发阶段使豚鼠产生致敏反应，对该部位进行观察。

习 题

1. 为什么高度疏水性和高度亲水性的材料均可用于制备具有良好抗凝血性能的血液相容性材料？
2. 什么是生物相容性、血液相容性、组织相容性和免疫相容性？
3. 为什么生物材料表面的蛋白质黏附非常重要？
4. 什么是弗罗曼效应？
5. 阐述生物材料的生物相容性与蛋白质空间构象的关系。
6. 生物材料植入体内后会发生怎样的材料反应？
7. 聚乳酸降解的最初阶段，为什么内部的降解速率要比表面快？
8. 宿主反应是积极的还是消极的？为什么？
9. 什么是炎症？生物材料造成细菌性感染的原因是什么？
10. 免疫毒性物质对免疫系统产生哪些有害反应？
11. 影响蛋白质在材料表面吸附和脱附行为的因素分别有哪些？
12. 生物材料对血液有什么影响？
13. 生物材料影响血液相容性的因素有哪些？
14. 阐述血液凝固的内源性（血液的内在性）凝血机制的具体步骤。

15. 阐述血液凝固的外源性（组织起源性）凝血机制的具体步骤。
16. 为什么血管是理想的血液抗凝系统？
17. 阐述纤维蛋白溶解酶原的激活过程。
18. 纤维蛋白溶解酶原激活物有哪些类型？
19. 阐述由生物材料引发凝血的机制。
20. 阐述生物材料植入引起溶血的机制。
21. 阐述生物材料对血液中血小板的影响。
22. 为什么相分离材料具有良好血液相容性？
23. 为什么材料表面改性可以制备良好血液相容性材料？
24. 阐述生物材料植入体内后会引发哪些宿主反应。
25. 生物材料诱发肿瘤的因素有哪些？
26. 阐述补体经典激活途径的激活过程。
27. 阐述补体旁路激活途径的激活过程。
28. 简述生物材料激活补体的过程。
29. 生物材料引发补体激活对患者有哪些影响？
30. 移植排斥反应的类型有哪些？
31. 产生移植急性排斥的原因是什么？
32. 发生移植慢性排斥的原因是什么？
33. 阐述主要组织相容性抗原的来源和分类。
34. 细胞免疫在器官移植排斥中有哪些作用？
35. 抗体在器官移植排斥中有哪些作用？
36. 骨形态发生蛋白有哪些作用？
37. 骨传导材料有哪些类型？

第 4 章
生物无机非金属材料

4.1 概述

生物无机非金属材料，指具有特定的生物或生理功能的生物玻璃、生物陶瓷、生物水泥及生物玻璃陶瓷等，最常用的生物无机非金属材料是生物陶瓷。生物无机非金属材料是生物材料中发展较早、较成熟的一种。优点是在人体内化学稳定性好、抗压强度高、易于高温消毒、无毒、与人体组织有良好的生物相容性等。缺点是易碎、易疲劳、成型加工困难、韧性低、可塑性差。

生物无机非金属材料主要用于牙齿、骨骼等硬组织的修复、固定，或者作为功能性药物载体、吸附剂或其他特殊用途等。常见的临床应用为骨组织修复，骨诱导生物材料是 1991 年张兴栋院士提出的，他发现并验证了无生命的多孔磷酸钙陶瓷具有生物活性物质特有的诱导骨再生的能力。

4.1.1 生物无机非金属材料的性能

生物无机非金属材料的特点：人体内理化性能稳定，具有良好的生物相容性；可以通过设计控制材料的性能；成形容易，可按实际需求制成不同大小、形状；着色容易，是较理想的口腔材料。

为了符合临床要求，生物无机非金属材料需要具备以下几点基本性能：良好的生物相容性、适当的生物力学和生物学性能、良好的加工性和临床可操作性、良好的化学稳定性。生物材料植入人体，与人体组织接触时，需要具有良好的亲和性、抗血栓性。材料与人体软组织具有良好的结合性，需满足无毒性、无刺激性、无致敏性、无免疫排斥性以及无致癌性的条件。

生物无机非金属材料的力学性能与人体组织的生物力学性能一致，不会损伤和破坏人体组织。为了替代和恢复牙和骨缺损，植入的生物材料应该具有良好的加工成型性，操作简单，使用方便。长期植入人体内的材料，植入前须进行严格的消毒灭菌处理。材料在高压煮沸、液体浸泡、气体或射线消毒后，均不能变性，不能含有残留的消毒物质，不危害机体组织。材料与组织接触无有害化学反应。

4.1.2　生物无机非金属材料的特点

生物无机非金属材料中最重要的是生物陶瓷，这里主要介绍生物陶瓷的优缺点。生物陶瓷的优点有以下几点：①具有良好的机械强度、硬度；体内难于溶解、不易氧化、不易腐蚀变质，热稳定性好，便于加热消毒，耐磨，有一定的润滑性能，不易产生疲劳现象。化学成分范围宽，可以根据应用的要求设计化学成分，控制生物材料的性能；②容易成型，可根据成品需要制成各种形态和尺寸，如颗粒形、柱形、管形、致密型或多孔型，也可制成骨螺钉、骨夹板、牙根、关节、长骨、颅骨等；③后加工方便，陶瓷切割、研磨、抛光等工艺可实现，可用普通金属加工机床进行车、铣、刨、钻等切削生物材料。利用玻璃陶瓷结晶化之前的高温流动性，制成精密铸造的玻璃陶瓷；④着色方便，生物陶瓷假牙可与天然牙媲美，利于整容、美容，提升患者的自信心。生物陶瓷的缺点：易碎、硬度高、弹性差。

4.1.3　生物无机非金属材料的分类

生物无机非金属材料可分为生物惰性无机非金属材料、生物活性无机非金属材料、生物可吸收及可降解无机非金属材料，以及生物无机复合非金属材料四类。生物惰性无机非金属材料指分子的键合力强、化学性能稳定，无组成成分溶出，对机体组织无刺激性，具有较高的强度、耐磨性，生物相溶性好的生物材料。材料植入人体后，长时间接触不发生物理、化学变化，与之接触的组织也不起显著的结构和功能变化，与周围组织之间会形成纤维包膜。植入骨组织后，能和骨组织产生直接的、持久性的骨性接触，界面处一般无纤维组织介入，形成骨融合。生物惰性无机非金属材料包括多晶氧化铝生物陶瓷、单晶氧化铝生物陶瓷、高密度 HAP 陶瓷、碳素陶瓷、氧化锆生物陶瓷、氮化硅陶瓷、白榴石微晶玻璃、二硅酸锂微晶玻璃等。

生物活性无机非金属材料在人体内基本不被吸收，材料有微量溶解，能促进植入体周围新骨生成，并与骨组织形成牢固的化学键结合。此类材料包括生物活性玻璃、低密度 HAP 类陶瓷（如：锆 – HAP 陶瓷、氟 – HAP 陶瓷、钙 – HAP 陶瓷）、磷酸钙玻璃陶瓷等。人体内硬组织（如：牙齿、骨）的主要成分是 HAP，因此 HAP 陶瓷也被称为人工骨。HAP 生物陶瓷，含有通过正常新陈代谢途径的磷、钙、水、二氧化碳等单质和化合物，植入人体内能逐渐被人体组织吸收，与周围骨组织以化学键结合的形式牢固结合。

生物可吸收和可降解无机非金属材料植入体内后，在生理环境的长期作用下，发生一系列的物理、化学变化，材料逐步降解、吸收，形成新生组织，材料植入后被新生骨取代甚至完全消失。此类材料主要包括天然珊瑚、磷酸三钙陶瓷、可溶性铝酸钙陶瓷、硫酸钙生物陶瓷以及无机骨水泥等。

生物无机复合非金属材料指生物无机非金属材料与生物无机金属材料、生物高分子材料复合而成的复合型材料。

4.2 生物惰性无机非金属材料

生物惰性无机非金属材料暴露于生物环境中，与组织几乎不发生化学反应，引起的组织反应表现为材料周围形成厚度不等的包裹性纤维膜。主要用于人体骨骼、关节和齿根的修复，以及心脏瓣膜等。

4.2.1 氧化铝生物陶瓷

氧化铝分为多晶氧化铝（又名刚玉）和单晶氧化铝，多晶氧化铝由高纯 Al_2O_3 组成，主要晶相为 $\alpha-Al_2O_3$ 的陶瓷材料，具有稳定的刚玉型结构，属于六方晶系，氧原子形成六方最紧密堆积，六个氧离子围成一个八面体，半径较小的铝离子位于八面体中心的空隙，单位晶胞是面心的菱面体。单晶氧化铝，其 c 轴方向具有相当高的抗弯强度，具有良好的耐磨性和耐热性，可以直接与骨固定，氧化铝生物陶瓷主要用于硬组织修复。

4.2.1.1 氧化铝生物陶瓷的性能

氧化铝的机械强度在陶瓷中是较高的，莫氏硬度为 9，具有良好的耐磨性和润滑性，弹性模数也相当高。稳定性非常好，具有耐高温、高强度、高绝缘和高气密性等优良性能，特别对强酸、强碱都具有很强的耐腐蚀性。具有稳定的化学结构，长期植入人体内也不会发生化学变化，在体内不释放可溶性化合物，也不引起毒性反应，具有良好的生物相容性。氧化铝具有亲水性，晶体表面易形成水膜，氧化铝的生物相容性和耐摩擦、润滑性能与这层水膜有很大的关系。氧化铝生物陶瓷植入动物体内后软组织的应激反应主要是形成纤维组织包膜，体内可见成纤维细胞增生。植入骨组织后，在动物骨组织中不是骨结合而是骨接触，负重区与骨组织接触，非负重区形成纤维组织。将颗粒状氧化铝植入动物腹膜内、肌肉内、皮下、关节内和静脉内，5 μm 以下的氧化铝颗粒被巨噬细胞吞噬，大于 10 μm 的氧化铝颗粒则留在细胞外，引起粒细胞和淋巴细胞增生，然后逐渐被纤维和血管组织包裹。氧化铝生物陶瓷在体内被纤维组织包裹或与骨组织之间形成纤维组织界面，阻碍了材料与骨的结合，影响了材料的骨传导性，长期滞留体内会导致骨结构产生缺陷，使骨组织变得脆弱。

氧化铝生物陶瓷的性能：①在体液中化学性质稳定，不会发生溶解和变性；②植入人体后表面会生成极薄的纤维膜，对周围机体组织呈惰性反应，对骨组织生长无抑制作用，生物相容性优于生物金属材料和生物有机高分子材料；③孔径大于 100 μm 的多孔材料植入骨组织后，可看到新骨很快长入孔洞中。

4.2.1.2　氧化铝生物陶瓷的特点

氧化铝生物陶瓷材料的优点：①优良的绝缘性，高频损耗比较小，高频绝缘性好；②耐热性能良好，热膨胀系数小，机械强度大及热传导率好；③耐化学腐蚀性和熔融金属性；④不燃、不锈、坚固、不容易损坏；⑤耐磨性能良好；⑥生物相容性良好，在人体内稳定性高。

氧化铝生物陶瓷材料的缺点：①与骨不发生化学结合，植入时间长时它与骨的固定会发生松弛；②机械强度不高；③杨氏模量过高（380 GPa）；④摩擦系数、磨耗速度较大。

为克服氧化铝生物陶瓷的缺点，把氧化铝生物陶瓷制成多孔结构，使骨组织长入其孔隙而固定植入物，保证植入物与人体骨骼的良好结合。该方法的缺点是降低了陶瓷的机械强度，多孔氧化铝生物陶瓷的强度随空隙率的增加急剧降低，只能用于不负重或负重轻的部位。为了增强多孔氧化铝生物陶瓷的机械强度，在金属表面涂覆多孔性氧化铝薄层，形成复合生物材料。致密的氧化铝生物陶瓷与机体之间形成形态性结合，即依靠组织长入凹凸不平的材料表面实现机械锁合。新生组织长入空隙内，提高了生物陶瓷与机体组织之间的结合强度。氧化铝复合生物陶瓷材料用于关节修复、牙根种植、制作骨折夹板与内固定器件，最适宜用于人工关节头和关节臼等承受摩擦力作用的部位。

4.2.1.3 氧化铝生物陶瓷的临床应用

氧化铝生物陶瓷多用于全臀复位修复术及股骨和髋骨部连接。多晶氧化铝生物陶瓷，用于制作人工髋关节、人工骨、人工牙根和关节。单晶氧化铝生物陶瓷的机械性能优于多晶氧化铝，适用于负重大、耐磨要求高的部位，用作人工骨、牙根、关节和螺栓。由单晶氧化铝生物陶瓷制成的螺栓不生锈，也不会溶解出有害离子，与金属螺栓相比具有显著的优势，手术后不需要从体内取出。单晶氧化铝生物陶瓷可以加工成各种尺寸小、强度大的牙根，由于单晶氧化铝与人体蛋白质有良好的亲和性能，结合力强，有利于牙龈黏膜附着在异齿材料的表面。用火焰熔融法制成的单晶氧化铝，强度很高，耐磨性好，可精细加工，制成人工牙根、骨折固定器等。氧化铝生物陶瓷还可作填充物，如果骨的损伤不在关节处，用氧化铝颗粒进行填充，骨可以获得良好的修复。

4.2.2 氧化锆生物陶瓷

氧化锆生物陶瓷指以二氧化锆（ZrO_2）为主要成分的陶瓷材料，纯的氧化锆呈白色，含杂质时呈黄色或灰色，一般含有二氧化铪（HfO_2）。氧化锆生物陶瓷具有很好的机械强度，其热膨胀率和金属相近，非常适合与金属复合使用。其导热率低，韧性高。

氧化锆有三种晶体结构，即单斜氧化锆（monoclinic zirconia，m 相）、四方氧化锆（tetragonal zirconia，t 相）和立方氧化锆（cubic zirconia，c 相）。不同温度下晶型不同，可以相互转化。由于四方氧化锆的比重大于单斜氧化锆，当氧化锆从四方氧化锆冷却至单斜氧化锆时，体积会增加约 9%，产生剪切应变，降低材料的抗热震性。因此制备纯氧化锆时易开裂，很难获得成品，一般通过添加稳定剂稳定晶型的措施解决制品易开裂的问题，由此获得的产品称为氧化锆固溶体，它在任何温度下都是稳定的，没有多晶转变和体积变化。如果减少稳定剂的添加量，就得到部分稳定氧化锆（partially stabilized zirconium，PSZ）。部分稳定氧化锆由四方相和立方相两种晶相混合组成。其中 c 相是稳定相，是母体；t 相是亚稳定相，分散在 c 相中，在外应力作用下可能诱发 t 相→ m 相的马氏体相变，同时伴有少量体积膨胀效应而产生压应力，使裂纹闭合，其颗粒可阻止裂纹的扩展或使裂纹分岔和转向，消耗断裂能，起到强化增韧效果。

马氏体相变是一种无扩散相变或称位移型相变。位移型相变只有在原子位移以切变方式进行，两相间以宏观弹性形变维持界面的连续和共格，其畸变能足以改变相变动力学和相变产物形貌的才是马氏体相变。稳定剂应是阳离子半径与 Zr^{4+} 相近，在

ZrO_2 中有合适的溶解度，可与 ZrO_2 形成单斜、四方和立方晶型的置换型固溶体。制件在快速冷却过程中，能以亚稳态结构形式维持到室温。稳定剂主要有 CaO、MgO、Y_2O_3、CeO_2、ThO_2 等，分别表示为 Ca-PSZ、Mg-PSZ、Y-PSZ、Ce-PSZ、Th-PSZ 等。稳定剂的添加量一般小于使 ZrO_2 完全稳定所需要的量，通常在 c 相单相区烧成冷却后，再在（c+t）双相区进行适当的热处理，使部分 t-ZrO_2 晶粒从 c-ZrO_2 母体中析出而形成（c+t）双相氧化锆生物陶瓷。用 Y_2O_3 和 CeO_2 作复合稳定剂时，氧化锆生物陶瓷的室温断裂韧性随加入量的增加而变化，一般加入量在 5.5% 左右比较合适。以 MgO 为稳定剂的 PSZ 陶瓷，当 MgO 含量约为 8at%（摩尔含量）时，具有优良的力学性能，且生产成本较低，是应用最广泛的 PSZ 陶瓷。

氧化锆生物陶瓷的原料必须是高纯、分散性能好、粒子超细、粒度分布窄的氧化锆粉体。氧化锆生物陶瓷是由高纯二氧化锆构成的近于惰性的生物陶瓷，是由含少量稳定剂（氧化钙、氧化镁或氧化钇）的高纯二氧化锆高温烧结制得的。

4.2.2.1　氧化锆生物陶瓷的性能

氧化锆属于生物惰性陶瓷，具有良好的耐腐蚀性。生物相容性及与骨组织的结合状况与氧化铝相似。常温下，部分稳定氧化锆的机械强度高于所有陶瓷材料，其断裂韧性和挠曲强度约为氧化铝生物陶瓷的 2 倍，因此部分稳定氧化锆又称为陶瓷钢。放射性成分完全纯化后，高纯度四方相钇稳定氧化锆多晶体粉末表现出优越的生物相容性。氧化锆生物陶瓷的细胞毒性与氧化铝相似，低于二氧化钛，对成纤维细胞和血细胞无细胞毒性、致癌性和诱变作用。在四方相钇稳定氧化锆多晶体陶瓷中掺杂 0.5 ppm 的 UO_2（二氧化铀）时，未发现随机效应和线粒体畸变。部分稳定氧化锆种植体可在骨内形成长期稳定的骨整合。部分稳定的氧化锆在人体内稳定性高，比氧化铝断裂韧性、耐磨性更高，有利于实现低摩擦、耐磨损。

四方相钇稳定氧化锆多晶体陶瓷植入兔子的体内 6 周后，由较大的骨组织反应到形成组织愈合，说明氧化锆种植体具有良好的生物相容性。氧化锆种植体表面的细菌定植比钛表面少。氧化锆生物陶瓷材料与口腔黏膜、皮肤组织接触不会发生明显的异物反应，材料与皮肤组织接触时仅形成一层较薄的纤维包膜，无明显的炎性细胞浸润，与皮肤组织有良好的生物相容性。

4.2.2.2　氧化锆生物陶瓷的特点

氧化锆生物陶瓷的优点：①高硬度，高韧性，高抗弯强度。氧化锆的韧性高于氧化铝、碳化硅，达到 8 MPa/m^2；②高耐磨性，摩擦系数低，耐磨性是氧化铝生物陶瓷的 15 倍，摩擦系数仅为氧化铝生物陶瓷的 1/2；③绝缘性好，耐腐蚀性强，无静电，耐高温，隔热性能优异，热膨胀系数接近于钢；④具有自润滑性；⑤可加工性强，经研磨加工后，表面光洁度更高，呈镜面状，极光滑。氧化锆生物陶瓷的缺点：氧化锆生物陶瓷比较脆，韧度低，从高处摔落易崩口、缺角或断裂等。

4.2.2.3 氧化锆生物陶瓷的应用

氧化锆生物陶瓷的应用范围与氧化铝相似，可用作人工牙根、人工关节、骨折固定用螺钉和手术刀具等。采取氧化锆与生物活性陶瓷复合烧结的方法可以提高生物活性陶瓷种植体的强度。

氧化锆全瓷牙可以是牙冠、牙桥等形式，氧化锆生物陶瓷具有优异的机械性能，是口腔修复重要的材料之一。氧化锆生物陶瓷强度非常高，其抗弯强度超过 900 MPa。它的极限负载能力强，在三单位冠桥上的承受力大约为 2000 N，具有较高的抗断裂能力。可用于制备侧牙区的修复体，抗断裂韧性（fracture toughness，K_{IC}）值超过 7。略具透光性，颜色呈白色到淡黄色，和牙齿的颜色非常接近。耐腐蚀能力强，在口腔环境中能长期保持化学稳定性。氧化锆加工起来比较困难，不同的加工方式会影响修复体的强度，为了达到临床要求必须经过高温等渗压挤压工艺处理。部分稳定氧化锆生物陶瓷主要用作全瓷口腔修复材料，氧化锆全瓷修复体比金属烤瓷修复体具有更高的强度。

氧化锆是制备强化增韧陶瓷材料的有效添加剂，采用普通陶瓷代替成本较高的氧化锆生物陶瓷作为基质，用部分稳定的氧化锆纳米颗粒分布于氧化铝基质中，可有效抑制基质晶粒长大。由于基质相氧化铝的热膨胀性能与氧化锆比较匹配，也有利于四方 ZrO_2 亚稳定相的存在及发挥相变增韧效应。

用于人工关节的氧化锆生物陶瓷为四方相钇稳定氧化锆多晶体，它具有比氧化铝生物陶瓷更优异的力学性能，弯曲强度是氧化铝的 2～4 倍，断裂韧性接近氧化铝的 2 倍，四方相钇稳定氧化锆多晶体的断裂韧性最高可达 15～30 MPa/m^2，抗弯强度最高超过 2000 MPa。由于力学性能优异，在人工关节假体的应用上，四方相钇稳定氧化锆多晶体陶瓷比氧化铝有着更大的潜力。但在 150～400 ℃潮湿环境中时，会导致 t-ZrO_2 失稳，进而造成四方晶相向单斜晶相转变，恶化其力学性能。人体内人工关节假体长期处于被体液包裹的环境中，增大了四方相钇稳定氧化锆多晶体人工关节失败的可能性。无法保证临床应用的可靠性和稳定性，导致临床禁止使用四方相钇稳定氧化锆多晶体人工关节。

为了满足人工关节材料的要求，氧化锆生物陶瓷材料必须在强度、断裂韧性、硬度、耐磨性、耐腐蚀、耐老化以及生物相容性等各方面改进性能。氧化锆生物陶瓷人工关节材料存在一定的缺陷，如硬度低、耐磨性差、四方相钇稳定氧化锆多晶体在水溶液中不稳定等。掺杂 CeO_2 的四方相 ZrO_2 中，四价的 Ce^{4+} 与四价的 Zr^{4+} 由于价态均衡，不会产生氧空位，不会发生相变，是一种性能良好的人工关节替代材料。磷酸锆陶瓷可以替代有机化合物的离子交换树脂，用于肾脏透析中的铵交换体。

4.2.3　碳素生物材料

碳包括单质碳和各种碳的化合物，单质碳有多种同素异形体，如金刚石、石墨和无定形碳。生物材料常用无定形碳，具有优良的机械性能，组成和结构不同则性能相异，可以满足不同的应用要求和应用场景。无定形碳不能和人体组织形成化学键合，但人体软组织可以长入碳的空隙，形成牢固结合，碳周围的人体软组织迅速再生，无定形碳具有诱发组织生长的作用。碳素材料是一种化学惰性材料，具有良好的生物相容性，在体内不会因被腐蚀或磨损而产生对机体有害的离子。

4.2.3.1　几种典型的碳素生物材料

典型的碳素生物材料有涡轮层碳、类金刚石碳、热解碳、碳纤维、蒸气沉积碳。

涡轮层碳为无序结构，与石墨的结构相似。涡轮层碳包括玻璃状碳、低温各向同性碳（low temperature isotropic pyrolytic carbon，LTIC）、超低温各向同性碳（ultralow temperature isotropic carbon，ULTIC）。涡轮层碳具有很强的拉伸强度，最大优点是具有优良的生物相容性，其中 LTIC 和 ULTIC 更为突出。

玻璃状碳是具有玻璃化无序结构不可石墨化的单块碳，具有很高的各向同性特征，是集玻璃、陶瓷和石墨性质于一体的纯碳生物材料。它的原生表面及断面有玻璃体外貌特征，无硅酸盐玻璃的空间网状结构。由无规则的 5 nm 的晶粒组成，具有非常低的孔隙率，对液体和气体的渗透性很低。玻璃状碳在惰性气体或真空氛围下具有高温稳定性（3000 ℃），纯度高、硬度和机械强度高、耐冲击性极高。具有较强的耐腐蚀性，不会被金属浸润。不具开放空隙，气体和液体无法渗透。具有较好的导电性，表面质量高，无碳粒产生。热膨胀性低、密度低、韧性较低。具有物理和化学性质的各向同性、良好的生物相容性。

LTIC 厚度可达 1 nm，在人体的生理环境中化学性质稳定，生物相容性非常好，具有优良的力学性能，在临床中得到广泛应用。为了提高热解碳的硬度，可在流化床内加入合金元素（如硅），可以得到低温各向同性含硅热解碳，含一定量硅的各向同性热解碳耐久性、生物稳定性更好。ULTIC 薄膜，膜厚一般在 1 μm 左右。特点是高密度和高强度，但仅作为薄的涂层材料使用。UTLIC 涂层与金属的结合强度高，涂层的耐磨性良好，是制造人工机械心脏瓣膜的理想材料。

类金刚石碳中除无定型结构的碳之外，还包含有少量的金刚石微晶、石墨微晶等，其物理性能与金刚石非常相似。制备类金刚石的原料为碳氢化合物，在类金刚石中除碳外，还含有较多的碳氢基团，类金刚石的性质随碳氢基团的种类和数量不同而有较大不同。它具有高硬度、高耐磨损、低摩擦系数、高耐腐蚀、良好的组织相容性和血液相容性。制备工艺包括等离子体化学气相沉积、离子束增强沉积、离子镀和等离子体浸没离子束增强沉积等。

热解碳指碳氢化合物气体在热固体表面上发生热分解并在该固体表面上沉积的碳素材料，一般高于 1800 ℃沉积的炭称为热解石墨，低于此温度的为热解炭。根据热解炭材料的微观结构可以将其分为各向异性和各向同性热解炭。各向同性热解炭材料结构致密、晶粒尺寸小、性能均一，除具备一般碳素材料的耐高温、润滑、耐磨损等共性优点外，还具有强度高、不透气、可加工性能优良等特点。热解碳优良的力学特性和生物相容性是由于其有独特的结构，含一定量硅的各向同性热解碳的耐久性和生物稳定性更好。层间堆叠是折皱无序或扭曲变形，这种扭曲结构使热解碳具有很好的耐久性。热解碳的弹性模量为 20 GPa，抗弯强度为 275 ～ 620 MPa，韧性好，韧性比氧化铝生物陶瓷高 25 倍。

碳纤维是一种由有机物转化而成的过渡态碳，是含碳量 90% 以上的高强度、高模量纤维。由腈纶和黏胶纤维经高温氧化、碳化而成，外形呈纤维状，柔软，可加工成各种织物，以乱层石墨结构形式存在。由于其石墨微晶结构沿纤维轴择优取向，因此沿纤维轴方向有很高的强度和模量。碳纤维的密度小，比强度和比模量高。碳纤维具有碳素材料的特性，又兼备纺织纤维的柔软性、可加工性，具有耐高温、耐摩擦、导电、导热及耐腐蚀性。

蒸气沉积碳是应用高能电子束加热的碳源蒸发出来的碳原子沉积到距碳源一定距离的冷基体上生成的冷基体，如钛或维塔立合金等金属或合金。将基体所具有的强度与韧性与碳素材料的生物相容性结合在一起，在金属表面包覆一层薄薄的蒸气沉积碳。金属碳素复合材料的力学性质类似金属，化学性质和碳相似。

4.2.3.2 碳素生物材料的性质

碳素生物材料是一种化学惰性材料，具有良好的生物相容性，在体内不会被腐蚀或磨损，不会产生对机体有害的离子，LTIC 具有罕见的抗血凝性能，与血液长期接触不出现血凝。LTIC 与血液接触时，材料表面很快被改性，从而具有良好的抗血凝性能。碳素材料的血液相容性与其表面状况和血液在其附近的流动状态密切相关，当材料表面粗糙或血流状态为涡流时，也会出现血凝现象。在狗的股骨中植入碳 / 碳化硅复合材料时，植入体的表面没有形成纤维包膜。植入体内的假体需要承载时往往会因磨损出现碎屑，将碳粉植入动物体内，碳粉会逐渐转移到最靠近的淋巴结中，但不会随淋巴系统大范围迁移，也不会伤害机体组织。碳纤维作为肌腱的替代物植入体内时，会逐渐在碳纤维周围形成新的肌腱，碳纤维则同步断裂，碳纤维碎屑进入最邻近的淋巴结中，但在动物的肺、脾及肝脏中均未发现碳纤维。

碳素材料是需要承载时的首选生物材料，由碳素材料制造的人工心脏瓣膜不仅需要经受周期性的载荷而不出现退化，而且还必须兼备耐长期磨损的能力。骨科和牙科使用的碳素材料则需要经受频繁应力变化的作用。为了符合人工心脏瓣膜、骨科和牙科对生物材料的要求，碳素材料应具备抗拉、抗压、抗折和抗扭转应力的性能。植入体内的假体常常与骨骼直接接触，骨骼受力时会产生弹性变形，作为假体必须适应骨骼的变形才不会在两者的接触部位产生应力，因此假体的弹性模量应该与骨骼的弹性模量基本一致。

尽管碳素材料成分单一，但是存在结构差异，属于乱层结构，具有高强度、低模量的特点。其抗折强度高于骨骼，弹性模量为 30 GN/m^2 左右，与骨骼的弹性模量十分接近。碳素材料在承受周期性的载荷时不会出现退化，碳素人工髋关节具有很好的抗疲劳性能。碳素材料比金属材料具有更好的生物力学相容性，碳 / 碳复合材料、碳纤维增强树脂等多种高性能碳素材料具备高强度、低模量及很好的抗疲劳性能。碳素材料可用于骨科，作为修复或替代受损骨组织的材料。

碳素生物材料的优点：①质轻，具有良好的润滑性和抗疲劳特性；②弹性模量和致密度与人骨大致相同；③生物相容性好，特别是抗凝血性佳，与血细胞相容性极好，不影响血浆中蛋白质和酶的活性；④在人体内不发生反应和溶解，生物亲和性良好，耐腐蚀，对人体组织的力学刺激小。

碳素生物材料的缺点：①产品成本高，碳素生物材料的制备成本相对较高，并且生产过程中容易产生有毒物质；②粉尘危害大，制备碳素生物材料时会产生大量的粉尘，对生态环境造成危害。

4.2.3.3　碳素生物材料的应用

临床应用的人工机械心脏瓣膜绝大多数是用掺硅 LTIC 制成的，热解炭可用于全热解碳双叶瓣人工心脏瓣膜。碳纤维及其织造物作为修复损伤的韧带与肌腱，当碳纤维作为人工肌腱移入体内后起柔性固定的作用，碳纤维相当于支架，新的肌腱逐渐在碳纤维周围形成并最终取而代之。碳纤维网袋悬吊术可治疗肾下垂，碳纤维增强的壳聚糖复合膜可用于张力部位的体内修补和缝合。

碳素材料作为种植体可代替缺损的牙根，碳 / 碳复合材料制成的牙种植体在强度上能满足临床的要求。碳质种植体优于金属牙种植体在于其弹性模量与骨质相近，表面易制出多孔膜，植入后不易松动。使用碳 / 碳复合材料制成的牙种植体可以防止牙槽骨的吸收。为了提高牙种植体与牙槽骨的结合强度，可以在牙种植体的表面制成一层坚固细密网架结构薄层，也可以将碳质种植体表面覆盖钙、磷离子膜。

碳 / 碳复合材料制成的圆骨针可用于下肢不等长畸形的肢体延长矫正手术。骨折时采用碳 / 碳复合材料或碳纤维增强树脂制造的内骨板可以避免金属内骨板带来的应力屏蔽效应。碳纤维编织带内固定可以治疗髌骨骨折，使用碳钛组合式股骨头、碳质髋臼杯、碳质肱骨头、碳纤维增强塑料人工肋骨等用于骨科手术。

4.3 生物活性无机非金属材料

生物材料活性包含两方面的含义：一是从材料学角度来看，它是有限溶解度的材料，在生理环境下，能产生表面溶解或降解，通过与组织间物质交换，产生骨矿物成分——磷灰石富集，达到与骨间的化学结合；二是从生物学角度而言，植入体能与骨直接结合，即植入体与骨的界面上没有纤维组织膜或此膜很薄，称为骨性结合，骨性结合被认为是“生物活性材料”的主要指标。根据 spickyeman 的分类法，界面反应显微组织层厚度小于 44 μm，种植体的松动度为 0°，是典型的骨性结合界面。Branemar 等提出，骨性结合是在光学显微镜下高度分化的、活的骨组织与种植体形成直接接触。

生物活性无机非金属材料中最典型的代表为生物活性陶瓷，通常含有羟基，与周围组织甚至软骨组织形成较强的化学键，用于骨组织修复。可制成多孔结构，机体组织长入并与其表面形成牢固的键合。生物活性陶瓷具有骨传导性，它起支架作用，新生骨在其表面生长，还可作为多种物质的外壳或填充骨缺损。生物活性无机非金属材料包括生物活性玻璃、HAP 陶瓷、珊瑚等。生物活性无机材料的本质就是通过磷灰石层与骨结合。人造磷灰石与生物骨的磷灰石的结构较为相近，使新生骨与生物活性陶瓷材料直接相连，当骨内的磷灰石与种植体表面磷灰石直接接触时，两者形成化学键，从而减少了生命材料与非生命材料之间的界面能，使界面结合良好。

4.3.1　生物活性玻璃

生物活性玻璃是具有对机体组织进行修复、替代与再生，使骨组织和材料之间形成化学性结合能力的生物材料。1969 年，Hench 发现了生物活性玻璃 45S5，它是由 SiO_2、Na_2O、CaO 和 P_2O_5 等成分组成的硅酸盐玻璃，和普通玻璃相比含有更多的钙和磷，能与骨牢固地形成化学结合。45S5 植入体内后与骨键合机制为：生物玻璃植入后与组织液发生持续的化学反应，先在其表面溶出 Na^+，然后生成富含 SiO_2 的凝胶层，并诱发成骨细胞和纤维状蛋白长入其中。生物活性玻璃与蛋白质通过氢键和离子胺键结合形成高密度的蛋白吸附，在材料表面生成一层含钙和磷的碳酸羟基磷灰石（hydroxycarbonate apatite，HCA）晶体网架。表面溶解出的 Si 离子能为 HCA 形成提供合适成核位置，而体液中的 HPO_4^{2-} 和溶解产生的 Ca^{2+} 则沉积生成富 Ca、P 无定形层，并最终转化为结晶 HCA。成骨细胞较纤维细胞更易在 HCA 层表面增殖，从而和新骨直接结合而不会在界面处产生纤维组织包囊。新生组织的生长类型由骨缺损的具体部位决定。

Hench 教授提出生物活性玻璃与骨结合共分为 12 步：①玻璃中的 Na^+ 和 K^+ 等与溶液中的 H^+ 离子以及 H_3O^+ 离子迅速交换；② SiO_2 以 $Si(OH)_4$ 的形式溶于溶液中，导致 Si—O—Si 键被溶解打开，Si—OH 在界面处形成；③ Si—OH 的缩聚聚合反应在玻璃表面形成富多孔硅溶胶的胶体层；④玻璃中的 Ca^{2+} 和体液中的 PO_4^{3-} 在富 SiO_2 上聚集形成富 Ca、P 层；⑤随着 OH^-、CO_3^{2-} 和 HPO_4^{2-} 从体液中引入，富 Ca、P 无定形相层转变成 HCA 晶体；⑥ HCA 层内生物部分的吸附；⑦小噬细胞反应；⑧成骨细胞的源细胞附着；⑨成骨细胞分化增殖；⑩基质产生；⑪基质晶化和骨生长；⑫成骨。

4.3.1.1　生物活性玻璃的性能

生物活性玻璃的无定形二维结构使强度及断裂韧性低，弹性模量低，与皮质骨接近，需要和高强度材料复合才能作为骨置换材料。生物活性玻璃植入体内时，局部的 pH 值增加到 10。先在生物玻璃表面形成硅胶层，然后在硅胶层上生成磷酸钙层，钙和磷来源于生物玻璃及体液。磷酸钙层为活性碳酸基 HAP 层，其化学成分和骨的矿物成分一致。生物玻璃植入体内几分钟后形成这两个反应层，然后来自宿主的成骨细胞和胶原纤维在生物玻璃颗粒表面定植并融入硅胶层，随后形成新生骨组织。生物玻璃通过磷酸钙层和骨组织形成紧密结合。生物玻璃既具有骨引导性又有骨形成性，它不仅提供生物相容性良好的骨形成界面，也提供在手术区游离的成骨干细胞定植的生物活性表面。生物玻璃的成骨性是由于表面缓释的可溶性硅激发了成骨细胞干细胞的自分泌反应，可溶性硅激发的干细胞产生转化生长因子 β，转化生长因子 β 在活性玻璃表面的氢氧化硅磷酸钙胶结层内可逆地吸附和还原。转化生长因子 β 激发干细胞的分化和生长，导致生物玻璃颗粒周围的骨组织加速增殖。

生物活性玻璃和骨之间的结合力约为氧化铝的 15 倍，但仅是 HAP 和 AW 玻璃陶瓷的 1/3 ~ 1/2。生物玻璃的生物相容性良好，无细胞毒性，在软组织中植入时形成纤维组织包裹。生物玻璃与胶原纤维的相容性也非常好，可切削生物活性玻璃具有良好的加工性能。

4.3.1.2 生物活性玻璃的临床应用

45S5 生物活性玻璃临床应用于中耳小骨置换、颌骨缺损修复、牙周缺损修复、骨嵴维护植入体，不引起细胞损伤、无降解产物、无感染性。可切削生物活性玻璃主要用在颌面、脊椎、牙槽硬组织修复以及口腔修复。生物活性玻璃还用作金属表面涂层材料和骨缺损填充材料。

中耳骨假体与血液混合制成浆状物，注入骨缺损部分，可以取得和自体骨相近的修复效果，并且感染更少。与自体骨移植相比，使用生物活性玻璃可以避免二次手术的伤痛和疾病传播。生物活性玻璃颗粒可以用于股骨、肱骨、中耳骨的缺损修复。生物活性玻璃可被用于非承重部位骨缺损的修复、骨折的修复愈合、脊柱融合术等。

生物活性玻璃可被应用于再生性牙周治疗以及牙周骨缺损修复。它与体液接触后会释放一些离子，引起周围环境 pH 值升高，影响口腔细菌的渗透压，具有一定的抗菌效果。将生物活性玻璃粉末加入牙膏产品中，细小的粉末和人体唾液接触后，引起 pH 值升高，从而产生一定的抗菌效果，诱导生成 HAP，达到充填、堵塞牙本质小管的效果，减轻牙本质过敏症状，用于预防牙敏感及牙周疾病。生物活性玻璃能够减缓拔牙后残留牙槽嵴的吸收，改善义齿的适应性。生物活性玻璃用作盖髓剂，能够促进人体牙髓细胞的增殖和矿化。生物活性玻璃还可以应用于创伤治疗、药物治疗载体、阻止尿失禁、皮肤修复等方面。

生物活性玻璃的力学性能不高，固有脆性及制造、加工不便，很难制成特定形状的块状或多孔支架材料，限制了它在临床上的应用范围。但是，应用其作为无机填料或涂层的复合材料，可以拓展其应用空间。例如，在钛合金植入物表面喷涂生物活性玻璃涂层，可以增加植入物与骨的结合能力。将生物活性玻璃颗粒和明胶、壳聚糖、聚乳酸、聚丙交酯等高分子材料复合，制备成兼具生物活性和优良力学性能的支架材料。将生物活性玻璃与硫酸钙、磷酸钙等复合，制备骨水泥材料等。

4.3.2　玻璃陶瓷

包含磷灰石和硅灰石的生物活性玻璃陶瓷，简称为玻璃陶瓷，它具有良好的生物活性、骨传导性、生物相容性及力学性能。与生物活性玻璃相比，玻璃陶瓷最大的不同是其改善了机械性能。典型的玻璃陶瓷材料是磷灰石 - 硅灰石（apatite wollastonite，AW）玻璃陶瓷，它含有大量磷灰石微晶体和 $CaSiO_3$ 微晶体，其成分比例为：SiO_2 占 34.2%，P_2O_5 占 16.3%，CaO 占 44.9%，MgO 占 4.6%，和生物活性玻璃的成分相近。

4.3.2.1　玻璃陶瓷的性能

AW 玻璃陶瓷为 $CaO-MgO-SiO_2-P_2O_5-CaF_2$ 系统，氟磷灰石和 β - 硅灰石晶体含量分别为 38 wt% 和 34 wt%，氟磷灰石和 β - 硅灰石晶体呈谷粒状均匀分布在玻璃基质中。AW 玻璃陶瓷的机械强度与烧成条件有关，不同的烧成条件，结晶相不同，机械性能也不同。AW 微晶玻璃在生理环境下具有良好的抗老化和抗疲劳性能，可以长期承载。在模拟体液中屈服应力为 65 MPa 时可以承受 10 年，同样条件下 HAP 1 min 就会断裂。AW 玻璃陶瓷机械性能高的原因是断裂表面粗糙和析出 β - 硅灰石晶体，针状的硅灰石微晶阻止了微裂纹传播，促使裂纹转向或分支，有效地抑制了裂纹扩张。硅灰石微晶提高了玻璃陶瓷的机械性能，抗弯强度达到 200 MPa，是只含磷灰石的玻璃陶瓷的 1.2 ～ 1.8 倍，断裂韧性达 2.0。析出的无规则排列的针状硅灰石晶体改善了机械加工性能。

AW 玻璃陶瓷具有良好的生物相容性和骨结合性，植入体内后，安全、无毒、无排异、无发炎及组织坏死等不良反应，还能与骨形成骨性结合。植入体内后 AW 玻璃陶瓷表面会形成一个 HCA 层，其骨传导作用与生物活性玻璃类似。磷灰石微晶改善了生物活性，使其能与自然骨形成骨键合，与骨的界面结合强度达 13 MPa，显示了较好的生物活性。但是只有在玻璃陶瓷中所含氧化物比例恰当时，才会在植入体内的材料表面快速形成 HCA 层，如果 HCA 形成过慢，骨组织与材料之间就不能形成化学结合。AW 玻璃陶瓷植入体内 3 个月后形成磷灰石层，至少需要 1 年时间才能完成与骨的结合。动物实验表明其成骨速率远快于生物惰性陶瓷和 HAP 生物活性陶瓷。AW 陶瓷植入家兔胫骨 10 d 后，可观察到新生骨组织。术后 60 d 时，材料和骨组织形成牢固的结合。第 8 周时的结合强度达到相同时间 HAP 与骨的结合强度的 120%。

影响 AW 玻璃陶瓷的机械性能和生物活性因素有晶相与组分。不含 CaF_2 的 AW 玻璃陶瓷中，增加 SiO_2、降低 P_2O_5，磷灰石相含量降低，硅灰石相含量增加，可以增强机械性能。玻璃陶瓷的活性与磷灰石晶相的含量无关，它由体内环境中玻璃陶瓷表面形成磷灰石层的能力决定。玻璃陶瓷中 P_2O_5 含量越少，生物活性越强。在 AW 体系中引入 Al_2O_3，会影响 Ca^{2+} 离子和 Si^{4+} 离子溶解，导致材料失活。Al^{3+} 离子和 Mg^{2+} 离子的溶解也会阻止磷灰石的形成。模拟体液中将含 Al_2O_3 的 AW 或其他生物惰性陶瓷、金属和树脂放置在溶解 Ca^{2+} 离子和 Si 离子的玻璃周围，其表面也会生成磷灰石。

4.3.2.2 玻璃陶瓷的临床应用

AW 玻璃陶瓷适合用于人体骨的替代和修复，是一种承重骨替代的生物活性材料，与自体骨相比，植入 AW 玻璃陶瓷后康复时间明显缩短。它通常以三种烧结体的形式应用，致密型的多用于骨置换，如人工脊椎骨、人工关节、人工肋骨等。多孔型烧结体常用来修复颅颌部骨质缺损和矫正畸形以及外科整容术。颗粒型用于牙槽嵴萎缩的防治、牙窝填塞、骨缺损修补以及护髓、盖髓等。

4.3.3 羟基磷灰石

HAP，又称羟磷灰石或碱式磷酸钙，是由钙磷灰石［$Ca_5(PO_4)_3(OH)$］的自然矿物化形成的。为了强调它是由羟基与磷灰石两部分组成的，经常写成［$Ca_{10}(PO_4)_6(OH)_2$］的形式，钙磷比为 1.67。OH- 基可以被氟化物、氯化物和碳酸根离子取代，生成氟基磷灰石、氯基磷灰石或碳基磷灰石；钙离子也可以和多种金属离子发生离子交换反应，生成对应金属离子的 M 磷灰石（M 表示金属离子）。

4.3.3.1 羟基磷灰石的性能

HAP 机械强度为：抗压强度 308～509 MPa，挠曲强度 61～113 MPa，扭曲强度 50～76 MPa，抗拉强度 117 MPa，弹性模数 44 000～88 000 MPa。HAP 是典型生物活性陶瓷，具有良好的生物相容性，植入体内安全、无毒且还具有骨传导性。HAP 是人体骨骼主要无机成分，人的牙釉质中 HAP 的含量约 96 Wt%。在人体内有一定的溶解度，释放的离子参与体内代谢，对机体无害，会刺激或诱导骨质增生，具有促进缺损组织修复的能力。HAP 可作为骨骼或牙齿的诱导因子，对牙齿具有较好的再矿化、脱敏以及美白作用。HAP 能够有效形成再矿化沉积，阻止钙离子流失，解决牙釉质脱矿问题，预防龋齿病。含有 HAP 的牙膏对唾液蛋白、葡聚糖具有强吸附作用，能减少患者口腔的牙菌斑，促进牙龈炎愈合，对龋病、牙周病有较好的预防作用。

HAP 的界面能与机体组织实现化学键结合，其机制为：HAP 陶瓷植入体内后，成骨细胞在其表面直接分化形成骨基质，产生一条宽度 3 ～ 5 μm 的无定形电子密度带，胶原纤维束长入此区域，在这个无定形带中生成骨盐结晶。随着矿化成熟，无定形带逐渐缩小至 0.05 ～ 0.2 μm，HAP 植入体和骨的结合就是在这个很窄的无定形带中实现的。也就是说 HAP 通过外延生长和骨产生牢固的化学键结合，即骨性结合。骨性结合指骨与骨之间借骨组织相连，一般由纤维连接或透明软骨结合骨化而成。

4.3.3.2　羟基磷灰石的特点

HAP 生物陶瓷材料具有较好的生物相容性，能够与人体形成较强的化学结合，发挥骨传导作用。HAP 生物陶瓷材料生物活性好，植入人体后对组织无刺激和排斥作用，为人体或者动物骨骼中新骨的形成提供支架，是理想的硬组织替代材料。随着修复时间的延长，种植体表面形成与骨组织能够化学键结合的 HCA。HCA 在化学组成和微观结构上与骨的无机组成相同，HCA 结合层能防止种植体被腐蚀，具有极好的耐久力和抗疲劳性能，在与骨的界面结合中发挥积极作用。

HAP 是一种脆性材料，缺点是断裂韧性差、耐冲击强度低、抗弯强度低、在生理环境中抗疲劳性能差等，仅用于非承载的小型种植体。HAP 的缺点限制了其应用，使其难以满足医学要求。通过改性，提高 HAP 力学性能，使 HAP 类材料更适合于骨科、口腔科、整复外科等临床应用，方法有：①控制材料的尺寸和形貌，调整 HAP 性能；②改善多孔材料机械强度，既保证材料生物活性又实现材料的增强增韧；③研究具有类似自然骨精细结构的仿生骨组织材料，使复合材料生物学性能和力学性能实现完美匹配。

4.3.3.3　羟基磷灰石的临床应用

HAP 用于牙槽、骨缺损、脑外科手术的修补、填充、制造听骨链、整形整容、骨结核和补钙剂等。HAP 人工牙根与骨组织和黏膜组织的结合状态比氧化铝牙根好，但其耐冲击强度较低，不能制成较细或较复杂的形状，临床适应范围比较窄。为改善 HAP 机械强度不足的问题，可以采用金属与 HAP 复合的方法，内芯为纯钛金属，埋入骨组织部分的钛表面通过等离子方法喷涂一层 HAP。这样既提高了人工牙根的机械性能，又保留了与骨组织形成紧密结合的良好生物学性能。

多孔 HAP 用于骨置换和骨缺损修复，如下颌骨重建、牙槽嵴增高、颅颌骨缺损充填等。多孔结构与致密体相比表面积增大，可以加快骨生长，促进植入材料与周围骨结合。多孔 HAP 还用来制作义眼座，义眼具有内部互相连通的气孔结构，孔率高达 70%。HAP 义眼座植入患者眼窝窝腔后，能与周围眼肌组织形成良好结合，使义眼可以和正常眼睛一起同步转动，达到以假乱真的效果。在骨缺损较轻的情况下，颗粒状的 HAP 可用于骨修复和颌骨囊肿骨腔的填塞，用颗粒状的 HAP 填塞颌骨囊肿骨腔，可以减少患者感染机会，术后三个月显示新生骨与 HAP 颗粒和原来的骨组织融合成一体，表明囊肿骨腔已修复。HAP 颗粒还用于牙周骨缺损修复、拔牙后牙窝的填塞、根管充填以及鞍鼻整容等。

HAP 生物活性陶瓷可用于穿皮器件及软组织修复。HAP 生物陶瓷植入肌肉或韧带等软组织或被一薄层结缔组织紧密包绕，不存在炎性细胞和微毛细管。穿皮种植时，能和上皮组织密合，不产生炎症和感染。HAP 也可用作人工关节的涂层材料，经 HAP 表面涂层处理的人工关节植入体内后，周围骨组织很快沉积在 HAP 表面，并与 HAP 中含有的钙离子、磷离子形成化学键，紧密结合，不形成纤维膜。

4.3.4 珊瑚

珊瑚分天然珊瑚、人工合成珊瑚以及改性珊瑚等。天然珊瑚（指石珊瑚而非软珊瑚）为海洋内腔肠动物珊瑚虫分泌的外骨骼沉积而成，其壳体主要成分为碳酸钙，含量高达 95%。天然珊瑚为多孔性结构，为无定形结构，孔隙率介于 30%～60% 范围内，孔径在 100 μm 到几百微米之间。由于含有其他元素及有机物，与纯碳酸钙的性能有所不同。在孔隙率很大（60%）的情况下仍能保持一定的强度。天然珊瑚具有良好的生物相容性，机械性能好，且有合适的降解性能。

作为人工骨材料，其抗压强度（约 18.6 MPa）不足，弹性模量（49.7 GPa）与人骨相比偏高。采用超声法和化学法去除有机质的天然珊瑚，在高压灭菌器消毒后即可使用。植入体内的珊瑚不改变机体正常的免疫状况，具有良好的骨亲和性；同时其孔结构有利于骨组织的长入和替代，有一定的骨传导作用。将珊瑚碳酸钙经过热液交换处理，珊瑚碳酸盐就转化为珊瑚多孔 HAP。珊瑚 HAP 的组成、结构和理化性质与生物硬组织的 HAP 极为相似，具有良好的生物相容性、降解性和骨诱导性，可以作为骨移植替代材料及骨缺损修复材料。

人工珊瑚通过化学或模仿生物沉积方法得到多孔碳酸钙，但无论是强度还是多孔性方面的性能均无法与天然珊瑚媲美。将天然珊瑚的碳酸钙中的碳酸根换成磷酸根，则得到珊瑚 HAP，基本工艺为珊瑚在高温、高压下与磷酸二氢铵长时间反应，就可以得到成品。该材料保持了珊瑚的孔结构，提高了珊瑚的硬度（莫氏硬度为 5，珊瑚为 3～4）。

珊瑚中的 $CaCO_3$ 在体内可离解成 Ca^{2+}、HCO_3^-，其中 HCO_3^- 参与体液的 HCO_3^-/CO_2 缓冲体系，而 Ca^{2+} 则可参与植入体表面的钙离子、磷离子交换，促进新骨形成。珊瑚的降解是破骨细胞的吞噬作用及碳酸酐酶对珊瑚的吸收。珊瑚植入体内不改变机体正常的免疫状况，具有良好的生物相容性和骨亲和性。其孔结构有利于骨组织的长入和替代，有一定的骨传导作用。

珊瑚可用于口腔颌面部整形、鼻畸形患者，鼻小柱内植入珊瑚，以提起鼻尖。珊瑚粉末与抗生素膏混合后植入可以修复骨缺损。颅骨创伤后畸形患者，珊瑚植入之后恢复形态。珊瑚还用于颅骨盖髓术、颧弓骨折、人工全髋关节缺损、人工股骨头、人工骨义眼台等。

4.4 可降解生物活性无机非金属材料

可降解生物陶瓷是一种暂时性的替代材料，在生理环境作用下能逐渐被降解和吸收。生物可降解陶瓷材料植入体内后，材料通过体液溶解吸收或被代谢系统排出体外，缺损的部位完全被新生组织取代，植入的生物可降解材料仅仅起到临时支架作用。可降解生物陶瓷的主要有 β- 磷酸三钙、硫酸钙生物陶瓷、锌 – 钙 – 磷氧化物陶瓷、硫酸锌 – 磷酸钙陶瓷、磷酸铝钙陶瓷和铁 – 钙 – 磷氧化物陶瓷等。应用最普遍的生物降解陶瓷是磷酸钙陶瓷。

生物吸收性陶瓷的特点是能被机体部分吸收或者全部吸收，在人体内诱发新生骨的生长。生物活性陶瓷在吸收的过程中机械强度严重下降，尤其是可完全吸收的生物陶瓷更为严重。设计材料时应周密思考，使生物活性陶瓷在人体组织愈合时不会发生破裂。可降解生物陶瓷具有良好的生物相容性，但是吸收速率快，与新生骨生长速率不能匹配。

4.4.1 β – 磷酸三钙

磷酸三钙（tricalcium phosphate，TCP）存在高温相 α – 磷酸三钙和低温相 β – 磷酸三钙两种晶型。β –TCP 属三方晶系，钙磷原子比为 1.5，β 相转变成 α 相的相变温度为 1120 ～ 1180℃，β 相中 Mg 等杂质元素的含量对相变温度有很大影响。如添加了 0.3% MgO 的 β –TCP，1350 ℃时 β 相仍能稳定存在。

4.4.1.1 β – 磷酸三钙生物陶瓷的性能

多孔 β –TCP 陶瓷是一种大孔 / 微孔结构，这种结构可以增加材料的表面积，有利于降解。微孔结构有利于骨组织的渗入，产生局部酸性环境，促进材料的降解。大孔结构有利于材料的骨传导性。β-TCP 陶瓷的孔径大小对陶瓷在体内的植入效果具有一定的影响，骨组织长入陶瓷内部的最佳孔径为 100～600 μm，如果孔径小于 75 μm，新骨就不能长入，孔径越大，骨组织长入越深。多孔 β-TCP 的抗压强度与材料孔隙率呈负相关，增加孔隙率，材料的抗压强度会减小。孔隙率小，抗压强度增加，但是太小又会阻碍材料的降解。

β-TCP 陶瓷植入人体后被组织液浸泡，植入部位组织液一般含有酸性代谢产物，如乳酸盐、柠檬酸盐和酸性水解酶等，形成局部弱酸性环境，促进 β-TCP 生物陶瓷的溶解。β-TCP 生物陶瓷具有良好的细胞相容性，植入人体后与骨直接融合，人体细胞可以在 β-TCP 上正常生长、分化及繁殖。无毒性，无局部刺激性，不致溶血或凝血，不致突变或癌变。化合物的钙磷比值和它在体内的溶解性和吸收趋势密切相关，钙磷比越低越易溶解，在体内 β-TCP 比 HAP 更易溶解，其溶解度比 HAP 高 10～20 倍。β-TCP 植入体内可逐渐降解，降解速率因其表面构造、结晶构型、孔隙率的不同而异，强度随降解而减弱。通过改变孔径和材料纯度可以减缓降解速率。和其他陶瓷相比，β-TCP 陶瓷更类似于人骨和天然牙的性质和结构。人体内，β-TCP 的溶解是无害的，并且依靠从体液中补充钙和磷酸根离子等形成新骨，可在骨骼接合界面产生分解、吸收和析出等反应，实现植入体与骨组织的牢固结合。

将四种不同孔隙率和孔径 β-TCP 生物陶瓷植入兔胫骨内，均表现出良好的生物相容性，材料植入后发现巨噬细胞、多核巨细胞、成纤维细胞等参与材料的降解，无炎性细胞浸润等炎症反应，直接在材料表面形成新生骨。

4.4.1.2 β-磷酸三钙陶瓷的降解

β-TCP 植入体内后的降解过程：材料先被体液溶解和组织吸收，解体成小颗粒，然后这些小颗粒不断被吞噬细胞吞噬。β-TCP 的降解过程与材料的溶解和人体内细胞的新陈代谢过程密切相关，一般机制如下：①物理解体。体液通过因烧结不完全遗留的微孔浸入材料，将连接晶粒的“细颈”溶解，导致材料解体为微粒。②生物化学溶解。形成新的表面相，是体液介导过程。影响溶解速率的因素很多，包括周围体液成分和酸碱度、材料的比表面积、材料的相组成和结构、材料的结晶度、材料的溶度积和材料所含杂质的种类及含量、材料的溶度积等。③新陈代谢。主要是细胞介导的过程，如吞噬细胞吞噬或迁移陶瓷微粒导致材料解体。

吞噬陶瓷材料的细胞为多核巨细胞和破骨细胞。多核巨细胞常见于不易被消化的较大的异物和代谢产物周围。围绕在刺激物周围的许多巨噬细胞互相融合，形成由巨噬细胞质膜包围刺激物的巨大吞噬体，胞核分布于巨细胞胞浆中。破骨细胞在骨发育、生长、修复、重建中具有重要的作用。破骨细胞表面伸出许多细长的突起，与 β-TCP 陶瓷颗粒接触形成封闭的细胞外吸收区。破骨细胞向细胞外分泌 H^+ 参与局部酸性环境。不过究竟何种细胞在陶瓷材料的吸收过程中起关键作用还不清楚。当巨噬细胞与 β-TCP 陶瓷混合培养时，上清液中的钙、磷离子浓度明显高于单纯 β-TCP 组，表明巨噬细胞参与了 β-TCP 的降解过程。巨噬细胞可吞噬直径小于 8 μm 的 β-TCP 颗粒，进行细胞内降解。直径大的颗粒，巨噬细胞与其密切接触，通过释放溶体酶和分泌 H^+ 使接触区的材料发生降解。β-TCP 的降解和吸收除受上述因素的影响外，还受组成成分、物质结构、孔隙率、宿主的个体差异、植入部位的变化等的影响。前两种因素决定其降解的性质，后几种因素则影响降解程度。孔隙率高的材料表面积大，与组织液和细胞接触面积也大，降解较快。表面积增大，材料结晶度降低，晶体结晶完整性下降，晶粒减小，被 CO_3^{2-}，F^-，Mg^{2+} 等离子取代而使降解加快等。

4.4.1.3 β-磷酸三钙生物陶瓷的临床应用

β-TCP 生物陶瓷主要应用在人工骨、复合人工骨及药物载体等方面。β-TCP 有骨传导性，能够为骨组织的长入提供支架，刺激骨形成。为了提高 β-TCP 成骨能力，可以制成复合人工骨。方法之一是将多孔 β-TCP 与骨形态发生蛋白（bone morphogenetic proteins，BMPs）、胰岛素样生长因子（insulin-like growth factor，IGF）-I、红骨髓等活性成分复合，形成兼具骨传导和骨诱导双重特性的复合材料，提高复合人工骨的成骨能力。方法之二是将 β-TCP 与 HAP 按不同比例混合制成双相磷酸钙陶瓷，通过调节 HAP 和 β-TCP 陶瓷的比例，实现材料在体内的降解速率与骨组织生长速度相匹配，使 β-TCP 的易吸收性和 HAP 的支架作用产生协同效应，改善材料性能。

可吸收药物载体是以多孔 β-TCP 为主要原料制成的空心圆柱体，载药后植入骨结核病灶内，病区局部持续缓慢释放药物，达到杀灭病灶区细菌、提高疗效、减少副作用的效果，也可用于骨癌及其他骨病的治疗。

4.4.2 硫酸钙生物陶瓷

硫酸钙生物陶瓷是纯度很高的半水石膏，其含量一般大于 98%。石膏是单斜晶系矿物，主要化学成分为硫酸钙的水合物。硫酸钙生物陶瓷具有良好的生物相容性、生物可吸收性、易加工性和高机械性能等优点。

硫酸钙不影响正常生理过程，在生物体内能被吸收。由于组成和晶体结构不均匀，硫酸钙降解速率存在差异，一些区域降解快，另一些区域降解慢。吸收过快阻碍了新骨的爬行替代，过慢又会阻碍新骨形成。硫酸钙在体内的溶解时间与植入的量和植入部位有关，为 30～60 d。

硫酸钙生物材料植入兔子上额骨缺损部位，4 周时缺损边缘的骨能够再生，软组织之间的间隙也能够修复，植入物可以加速骨的形成和钙化。成骨细胞附着在硫酸钙表面成骨。破骨细胞吸收硫酸钙，使硫酸钙表面出现空隙从而形成生物降解。硫酸钙生物材料是一种骨引导性材料，作为空隙的填充物，能恢复骨的形态轮廓，阻止软组织的长入，为血管和成骨细胞的长入提供骨引导性的基质。其有稳定的三维构型，使得新骨能按此构型进行重塑，并尽可能地使新骨与正常骨的质地、强度和外形相同。硫酸钙生物陶瓷的缺点是吸收速率太快，通常在新骨未长成就消耗殆尽而造成塌陷。

4.4.3 骨水泥

骨水泥是用于骨科手术的生物材料，它是骨黏固剂的常用名，由于它的部分物理性质以及凝固后外观和性状颇像建筑、装修用的白水泥，故有如此通俗的名称。生物骨水泥在发展过程中形成了两大体系：聚甲基丙烯酸甲酯骨水泥（polymethyimethacrylate cement，PMMA）和磷酸钙骨水泥（calcium phosphate cement，CPC）。

PMMA 是一种由粉剂和液剂组成的室温自凝黏结剂，它是一类以高分子材料为主体的骨水泥，优点是易成型和黏结性能好。但是 PMMA 属于生物惰性材料，不能与宿主骨组织形成化学界面结合，凝固聚合过程中产生热量且单体有细胞毒性、可操作时间有限等不足，限制了其临床应用。CPC 是由一种或几种磷酸钙盐粉末的混合物与调和用的液相发生水化反应，在生理条件下能自固化，例如：在温度为 37 ℃、湿度 100% 条件下发生水化反应得到与人体骨组织相近的固化产物——HAP 或透钙磷灰石，具有一定的可降解性和良好的生物相容性。

理想的骨水泥必须满足下列要求：浆体易于成型，可填充不规则的骨腔；在环境中能自行凝固，硬化时间合理；有优良的生物活性和骨再生的潜能；良好的机械性能和耐久性能；无毒和无免疫性。

4.4.3.1 磷酸钙骨水泥组成和水化机制

CPC 由固相和液相两部分组成，固相至少包含除了 HAP 以外的两种磷酸钙盐，其中偏酸性和偏碱性的均最少有一种。这些磷酸钙盐包括磷酸四钙、α 磷酸三钙或 β 磷酸三钙、无水磷酸氢钙、二水磷酸氢钙、磷酸二氢钙和磷酸八钙等。液相即固化液多为低浓度的磷酸或磷酸盐溶液，或是蒸馏水、生理盐水或手术部位血液等。

自行固化是骨水泥区别于其他生物材料（如生物陶瓷、生物玻璃等）的主要特征之一。能够固化并最终转化成 HAP 的原理在于不同磷酸钙盐在水中溶解度的差异。功能型的 CPC 会在纯 CPC 组成上添加药物、活性因子、抗水剂和促凝剂等以满足临床不同要求。当 pH 值在 4.2 ～ 11 范围内时，HAP 在水中的溶解度最小，在热力学角度上是最稳定的，其他磷酸钙盐在水中会趋向于向 HAP 转化。

CPC 粉末与固化液接触时，磷酸钙盐先溶解，在颗粒间结晶出细针状 HAP。随着水化反应的进行，HAP 细小晶体不断长大并相互交联接触。晶体越大，接触点数量就越多，固化体越坚硬，强度与 HAP 生成率成正比。水化产物不仅在原始颗粒表面间成核生长，也在颗粒表面生长并形成包覆层。颗粒内部原料的水化取决于颗粒间水通过水化产物层向内部的渗透以及内外离子的扩散。

由于单组分磷酸钙盐水化会产生副产物酸或碱，如磷酸四钙水化时会产生过量的 OH^-，二水磷酸氢钙水化会产生过量的 H^+，从而使水化反应环境偏离中性而导致水化反应终止，因此单一磷酸钙盐矿化能力相当有限。几种磷酸钙盐的混合物，可保证反应始终维持在中性环境。当磷酸四钙和二水磷酸氢钙在水中共存时，磷酸四钙溶解速率快。随着溶解的进行，溶液逐渐变为碱性，直至溶液中离子浓度达到过饱和浓度时结晶析出 HAP。碱性促进二水磷酸氢钙的溶解，降低磷酸四钙的溶解速率，使体系回到平衡状态。H^+ 和 OH^- 透过包覆层后水化继续进行，此时水化反应由原来的颗粒表面控制转变为扩散控制。这样就使水化反应始终维持在中性范围，避免 pH 值变化太大而损伤组织，并保持对 HAP 稳定的过饱和度，提高矿化能力。水化 24 h 后，颗粒间的外部产物长大，原始颗粒内部也趋于水化完全。

水化反应初始阶段，HAP 的生成受原料表面反应控制，为零级反应，在颗粒间和颗粒表面生成的 HAP 加强了颗粒间的连接。HAP 含量越大，接触点越多，抗压强度随 HAP 生成率的增大呈几乎线性增大。当 HAP 在颗粒表面形成一层水化产物包覆膜后，CPC 水化反应由颗粒表面反应控制转化为透过水化产物层的扩散控制。由于二水磷酸氢钙和 HAP 密度差异，被水化产物包裹的二水磷酸氢钙转化为 HAP 时，由于体积收缩产生内应力，对抗压强度不利，甚至使包裹的“壳”破裂，在材料的内部产生缺陷，导致抗压强度不再升高，甚至小幅降低。

4.4.3.2 磷酸钙骨水泥的材料学性能

CPC具有以下特点：可塑性强，自行固化，良好的体内降解性。影响CPC材料性能的因素有凝结时间、力学强度、自行固化和任意塑形、微观结构和抗水性。

凝结时间是指可塑浆体变成不再可塑时的时间，其数值大小在一定程度上取决于材料的组分、固相颗粒的大小和形态、固液比及环境温度等。作为衡量手术操作可行性的重要指标，凝结时间过长或过短都不利于手术操作。在磷酸四钙/二水磷酸氢钙体系中，减小磷酸四钙的粒径将缩短凝结时间，HAP晶种的存在将缩短CPC的凝结时间；加入可溶性磷酸盐或钙盐可增加水化过程中的过饱和度，提高反应推动力，加速固化。F^-可促进水化产物向比HAP更稳定的氟磷灰石转化，可加快凝固。

力学强度是评价骨修复材料的一个重要指标，抗压强度是衡量CPC在体内硬化后抗负载能力的指标，其值与CPC材料的性能密切相关。CPC固化4 h后可达到最大抗压强度，一般为30～50 MPa，介于骨密质与骨松质之间，临床应用于修复非负重或低负重部位的骨缺损。

用于负重部位时CPC固化后抗压强度仍显不足，应该设法提高。提高CPC抗压强度的方法有：选择适宜的制备方法，控制浆体微结构的初始特征及演变过程。减少大孔的尺寸和数量，利用颗粒增强、纤维增强和原位增强等技术手段，提高颗粒结合强度。颗粒增强是在基体中加入细微粉末，达到增强效果。机制在于粒子可以防止基体内的位错运动或通过粒子的塑性形变而吸收一部分能量，达到强化目的。纤维增强是在基体内加入纤维，以增加强度。常用的纤维有玻璃纤维、碳纤维、氧化锆纤维、骨胶原纤维等。原位增强指在一定条件下，通过元素之间或元素与化合物之间的反应，控制反应产物的特定生长，原位形成增强相。原位增强无杂相引入，与基体有着良好的界面相容性。

CPC粉末与固化液调和后，材料呈牙膏状，此糊状物能够自行固化，凝结时间为3～15 min。在这段时间内，材料可塑性好，可根据缺损部位任意塑形，材料植入人体后能与周围骨直接黏结，没有缝隙，固化过程不放热，不会对周围组织造成灼伤。同时利用其固化过程温和的特性，可将其作为药物缓释载体及生物活性物质载体，增强材料的功能。

材料的微观结构是影响其力学性能的重要因素，孔径大小和孔隙率能反映CPC内部的微孔情况。CPC固化后具有微孔结构，成分组成不同其微孔结构也不同。微孔半径平均为2～100 nm，能允许离子及染色剂通透。固化体微孔结构明显影响材料强度：微孔孔径越大，孔隙率越高，CPC强度则越小。较小的孔径、较低孔隙率能获得较高的强度，但不利于新骨的长入。通过调整固相成分、液相浓度及固液比，可获得不同微孔结构和强度的固化体。

抗水性是指 CPC 在血液、生理盐水的静水压力下抗渗防水的能力，对于大量出血的外科手术，该性能显得尤为重要。若抗水性不好，则材料在植入后固化前遇渗液就会稀散不成形，影响其固化以及应用效果，因此提高抗水性能是至关重要的。增强 CPC 抗水性的添加物应符合：①应防止调和物在水中溃散；②不影响调和物转化为 HAP；③不降低 CPC 固化体的强度；④不影响调和物的可操作性；⑤具有至少与磷灰石相似的生物相容性；⑥应在较短时间内吸收。海藻酸钠是优良抗水剂，其在 CPC 水化过程中转化为不溶于水的海藻酸钙凝胶，使 CPC 具有永久防溶功能，而且生物相容性良好；但海藻酸钙降低了材料强度，限制了其应用。

4.4.3.3　磷酸钙骨水泥的生物学性能

CPC 无毒，无致癌、致突变、致畸性，与有机体亲和性好，植入后不具有引导新骨生成的功能。在牙根管充填手术中，即使超充也无超充反应。CPC 具有良好的生物安全性与生物相容性。

CPC 材料植入大白兔股骨内半个月后，材料较紧密地固定于骨洞内，界面未见纤维包膜，成骨细胞增生开始。1 个月后材料与骨紧密结合，两端已被骨膜成骨覆盖，骨的再生修复仍在进行，可见大量软骨细胞。3 个月后材料近骨皮质侧形成一粗大的栓状结构与骨皮质相连，材料与骨组织界面处直接愈合，在界面处可见 CPC 材料的溶解。6 个月后材料与骨融合为一体，新生骨已向材料界面侵入，与骨组织交锁结合，界面变得模糊不清。从脱钙标本和骨磨片可见，半个月组 CPC 与骨直接结合，有少量零散的成骨细胞增生，无异物反应，没有形成纤维包膜。1 个月后成骨细胞增多。6 个月后材料周围已被新生骨取代，材料中心区域无细胞成分。12 个月后材料的降解伴随着新骨的长入，中央管延伸到界面处，骨组织形成，材料占位处形成孤立的骨岛。材料植入骨内 18 个月后，材料内部降解和新骨生成明显增多。

CPC 成骨效应在于骨引导活性，新骨以爬行替代的方式生长，植入体与骨组织形成骨性连接。将 CPC 植入猫的皮下和肌肉内，未发现新骨形成，植入物被逐渐吸收。植入颅骨骨膜下，则成骨明显，植入物逐渐被新骨替代，说明 CPC 不具有诱导成骨活性，是通过骨传导作用成骨。

CPC 具有生物可降解性，材料植入骨组织后，通过体液溶解或被代谢系统排出体外，使缺损的部位完全被新生骨组织所取代，而植入的 CPC 只起到临时支架作用。CPC 植入兔股骨内，可见溶解的 CPC 颗粒沉积在局部，参与局部类骨质的钙化。CPC与骨愈合为一体，一部分骨髓腔或骨内中央管直接延续到界面处，CPC则完全浸泡在骨髓液中。在骨髓液作用下，CPC边缘溶解、变得模糊。微小的CPC颗粒进入骨髓腔内，随体液流动进入骨质内沉积，进一步分解成钙离子、磷离子。这些钙、磷成分，一部分直接参与局部类骨质的钙化，另一部分经由髓腔运输，与髓腔相连。CPC为磷酸钙盐的水化产物，内部晶体发育不完整，结晶度低，主要以细胞降解为主，通过体液的溶解作用来实现。植入体内后，形成固相与液相平衡，维持该平衡的磷酸钙来自其周围骨和植入材料，这种钙磷媒介在植入物和周围骨之间形成直接结合或骨性结合。

CPC能降解但比较缓慢，通常需要6～24个月才能降解植入体积的50%。CPC降解较慢，使得材料能与宿主骨紧密结合，材料的占位不给肿瘤细胞的生长提供空间，在一定程度上可以阻遏肿瘤的复发。可避免因材料的快速降解、新骨尚未形成而产生新的缺陷，导致发生二次病理性骨折。

CPC骨水泥最大特点是固定快，术后早期就可以下地进行康复活动。CPC骨水泥的缺点：填充时偶尔可引起骨髓腔内高压，致使脂肪颗粒进入血管，引起栓塞。它与人体骨骼不同，时间过久，人工关节可能发生松动。为了克服骨水泥的缺点，需要从多方面加以改进。如改进材料配方、改善置换技术。采用专门的骨水泥枪进行填充，放置减压管，可以减少并发症，且更为安全。在骨水泥中加入适当比例的骨粒，人体骨骼组织即慢慢长入骨水泥内部，达到自身固定的目的，不易松动。通过在CPC中添加骨形态发生蛋白，可以制得生物活性骨水泥。具体步骤为：先制造多孔结构的磷酸钙骨水泥，为骨形态发生蛋白靶细胞的黏附、增殖吸附提供良好的三维空间环境，为其成为骨形态发生蛋白优良载体和缓释场所提供条件。然后利用磷酸钙骨水泥固化过程温和的特性，将骨形态发生蛋白与磷酸钙骨水泥均相复合，使材料在填充修复的同时又具有诱导加速成骨作用，促进骨愈合，从而获得生物活性骨水泥。

CPC具有增加骨折或骨缺损部位手术后强度、帮助定型和减少病人痛苦、缩短康复时间的功能。主要适用于非负重或低负重部位的骨缺损填充恢复，如创伤性骨折整复后和骨肿瘤刮除术后遗留骨缺损的填充植骨、脊柱手术椎体间植骨融合、椎板切除减压术后植骨融合、关节融合、矫形植骨以及其他类似骨缺损的充填等。也可以用于牙科，在牙根管填充治疗时，能够较好地封闭牙根，阻止渗漏引起炎症反应。同时利用其自行固化性能，可经过改性制成可注射生物材料用于微创手术治疗。

习　题

1. 生物陶瓷的优缺点有哪些？

2. 氧化铝陶瓷有什么优缺点？

3. 阐述氧化铝生物陶瓷的生物性能。

4. 怎样改善氧化铝生物陶瓷的性能？

5. 阐述部分稳定氧化锆生物陶瓷的性能。

6. 氧化锆生物陶瓷的优缺点有哪些？

7. 碳素生物材料的优点和缺点是什么？

8. 阐述涡轮层碳的种类及各自特点。

9. 阐述碳素生物材料在临床医学上的应用。

10. 生物活性材料的本质是什么？

11. 阐述生物玻璃 45S5 与骨键合的机制。

12. 详述 Hench（亨奇）教授提出的生物活性玻璃与骨结合的步骤。

13. 阐述磷灰石－硅灰石玻璃陶瓷的性能。

14. 影响磷灰石－硅灰石玻璃陶瓷的机械性能和生物活性的因素有哪些？它们怎样发挥影响作用？

15. 阐述羟基磷灰石的物理化学性质及其植入体内后会发生的变化。

16. 阐述羟基磷灰石陶瓷与骨键合的机制。

17. 阐述提高羟基磷灰石陶瓷的力学性能的方法。

18. 阐述羟基磷灰石的临床应用。

19. 阐述天然珊瑚的来源、成分与性质。

20. 阐述 β－磷酸三钙陶瓷植入体内后的降解过程及降解机制。

21. 应用什么方法可以提高 β－磷酸三钙陶瓷的成骨能力？

22. 硫酸钙生物陶瓷的优点和缺点是什么？

23. 作为医用材料的骨水泥必须满足什么要求？

24. 阐述磷酸钙骨水泥的固化机制。

25. 影响磷酸钙骨水泥的材料性能的因素是什么？它们是怎么影响材料性能的？

26. 磷酸钙骨水泥抗水剂应符合什么要求？

27. 阐述磷酸钙骨水泥的生物学性能。

28. 怎样制备生物活性磷酸钙骨水泥？

第5章
生物金属材料

5.1 概述

生物金属材料（biometallic materials）是用于生物材料的金属或合金，又称生物医用金属材料，主要为惰性材料。生物金属材料具有高机械强度、抗疲劳和易加工等优良性能，主要用于硬组织、软组织、人工器官和外科辅助器材等。

生物金属材料是人类最早利用的生物材料之一。1546年，纯金薄片用于修复颅骨缺损。1588年，使用黄金板修复腭骨。1775年，用金属固定体内骨折。1809年，用黄金制成种植牙。1880年，用银缝合膝盖骨。1896年，用镀镍钢钉治疗骨折。20世纪30年代，钴铬合金、不锈钢、钛及合金得到广泛应用。钛及其合金质量轻，弹性模量与骨接近，应用于人工关节、人工骨、矫形物、人工假体、血管套管吻合、脑止血夹等，已成为非常重要的生物金属材料。21世纪以来，金属生物材料发展较慢，但在临床仍占据重要地位。

5.1.1 生物金属材料的腐蚀性

生物金属材料植入人体后，希望在体内永久或半永久地发挥生理功能，金属人工关节半永久是指发挥生理功能15年以上。这段时间内，植入体内的生物金属材料给患者带来巨大的影响，材料植入体内后由于生理环境的腐蚀或磨损。因腐蚀金属表面一般会有离子或原子进入周围人体组织，对组织造成伤害，可能导致毒副作用。植入材料自身性质会发生衰退，常常造成植入手术失败。

金属材料的主要缺点是腐蚀问题，金属材料植入体内，浸泡在人体体液中，如血液、间质液、淋巴和关节滑液中，金属就会产生腐蚀。金属材料还可因为成分不纯、组织不均匀、材料混用、应力集中或疲劳断裂等因素引起腐蚀。金属材料的腐蚀不仅降低或破坏材料的机械性能，导致断裂，还会产生腐蚀产物，对人体有刺激性和毒性。生物金属材料在人体生理环境下的腐蚀主要有8种类型。

第一，均匀腐蚀。人体体液含有蛋白质、有机酸、碱金属和无机盐，其中Na^{+}、Ca^{2+}、K^{+}、Cl^{-}等离子均是电解质，化学或电化学反应全部是在暴露表面上或在大部分表面上均匀进行的一种腐蚀。腐蚀产物及其进入人体环境中的金属离子总量较大，影响材料的生物相容性。均匀腐蚀又称为一般腐蚀。

第二，点腐蚀。指由于材料成分的不纯引起的腐蚀。点腐蚀发生在金属表面的局部，在金属表面出现微电池作用，作为阳极的部位出现严重的腐蚀。临床数据表明，不锈钢发生点腐蚀的可能性较大。

第三，电偶腐蚀。指材料的混用引起的腐蚀。诸如由于不同金属的混合、金属的传递、体内电解质环境的差异和金属内部能量水平的差异，发生在两个具有不同电极电位的金属配件偶上的腐蚀。两种以上材料制成的组合植入器件，甚至再加上零件过程引入的其他材料的微粒屑，以及为病人手术所必须使用的外科器械引入的微粒屑，均可能引发电偶腐蚀。因此，临床最好使用单一材料制作植入部件以及相应的手术器械、工具。

第四，凹陷及缝隙腐蚀。指由于环境中化学成分的浓度分布不均匀引起的腐蚀。属于闭塞电池腐蚀，多发生在接合处界面部位，如接骨板和骨螺钉。不锈钢植入器件更容易发生缝隙腐蚀。

第五，晶间腐蚀。指发生在材料内部晶粒边界上的一种腐蚀。晶间腐蚀会导致材料力学性能下降。通过控制碳、硫、磷等杂质含量可以减轻晶间腐蚀。

第六，磨蚀。指植入器件之间切向反复的相对滑动所造成的表面磨损和腐蚀环境作用所造成的腐蚀。不锈钢的耐磨蚀能力较差，钴基合金的耐磨性能优良。

第七，疲劳腐蚀。指材料在腐蚀介质中承受某些应力的循环作用所产生的腐蚀。表面微裂纹和缺陷可加剧疲劳腐蚀。提高表面光洁度可改善抗疲劳腐蚀性能。

第八，应力腐蚀。指在应力和腐蚀介质共同作用下出现的一种加速腐蚀的行为。应力集中或疲劳性断裂引起，在裂纹尖端处发生力学和电化学综合作用，导致裂纹迅速扩展造成植入器件断裂失效。钛合金和不锈钢容易发生应力腐蚀，钴基合金不易发生应力腐蚀。

设计和加工生物金属植入物时，必须考虑腐蚀可能造成的失效，从材料成分的均匀性、杂质元素的含量以及冶炼铸造后材料的微观组织的调整（包括热加工和热处理）等方面控制材料的质量，提高生物金属材料的抗蚀性能。提高生物金属材料的抗蚀性能方法主要依靠增加表面保护层和改善光洁度。表面保护层借助钝化来实现。铬有最佳的钝化性能，故合金中含铬量越高越易钝化。金属表面抛光越细，表面活化中心出现越晚，耐蚀性也随之提高。良好的力学设计及材料配伍等，也能提高材料的耐蚀性能。除金属材料必须具有良好的钝化性能、合适的成分与结构外，技术人员的正确操作也很重要。

5.1.2 生物金属材料的毒性

毒性反应与材料释放的化学物质和浓度有关。若需在材料中引入有毒元素来提高其他性能，首先应考虑采用合金化来减小或消除毒性，提高耐蚀性能。某些有毒金属单质与其他金属元素形成合金后，可以减小甚至消除毒性。例如，不锈钢中有毒金属铁、钴、镍，加入2%有毒的铍可以减小毒性，加入20%的铬则可消除毒性并增强耐蚀性。

元素周期表中70%的元素是金属，但由于毒性和力学性能不足等原因，适合用于生物材料的纯金属很少，多为贵金属或过渡元素金属。其中基本无毒的金属单质有铝、镓、铟、锡、钛、锆、钼、钨、金、铂。常用的生物材料中，还有铁、钴、铬、镍、钒和锰等元素。

金属的毒性主要作用于细胞，可抑制酶的活动，阻止酶通过细胞膜的扩散和破坏溶酶体。可通过组织或细胞培养、急性和慢性毒性试验、溶血试验等来检测金属的毒性。

生物金属材料生物相容性的决定因素是磨损、腐蚀抗力和金属元素的毒性。长期植入机体后生物金属材料会出现一些问题：①不锈钢生物材料溶出镍离子诱发毒性及肿瘤等；②钴基合金材料长期磨损造成钴、镍等离子溶出，在体内引起细胞和组织坏死；③钛合金溶出铝、钒等离子，导致组织发生炎症反应；④镁合金生物材料降解速率过快，机械强度不够。

5.1.3 生物金属材料的基本要求

为了适应人体组织复杂的生理环境，生物金属材料需具备一些基本要求。①良好的机械性能。生物金属材料应具有与人体组织相适应的力学特性，即足够的强度和韧性，适当的弹性和硬度，良好的抗疲劳、抗蠕变性能，必需的耐磨性、耐蚀性和自润滑性。②化学性质稳定，具备抗体液、血液及酶的作用。③良好的生物相容性。生物金属材料必须具备优异的生物相容性，对人体无毒、无刺激、无致癌、无突变等作用；

不引起人体细胞病变、组织细胞反应；与周围的骨骼及其他组织能够牢固结合，或者形成化学键合；不发生溶血凝血、过敏等现象。生物相容性是衡量生物材料优劣的重要指标。④材料易于加工成型及生产制造，价格适中。

根据生物金属材料在生物体内活性不同可分为两类：一类为不可降解生物金属材料，主要包括不锈钢、钛及钛合金、钴基合金、稀有难熔及贵金属、形状记忆金属等。另一类为可降解生物金属材料，主要包括镁及镁合金、铁基合金及锌合金等。

5.2 不锈钢生物材料

不锈钢是一类特殊钢材料，为铁基耐蚀合金，为了保证其耐腐蚀性能，钢中的 Cr 含量需要超过 12%。不锈钢生物材料是最早应用的一类金属植入材料，具有良好的生物相容性、良好的力学性能、优异的耐体液腐蚀性能，以及良好的加工成型性，是临床广泛应用的植入材料和辅助材料。

根据显微组织不同将不锈钢分为奥氏体（C 相）、铁素体（A 相）、马氏体（M 相）和沉淀硬化（M+ 沉淀析出相）等四大类：①马氏体不锈钢，硬度及强度高，但是耐腐蚀性能不足，主要用于制备外科手术器械；②铁素体不锈钢，因性能不足很少应用于医学领域；③沉淀硬化型不锈钢，其耐腐蚀性能、力学性能优良，可以与钴基合金媲美，作为钴基合金的替代产品制作承载植入体，如人工关节等；④奥氏体不锈钢，具有耐氧化性酸介质腐蚀性能，含有 Mo、Cu 等元素的奥氏体不锈钢还能耐硫酸、磷酸以及甲酸、醋酸、尿素等的腐蚀。降低钢中的含碳量（低于 0.03%）或添加 Ti、Ni，可显著提高其耐晶间腐蚀性能。硅含量高的奥氏体不锈钢能够抵御浓硝酸的腐蚀。

奥氏体不锈钢具有良好的综合力学性能和耐腐蚀性能，是最常用的生物金属材料，其中以超低碳 316L、317L 为代表的不锈钢在医疗领域得到了广泛的应用，AISI 316L 超低碳不锈钢是体内植入的阴性对照材料。不锈钢主要用作矫形外科植入材料，制作人工关节和骨折内固定器械，如人工髋关节、膝关节、肩关节、肘关节、腕关节、踝关节和指关节，各种规格的骨折固定用骨钉、骨板、截骨连接器、加压钢板、鹅头骨螺钉、脊椎钉、骨牵引钢丝、人工椎体等，以及颅骨板、人工椎体等。在齿科方面，不锈钢应用于镶牙、齿科矫形、义齿种植体及辅助器件，如各种齿冠、齿桥、固定支架、卡环、基托等，嵌件、牙齿矫形弓丝、义齿和颌骨缺损修复等。管腔内植入物，如使用不锈钢制作心血管支架等。除用于加工各种外科植入器械外，不锈钢还用于加工医疗仪器、医用手术器械或工具。

5.2.1 不锈钢生物材料的性能

不锈钢中所含元素各有其所用，可增强并维持合金结构的稳定性、强度和抗蚀性能。钼（2%～3%）可增加在氯离子（氯化物）环境中的抗力，抗点腐蚀，但不能过量，否则易断裂。铬可形成氧化铬，组成稳定的钝化膜。镍和铬均稳定奥氏体结构，加入镍（12%～14%）可得到单相奥氏体组织，防止转化为低性能的其他结构。不锈钢中要尽量减少 Si、Mn 等杂质元素及非金属夹杂物，否则会影响其耐蚀性。不锈钢植入材料需要用于复杂的人体环境，在体内保持优良的耐腐蚀性能，减少金属离子溶出，避免发生晶间腐蚀、应力腐蚀等局部腐蚀，防止造成植入体失效断裂，保证植入体的安全性，因此其化学成分要求严格。植入用不锈钢生物材料所含 Ni 和 Cr 等元素均高于普通不锈钢（通常达到普通不锈钢的上限要求），S 和 P 等杂质元素含量低于普通不锈钢，钢中非金属夹杂物尺寸要分别小于 115 级（细系）和 1 级（粗系）。钢中非金属夹杂物是指钢中不具有金属性质的氧化物、硫化物、硅酸盐和氮化物。非金属夹杂物是衡量钢质量的重要指标，其类型、组成、形态、含量、尺寸、分布等各种状态因素都会影响钢的性能。为了避免不锈钢发生晶间腐蚀，要求具有更低的 C 含量。不锈钢生物材料的国标中，要求钢中 C 含量不高于 0.03%。

固溶状态下 316L 或 317L 奥氏体不锈钢的强度和硬度均偏低，采用冷加工变形方法可以提高其强度和硬度。临床使用的外科植入用不锈钢通常处于冷加工状态，以满足植入体对高强度和高硬度的要求，但是冷加工状态会增加不锈钢生物材料应力腐蚀和腐蚀疲劳的风险。

用于植入体的奥氏体不锈钢具有优异的综合性能和悠久的临床应用历史，但是仍然存在一些问题和不足。不锈钢生物材料具有高密度（约 718 g/cm^3）、高强度（300～1000 MPa）以及高弹性模量（约 200 GPa）等特性，这些特性和骨组织的力学性能相差较大，导致不锈钢与骨组织的力学性能不匹配，引起应力遮挡效应，易发生骨疏松、骨吸收或骨萎缩等现象。由于缺乏足够的机械应力刺激，骨组织不易在骨折部位形成骨痂，容易发生二次骨折。

不锈钢的生理腐蚀是指由于生理环境的作用而引起的不锈钢腐蚀，生物环境中不锈钢的腐蚀机制比较复杂。人体内不锈钢发生的主要腐蚀形式是缝隙腐蚀，其次是晶间腐蚀、点蚀、微动腐蚀和应力腐蚀。微动腐蚀是腐蚀起重要作用的一种微动磨损形式。耐腐蚀材料因腐蚀而耗损的材料是甚为微小的，但在微动腐蚀条件下，耐腐蚀材料表面所形成的保护膜因微动摩擦的机械作用被刮除，表面露出化学活性很强的新金属。该新金属与周围介质起反应，按一定规律重新生成一定厚度的表面膜，然后又被机械作用刮除，如此循环不止。由机械和腐蚀的复合作用，引起材料大量地从表面损失。植入体使用时间越久，腐蚀程度越严重。腐蚀对不锈钢的力学性能和生物相容性产生影响，不仅影响植入材料的使用寿命，还可能由于金属溶出物引起种植体周围组织的局部坏死和炎症反应，造成发炎、过敏和致癌等全身反应。

不锈钢为铁基耐磨合金，含有的镍、铬等金属离子溶出会导致组织反应。为了稳定不锈钢的奥氏体结构，常常在奥氏体不锈钢中加入 Ni 元素（10% 以上）。镍是常见的致敏性金属，镍离子与人体接触时，可以通过毛孔和皮脂腺渗透到皮肤里面，导致皮肤过敏发炎。一旦出现镍致敏，人体常会无限期持续。影响镍过敏的因素包括患者所受的精神压力、汗液、湿度及和物体之间的摩擦，这些因素均会加重过敏症状。镍过敏性皮炎症状表现为瘙痒、丘疹性或丘疹水疱性皮炎，伴有苔藓化。人群中约有 20% 的人会对镍离子过敏。生物体内富集的镍离子可能会诱发毒性效应，发生细胞破坏和炎症反应，对生物体有致畸、致癌的危害。不锈钢植入人体后，由于植入体的腐蚀，金属离子释放到邻近的组织中。植入 316L 不锈钢板和螺栓邻近的组织中镍离子质量浓度大体分布在 116 ~ 1200 mg/L，人体内由于镍合金植入件腐蚀造成的镍离子的最大释放率约 20 μg/（kg · d）。模拟体液浸泡实验中发现，316L 不锈钢镍离子的释放量随着浸泡时间的延长而逐渐增加。不锈钢在人体内表现为生物惰性，表面无生物活性，植入人体后与周边机体组织的结合不牢固，易于松动，这些均会影响植入体的治疗效果。

5.2.2 无 Ni 奥氏体不锈钢

不锈钢植入体释放的镍离子有毒，低浓度的镍离子可能抑制巨噬细胞的吞噬功能和杀菌作用，破坏人体细胞内的细胞器，改变细胞状态。高浓度的镍离子可诱发毒性效应，破坏细胞，发生炎症反应。不锈钢植入体中的 Ni 元素会危害人体健康。1994 年欧洲议会颁布的 94/27/EC 标准中，要求植入人体内的材料（包括植入材料、矫形假牙等）中 Ni 的释放每周不得超过 0.2 $\mu g/cm^2$。为了减少 Ni 元素溶出引起的不良组织反应，严格禁止或限制各种直接接触人体的金属材料（如植入体、牙科材料等）中的 Ni 含量，需要研制低 Ni 和无 Ni 奥氏体不锈钢。

在氮与铁构成二元系的情况下，氮可以使金属相图中的 γ 相区扩展。它是不锈钢的奥氏体形成元素，在不锈钢中加入氮元素，可以提高不锈钢的力学性能和耐蚀性能。N 元素比 Ni 元素既经济又对人体无害，氮作为合金化元素应用于不锈钢中可以取代合金元素镍，在奥氏体不锈钢中氮可与锰一起取代镍。不锈钢的强度随不锈钢中 N 含量的增加大幅度提高，可以达到 316L 或 317L 不锈钢强度的 2 倍以上，和 Co–Cr 合金的强度基本一致，同时对不锈钢的塑性影响不明显。用 N 替代 Ni 的不锈钢中，Ni 含量可以降低到痕量（0.05%），而 N 含量从 0.11% 提高到 1%。主要是利用 N 元素（或 N 和 Mn 的共同作用）代替 Ni 元素来稳定不锈钢的奥氏体组织结构，使不锈钢保持优异的力学性能、耐腐蚀性能和生物学性能。

高氮含量的 Fe–Cr–Mn–N 奥氏体不锈钢具有良好的抗腐蚀能力，特别能抗点蚀和晶间腐蚀，具有较高的耐磨性，更重要的是不含镍元素，避免了镍离子对人体造成的致敏性及其他组织反应。氮为形成、稳定并扩大奥氏体相区元素，它形成奥氏体的能力与碳相当，约为镍的 30 倍。氮的作用除了节约贵重金属镍元素外，还作为间隙元素进行固溶强化，提高奥氏体不锈钢的强度，同时较好地维持了不锈钢的塑性和韧性。

高 N 无 Ni 不锈钢无细胞毒性、遗传毒性和致突变性，将其植入绵羊胫骨皮质层后，与骨组织结合良好，表现出优良的组织相容性。Fe–24Cr–2Mo–N 高 N 无 Ni 无 Mn 不锈钢，消除了 Mn 元素的毒性和对耐蚀性的不利影响，具有良好的生物相容性。Fe–Cr–Mo–N、Fe–Cr–Mn–Mo–N_3 体系高 N 无 Ni 奥氏体不锈钢，具有与 Co 基合金相近的高强度和高硬度，且具有更优良的可塑性。高 N 无 Ni 奥氏体不锈钢的化学成分及力学性能，与临床使用的 316LCr–Ni 型不锈钢相比，表现出更优异的抗血小板黏附能力、更长的动态凝血初凝时间，抗凝血性能随不锈钢中 N 含量的增加而增加。

与 316L 或 317L 不锈钢相比，高 N 无 Ni 奥氏体不锈钢的优势有：①优异的力学性能；②良好的抗耐蚀性能、耐磨性能和抗疲劳性能；③优良的生物相容性；④较低的材料成本；⑤不含具有潜在毒副作用的 Ni 元素，提高了植入材料长期使用过程中的安全性。

制备高 N 不锈钢的方法有热等静压熔炼、加压感应炉熔炼、粉末冶金、高温渗 N 等，这些生产工艺均不能进行大规模的工业化生产。加压电渣重熔技术能进行工业化大规模生产，也能制备高 N 不锈钢，但该方法存在 N 分布不均匀的缺点。尽管高 N 无 Ni 奥氏体不锈钢具有优良的综合性能和良好的生物相容性，但复杂的生产及加工工艺限制了其推广应用。

5.2.3 抗菌不锈钢

植入生物材料临床使用前需要经过灭菌消毒，但这些措施并不能完全消除病人感染细菌的可能。骨科植入生物材料感染的主要细菌是金黄色葡萄球菌和表皮葡萄球菌。口腔正畸植入材料感染的细菌主要是变形链球菌和牙龈卟啉单胞菌等厌氧菌。由植入生物材料导致的感染，需要长期依赖抗生素甚至多次手术才能治愈，给患者的精神和身体带来极大伤害。开发具有抗细菌感染功能的生物材料，使其具有长期灭菌功能，可以减少患者被感染环节，降低患者感染概率，减少抗生素的使用。

在不锈钢中添加抗菌成分，通过抗菌热处理赋予不锈钢杀菌功能。抗菌不锈钢抑制在其表面形成细菌生物膜，进而抑制由细菌生物膜引起的感染。含 Ag 抗菌不锈钢对大肠杆菌的杀菌率在 99% 以上，表现出优异的抗菌性能。含 Cu 抗菌不锈钢具有良好的加工性能和抗菌性能，它对金黄色葡萄球菌、大肠杆菌、绿脓杆菌、沙门氏菌等常见细菌都有很强的杀灭作用。含 Cu 铁素体、奥氏体和马氏体等多种类型抗菌不锈钢具有优异的广谱抗菌性，其力学性能、耐蚀性能和加工性能均与普通不锈钢相当。含铜抗菌不锈钢在骨科、口腔科等硬组织修补和替换，以及心血管支架介入等医学临床应用中发挥抗菌性能和力学承载能力。

心血管介入医治了很多因为冠状动脉狭窄而引发冠心病的患者。但是，冠状动脉支架植入后易引发支架内再狭窄，特别是支架植入后的 3～6 个月内，支架内再狭窄的发生率高达 20%～30%。在支架内加入 Cu，使铜元素在支架原位持续释放，利用材料释放的 Cu 离子可以抑制支架内再狭窄的发生。支架植入体内后，使支架起到力学支持作用的同时，还具有抑制支架内再狭窄的作用。含铜不锈钢可减少血小板在材料表面的黏附，降低形成血栓的可能性。

植入材料在使用时需要同时满足腐蚀、磨损和生物相容性 3 个方面的要求，因此设计材料时应全面考虑各种因素的影响，同时建立完善的材料性能评价体系，满足不锈钢生物材料临床应用的要求。

5.3　钛合金生物材料

钛中所含的杂质对钛的机械性能影响极大，间隙杂质（氧、氮、碳）可提高钛的强度，降低其塑性。控制钛金属中杂质含量和添加合金元素的种类可以增强钛的机械性能。钛合金是多种用钛与其他金属组成的合金，钛合金的力学性能与人体骨骼接近，具有高强度、低密度及良好的生物相容性、耐腐蚀性且无毒副作用。在医疗领域，钛合金具有其他材料无法比拟的优势，得到了广泛的应用。钛合金生物材料经历了纯钛、Ti-6Al-4V 钛合金、改良钛合金、低模量 β 钛合金几个阶段。

5.3.1 钛合金生物材料的性能

钛为六角形致密微细结晶，具有金属光泽，有延展性，金属钛的密度与人骨近似，抗拉强度 539 MPa，弹性模量 1.078×10^5 MPa，硬度 195，强度为 390～490 MPa。金属钛的密度小，机械强度大，有可塑性，塑性与纯度有关。高纯钛的延伸率为 50%～60%，断面收缩率为 70%～80%，但收缩强度低（收缩时产生的力度）。

钛有良好的抗腐蚀性能，不受大气和海水的影响。在常温下，不会被 7% 以下盐酸，以及 5% 以下硫酸、硝酸、王水或稀碱溶液所腐蚀。钛与大气中 O_2、N_2、H_2、CO、CO_2、水蒸气、氨气等产生强烈的化学反应，但是，都能在表面生成钝化氧化膜，阻止进一步反应。只有氢氟酸、浓盐酸、浓硫酸等才可对它起作用。不含水的氟化氢液体只可在钛表面上生成一层致密的四氟化钛膜，从而防止氟化氢浸入钛的内部。氢氟酸是钛的最强溶剂，即使是浓度为 1% 的氢氟酸，也能与钛发生激烈反应。钛的化学亲和性大，易与摩擦表面产生黏附现象。

和单质钛一样，钛合金的耐腐蚀性强，在潮湿的大气和海水介质中，其抗蚀性优于不锈钢。这是由于钛对氧的亲和力特别大，能在其表面生成一层致密的氧化膜，保护钛不受介质腐蚀。对点蚀、酸蚀、应力腐蚀的抵抗力特别强；对碱、氯化物、含氯有机物、硝酸、硫酸等有优良的抗腐蚀能力。氢氟酸、浓热的盐酸、硫酸和磷酸等溶液会溶解钛表面的氧化膜，导致钛被腐蚀。如果在这些溶液中加入氧化剂或某些金属离子，钛表面氧化膜便会受到保护。钛合金对具有还原性的氧及铬盐的抗蚀性差。钛合金对生理溶液和某些氨基酸有较强的耐蚀性，这些溶液包括非缓冲液、Hanks 缓冲生理液，以及加入尿酸、氨基酸的 Hanks 溶液。钛合金的断裂韧性高，疲劳强度和抗裂纹扩展能力好。

钛合金中含碳量大于 0.2% 时，会在表面形成硬质 TiC。温度较高时，与 N 作用形成 TiN 硬质表层。600 ℃以上时，钛吸收氧形成硬度很高的硬化层，氢含量上升，就会形成脆化层。吸收气体产生的硬脆表层深度达 0.1～0.15 mm，硬化程度为 20%～30%。钛合金的导热系数比钛的导热系数约下降 50%，钛合金的弹性模量约为钢的 1/2，其刚性差、易变形。钛合金的密度为钢的 60%，某些高强度钛合金的强度超过了许多合金钢的强度。由于钛合金的密度低于大部分金属，钛合金的比强度（强度 / 密度）大于其他金属材料，可制出单位强度高、刚性好、质量轻的生物材料。钛合金的工作温度达 500 ℃，在 450～500 ℃的温度下可以长期工作，在 150～500 ℃范围内具有很高的比强度。钛合金在低温和超低温下仍能保持其力学性能。低温性能好，间隙元素含极低的钛合金，在 –253 ℃下还能保持一定的塑性。

钛合金强度高、耐蚀性好、耐热性高，其耐蚀性和抗疲劳性能均优于不锈钢和钴基合金。加入钒的钛合金结构为立方体，加入铝则成为稳定的六角形结构。加入铝和钒，可提高钛合金的强度和机械性能，不损失其抗蚀性，可以取代不锈钢和钴基合金。

钛合金生物材料有以下几个优点：①优良的生物相容性：与人体发生最少的生物学反应，无毒无磁，植入人体后无毒副作用；②适宜的力学性能：高强度、低弹性模量，既满足植入后载荷的力学要求，又与人体自然骨具有相近的弹性模量，可减少应力屏蔽效应，有利于受伤骨组织的生长愈合；③优异的耐腐蚀性能：钛合金是生物惰性材料，在人体体液环境下具有很好的抗腐蚀性能，不会释放出伤害人体的金属离子；④质量轻：钛合金的密度仅为不锈钢的 57%，植入人体后可以减轻人体的载荷。

钛合金生物材料有以下几个缺点：①加工工艺复杂：加工困难需在真空下紧密铸造。高温时，钛合金与其他材料的化学反应性差，造成钛合金与传统的精炼、熔融和铸造技术不同，经常损坏模具；②钛合金的价格昂贵；③钛合金的抗断裂强度和耐磨性不够理想，强度不如钴基合金，长期使用后需重新更换。为了提高耐磨性能和硬度，可将钛制品表面进行高温离子氮处理，引发晶格畸变，使表面具有压应力，提高硬度、耐磨性及耐蚀性。离子氮化后纯钛及钛合金硬度分别提高 7 倍和 2 倍；纯钛磨损率降低到原来的 1/12，钛合金降低到原来的 1/6。年腐蚀率氮化钛材是非氮化钛材的 1/3。动物组织对表面渗氮钛材反应轻微，无毒性。

生物材料植入体不仅要求良好的力学特性和生物化学特性，还必须具有极好的生物相容性。钛合金表面存在二氧化钛氧化层，二氧化钛具有很好的稳定性，惰性强，属于难溶无刺激性的物质，与大部分物质不发生反应，抗炎作用显著，因此钛合金的生物相容性相当出色。人的体液中包括水及溶解在水中的无机盐、有机物等成分，体液 pH 值为 7.4。这样的环境对生物金属材料的腐蚀性极高，组织中含盐的电解质会增进电化学腐蚀与金属材料水解，有机分子及细胞促进化学反应会破坏植入的材料。

金属材料的毒性与元素固有的毒性及其与大分子结合的能力、剂量大小等密切相关。由于钛的氧化物溶解度低，化学惰性较大，二氧化钛在水溶液中呈现弱酸性，钛生物分子络合物反应很难发生，TiO_2 不容易和生物分子发生反应。TiO_2 的介电常数较高是钛和机体组织发生反应较小的原因之一，室温下板钛矿、锐钛矿和金红石的 TiO_2 介电常数均较大，和水的介电常数接近，在组织液中钛因极化产生的静电力不大。植入材料的介电常数与水的介电常数相差较小时，蛋白质分子不会在极化作用产生的定向静电力影响下向植入体表面靠拢。这减少了钛合金种植体表面吸附蛋白质分子的可能性。在发生炎症的阶段，活性白细胞释放出自由基和 H_2O_2 等强氧化剂，随后与 TiO_2

氧化层发生反应，促进钛氧化层溶解。体外实验发现，经过 H_2O_2 处理的钛合金表面钛氧化层的溶解速率增加，但仍长期保持较低的碳反应活性。碳反应活性是衡量炎症反应的重要指标，碳反应活性低表明材料的炎性作用低。

5.3.2 几种钛合金生物材料

5.3.2.1 钛镍形状记忆合金

形状记忆合金是指具有形状记忆效应的合金。钛镍形状记忆合金具有较好的生物相容性，材料植入人体后，未发现明显的排异反应或出现炎症。

Ti–Ni 基形状记忆合金具有优异的形状记忆性能、超弹性、生物相容性、比强度高、质量轻、无磁性、耐磨损等性能。在牙科中，形状记忆合金用于牙齿正畸丝、根管锉等。骨科中，用于加压骑缝钉、髓内钉、内固定器、人工关节、环抱式加压接骨板等。此外还用于管道镜、药物释放器、人体椎体、食道支架等。环抱式加压接骨板多用于肋骨骨折，在低温下变形成型，植入体内后，在人体温度的作用下，环抱器恢复原状，对骨折端进行固定加压。环抱器的弹性性能介于人的头发和肌腱之间，接近人体骨骼的弹性，具有很好的弹性变形量，在人体中组织相容性好，硬度高，抗腐蚀性好，副作用小，能改善骨折的愈合效果。

5.3.2.2 β 钛合金

钛合金按亚稳态相组成可分为 α、近 α、α+β、近 β、亚稳态 β 和 β 型钛合金，简单分为 3 类，即：α、α+β 和 β 型钛合金。钛具有两种同素异形态：α 型为低温（小于 882.5 ℃）稳定态，β 型为高温稳定态。两类同素异形体转化温度为 882.5 ℃。钛的合金化元素也分为 3 类：① α 相稳定元素，如 Al、O、N、C、B；② β 相稳定元素，例如 Mo、V、Nb、Ta、Fe、W、Cr、Ni、Si、Co、Mn、H；③中性元素，例如 Zr、Sn。α 和近 α 型钛合金，以纯钛和 Ti–6Al–4V 为代表，具有优异的耐腐蚀性能、良好的生物相容性和力学性能。α+β 型钛合金由于存在 α 和 β 两相，显示出较高的强度。材料的性能取决于组成、α 和 β 两相的相对比例、热处理和热机械处理条件。以 Ti–5Al–2.5Fe 和 Ti–6Al–7Nb 为代表，这些合金不含对身体有毒的元素 V，其耐磨性能、抗疲劳强度和抗腐蚀性能均优于 Ti–6Al–4V，具有与 Ti–6Al–4V 相似的力学性能，在外科领域得到广泛应用。与 α+β 钛合金相比，β 钛合金具有高强度、优异的成形性和高淬透性，以及低弹性模量、优越的耐腐蚀性能、优异的断裂韧性和耐磨性能，更适于作为植入材料。

β 钛合金具有比 α+β 钛合金更低的弹性模量，但其弹性模量仍然高于人体骨组织的弹性模量。通过调控钛合金中稳定 β 相元素的含量，能够改变马氏体转变的起始温度和终了温度。当发生马氏体相变的应力小于导致合金位错滑移所需的应力时，就会产生应力诱发马氏体相变，使合金具有超弹性性能。

作为植入体内的承力生物材料，钛合金必须具有一定的强度，同时需要有好的挠度和与骨骼匹配的弹性模量，以避免材料在体内断裂失效。在钛合金设计制造及随后的热机械处理过程中，必须使钛合金能够满足生物材料的力学性能要求。常用钛合金强度都较高，α+β 钛合金的弹性模量比 316L 奥氏体不锈钢减少了一半，Ti-6Al-4V 等两相钛合金的弹性模量为人骨弹性模量的 4～10 倍。研发更低弹性模量的 β 钛合金，是未来钛合金生物材料的发展方向。

5.3.3 钛合金生物材料的应用

钛合金应用于人工关节、骨创伤、脊柱矫形内固定系统、牙种植体、人工心脏瓣膜、介入性心血管支架、手术器械等领域。钛合金弹性模量接近于人体骨骼，适宜制作肘关节、踝关节等人体矫形材料。钛合金膝盖板比不锈钢膝盖板轻，同时改善了腐蚀问题。钛合金制备的假肢性能优于钢制假肢。

钛合金与人体骨骼上皮组织、结缔组织具有良好的亲和性，力学性能也可与各种类型牙科用合金相媲美，且密度小，制成的义齿体感舒适。钛合金义齿通过表面处理，还可满足牙齿美观的要求。半埋置钛镍合金牵张器可用于增高牙槽嵴高度。

当人体面部组织遭到严重破坏时，需要用植入物进行局部组织修复。钛合金具有良好的生物相容性和强度，是理想的人体面部组织修复材料。纯钛网作为骨头托架，可用于骨头再造手术。钛金属在面部骨骼部分缺损修复术中应用于上颌骨、下颌骨、颧骨部分缺损修复术。钛合金金属牵引器用于牵引成骨术，促进骨组织再生，保留骨膜并适当延长软组织，起关闭骨骼裂缝、矫治缺损的作用，具有微创、重建骨功能等优点。镍钛丝合金牵张器可以修复下颌骨缺损，建立传送盘与近中牵张区间的骨连接。

钛合金医疗器械具有良好的抗腐蚀能力，反复清洗、消毒其表面质量不受影响。无磁性，能够排除对微小、敏感植入器械的破坏威胁。替代不锈钢减轻了手术器材重量，使医生手术过程中更加灵活，减轻了医生的疲劳程度。用于制作手术刀片、止血钳、剪刀、电动骨钻、镊子等。

5.4 钴基合金生物材料

钴元素存在密排六方结构（hcp，ε-Co）和面心立方结构（fcc，γ-Co）两种晶体结构。在低温状况下为hcp结构；温度超过417 ℃时，钴会从hcp结构转变为fcc结构。与γ-Co相比，ε-Co具有较高的强度，γ-Co的塑性和耐磨性不如ε-Co。钴基合金即通常所说的钴铬钨（钼）合金，钴基合金以钴作为主要成分，含有一定数量的镍、铬、钨和微量的钼、铌、钽、钛、镧等合金元素，也有一些合金含铁，具有良好的耐磨和耐腐蚀性能。其中Co-Cr合金，又称为司太立（Stellite）合金。制备工艺为铸造或锻造，但硬度大，加工制作工艺较困难。锻造植入器件已列入ISO国际标准，有硬、中、软三种类型。铸造钴基合金含钴高达30%，耐蚀性比不锈钢高40倍，加入5%～7%钼可使组织晶粒长大，提高耐蚀性，改善疲劳性能。锻造钴基合金以Elgiloy（埃尔吉洛伊非磁性合金）为例，含钴40%、铬20%、镍15%、钼7%、锰2%、碳0.15%、铍0.04%。

在钴基合金中添加其他合金元素可以改善其性能，添加碳、铬、钼元素，通过固溶强化与碳化物析出相相结合可以提高钴基合金的强度和硬度。添加Mo、Cr可以改善钴基合金的耐腐蚀性能，添加Mo、Cr和W能够降低Co的堆垛层错能，稳定Co的hcp结构。添加镍元素可以提高Co的堆垛层错能，稳定Co的fcc结构，提高钴基合金的塑性。钴基合金的硬度与合金中Ni、Cr含量有关，随着Ni含量的增加硬度下降，随Cr含量的增加硬度提高，钴铬镍合金的硬度都明显低于钴铬钼合金。具有枝晶组织和较高铬含量的合金具有良好的耐腐蚀性能，Ni会降低合金的耐腐蚀性能，当Ni含量维持不变时，合金的耐腐蚀性能随着Cr含量的增加而提高。Co-Cr-Mo合金中碳化物和合金元素在晶界处不均匀析出会导致合金变脆，降低其耐磨损性能和耐腐蚀性能。添加B可以稳定Co-Cr基合金中的Cr_2O_3保护膜，提高Co-Cr合金的高温抗氧化性能。掺杂铜可以提高Co-Cr合金的抗菌性能，同时不会降低Co-Cr合金的力学性能和耐腐蚀性能。

中温钴基合金强度低（只有镍基合金的50%～75%），温度高于980 ℃时具有较高的强度、良好的抗热疲劳、抗热腐蚀和耐磨蚀性能。高温钴基合金中的碳化物能与基体形成共晶体。钴基合金中的碳化物对钴基合金的性能有很大的影响。如果碳化物颗粒过大，就不能对位错直接产生显著的影响，因而对合金的强化效果不明显，细小弥散的碳化物有良好的强化作用。晶界上的碳化物能阻止晶界滑移，改善持久强度。钴基合金中碳化物的热稳定性较好。温度上升时，碳化物集聚长大速度比镍基合金长大速度要慢，重新回溶于基体的温度也较高（最高可达1100 ℃）。温度上升时，钴基合金的强度下降比较缓慢。钴基合金有很好的抗热腐蚀性能，但其抗氧化能力不如镍基合金。

钴基合金具有高强度、高硬度、优良的耐磨性、良好的耐腐蚀性和耐高温氧化等性能。体液环境内钴基合金能保持钝化状态，很少发生腐蚀。与不锈钢相比，钴基合金的钝化膜更稳定，具有更好的耐腐蚀性能。钴基合金钝化膜的主要成分为 Cr_2O_3，它对合金的耐腐蚀性能起主要作用，Ni 对于钴基合金的耐腐蚀性能没有明显作用。锻造合金比铸造合金组织更为均匀，缺陷更少，成分相同时，锻造合金的耐腐蚀性能优于铸造合金。钴基合金植入体内较长时间后，体液中的某些离子会吸附到钴基合金的钝化膜上，与某些元素起作用，选择性溶解钝化膜，导致植入体产生点腐蚀和间隙腐蚀。

钴基合金耐磨损性能是所有生物金属材料中最好的，植入人体后一般不会发生明显的组织学反应。但是铸造钴基合金制作的人工髋关节在体内的松动率较高，原因在于金属磨损腐蚀造成 Co^{2+}、Ni^{2+} 等离子溶出，在体内引起细胞和组织坏死，导致患者疼痛以及关节的松动、下沉。钴基合金中所含的钴、镍、铬还可引起皮肤过敏反应，其中以钴最为严重。

钴基合金、钛合金和不锈钢是生物金属材料中应用最广泛的材料。钴基合金更适合于制造体内承载苛刻、耐磨性要求较高的长期植入生物材料。主要应用在人工关节、齿科、整形外科以及心脏外科等领域。铸造钴基合金因耐磨性能高，适于制作人工关节的金属间滑动连接。含钛的锻造钴铬钼合金更符合植入要求。但是钴基合金价格较高，加工比较困难，应用尚不普遍。

5.5　镁合金生物材料

镁及其合金具有良好的生物相容性、力学相容性、促进成骨功能、抗菌功能，可降解、密度低、韧性优良、易加工和易于回收利用。Mg 合金应用于心血管支架、骨植入材料。Mg 合金过快的降解速率严重影响了其临床应用。影响 Mg 合金腐蚀的因素有合金成分、组织（晶粒尺寸、第二相、织构、位错、孪晶）、加工工艺（挤压、轧制、铸造、锻造和焊接以及热处理）、环境（化学、生物）及力学性能等。

Mg 合金有以下几个性能：①良好的生物相容性。Mg 是人体必需微量元素之一，其在人体内的含量仅次于钾、钠、钙等正离子。它参与蛋白质合成，激活体内多种酶，调控神经肌肉和中枢神经系统活动，参与人体内几乎所有新陈代谢过程。Mg 不影响骨髓细胞的生长，也不会发生细胞溶解现象；②可降解。Mg 的标准电极电位非常低，可通过与人体体液发生反应而降解。生成的 Mg^{2+} 离子被周围组织吸收，通过体液循环经肾脏排出体外，一般不会发生 Mg 中毒现象；③良好的力学相容性。Mg 合金的弹性模量较低（40 GPa），与人骨（20 GPa）的弹性模量值接近，植入人体后，在骨折愈合初期能够提供足够稳定的力学环境，随后慢慢降解，逐渐降低对骨折部位的应力遮挡作用。随骨折愈合逐步增大骨折部位的应力刺激，直至正常生理水平，可加速骨折愈合，防止局部骨质疏松，避免再次发生骨折。解决植入材料与人骨弹性模量不匹配而造成的骨骼强度降低和愈合迟缓问题；④储量丰富。Mg在地壳中含量丰富。

Mg具有很好的可吸收性和生物相容性，具有与骨接近的密度和弹性模量。Mg合金生物材料具有可控的降解速率，可用于心血管植入材料和骨修复材料。Mg合金比可降解高分子材料具有更高的机械强度，Mg合金的弹性模量比不锈钢、Co、钛合金、铁基、锌基合金更接近人骨，有效降低应力遮挡效应。Mg密度与人骨也非常接近，Mg是一种理想的接骨板材料。Mg合金在人体中释放出的Mg^{2+}能促进成骨细胞的生长、增殖及分化，加速骨愈合。在骨折愈合初期，Mg及其合金骨固定材料可为骨骼修复提供良好的骨细胞生长微环境和力学环境，降低应力遮挡效应、局部骨质疏松和再骨折的可能性。适合细菌生长环境的pH值为7.4～7.6，Mg降解时会产生大量的OH^-，导致微环境pH值升高。高碱性微环境会抑制细菌的正常生长，从而达到抗菌的目的。

5.5.1 几种镁合金生物材料

Mg合金所含合金元素中有些对机体有害，如铝对神经元、成骨细胞有毒性作用，摄入过量的铝还与老年痴呆等有关。镨、铈、钇等稀土元素有一定的肝毒性，锆和铈具有细胞毒性。这些元素不宜用于生物可降解材料，尤其当它们在合金中的含量过高或合金降解速率过快时，会毒害机体。考虑到体内植入材料的生物安全性，可用于生物材料的Mg合金元素主要有Ca、Mn、Zn、Si、Zr、Al、Bi、Sr、Sb、Y、Re、Sn和Li等。镁合金主要有Mg-Li合金、Mg-Zn合金、Mg-Ca合金、Mg-Sr合金、Mg-Al合金、Mg-RE合金和Mg-Cu合金等。

Mg-Li合金力学性能较低、降解速率太快，添加Li到Mg合金后发生共晶反应，有利于Mg合金的变形，降低Mg合金的强度，提高延展性。合金元素Ca、Zn和稀土元素（rare earth element，RE）会降低其降解速率。Ca生成表面膜，使氢氧化镁致密稳定，增强对Mg合金的保护性能。Ca可细化晶粒，Ca比Mg的标准电极电位低，使Mg合金受到阴极保护，降低Mg-Li合金的降解速率，为骨组织的修复提供必要的Ca元素。挤压态LAE442（4 wt%Li，2 wt%Al，2 wt%RE）合金在体内降解速率非常低，但合金中的Al和稀土元素含量较高。LAE442埋植在豚鼠股骨髓内部发生生物降解反应，呈现高的矿化附着速率和增加骨重量，降解中释放的Mg离子活化骨细胞。Mg-Li合金比其他Mg合金体系的降解速率低，具有优良的塑性，但强度低于纯Mg合金。

Mg-Zn合金具有优异的耐腐蚀性能、力学性能和生物相容性。Zn对Mg合金有固溶强化的作用，通过沉淀强化可以增加 Mg 合金的强度，促进室温下 Mg 合金产生非基面滑移，提高 Mg 合金的塑性。在 Mg 合金中加入 Zn 可以提高 Fe、Ni、Co 等杂质的含量限度，降低合金电偶腐蚀，增强抗腐蚀性。Zn 有助于在 Mg 合金表面形成保护膜，提高 Mg 合金的力学性能和耐蚀性。Mg–Zn 二元合金比纯 Mg 降解速率慢，随着 Zn 含量的增加，Mg–Zn 合金的耐蚀性呈抛物线变化，Zn 含量在 2 wt% ～ 3 wt% 范围耐蚀性最佳，高于或低于此范围后，可观察到生成了更多的 Mg_xZn_y 二元共晶化合物（x、y 分别为 Mg^{2+} 离子、Zn^{2+} 离子数量），产生"微阴极"效应，加快合金降解。在 Mg–Zn 合金中加入合金元素 Ca、Nd、Zr，可改善 Mg–Zn 合金的性能。Mg–Zn 二元合金的缺点是晶粒粗大，对显微缩孔非常敏感。

Mg–Ca 合金具有优异的生物相容性，Ca 可细化 Mg 合金的晶粒，随着 Ca 含量增加，晶粒尺寸逐渐减小。Ca 抑制降解，提高 Mg 合金的机械性能，改善 Mg 合金高温下的抗氧化性。添加到 Mg 合金中的 Ca 通过形成 Mg_2Ca 相来改善微观组织，提高 Mg 合金强度，通过调整 Ca 含量及加工工艺可调控 Mg 合金的显微组织及机械性能，但 Mg_2Ca 相易导致微电偶腐蚀加速合金降解。未发现 Mg–Ca 合金植入物在动物体内产生任何毒性或不良反应。

Mg–Sr 合金具有良好的生物相容性和生物活性，Sr 可以提高 Mg 合金的抗压强度、生物相容性、合金的机械强度，降低延展性。Mg 与 Sr 的合金化过程中，其微观结构发生基于 α–Mg 和 $Mg_{17}Sr_2$ 两相的晶粒细化，Sr 含量增加会析出第二相和晶粒细化。加入 Sr 后，合金的耐腐蚀性提高。Mg–Sr 合金可以用于骨科植入材料。

Mg–Al 合金具有很好的强度、刚性和尺寸稳定性。Al 是 Mg 合金中重要的合金化元素之一，将 Al 加入 Mg 合金中可促进合金固溶强化和时效硬化，提高合金的机械强度和耐腐蚀性，一部分 Al 溶解在 Mg 固溶体中，其余形成沿晶界分布的网状晶相，也可形成颗粒状晶相。Al 可显著细化 Mg 合金的晶粒，Al 具有改善 Mg 合金表面氧化膜的结构和化学成分、增加氧化膜耐局部破钝的能力。Mg–Al 合金中铝最佳添加量为 2 wt% ～ 9 wt%，在此范围内，随着 Al 的含量增加，Mg–Al 合金的腐蚀速率逐渐减缓，主要是由于合金表面形成不溶的 Al_2O_3，保护合金不被腐蚀。影响 Mg–Al 合金抗腐蚀的另一个因素是杂质元素（Fe、Ni、Cu），一定量的杂质元素可避免形成原电池反应。若杂质元素超过限度，就会在合金内部构成原电池的阴极，产生原电池反应，导致合金局部腐蚀，加快降解。在 Mg–Al 合金中加入其他元素，如 Ca、Zn、Si、RE 等，可以改善合金性能。

Mg–RE 合金强度较高、耐蚀性好，RE 加入 Mg 合金中可细化晶粒、提高强度、韧性、耐腐蚀性及抗蠕变性能，RE 形成富氧化物的钝化膜而提高耐蚀性能。Y 和 Nd 能细化晶粒，通过改变形变（滑移和孪生），提高合金的韧性，通过细晶强化、弥散强化、固溶强化和沉淀硬化，提高合金强度。RE 倾向于形成不同的金属间化合物。Y 细化合金的枝晶组织，提高合金断口纤维组织比例。Y 溶解在 Mg 晶体中，降低轴比，提高合金塑性。Y 与 Mg 的原子尺寸接近，可实现固溶强化、沉淀强化，提高 Mg 合金机械强度。添加 Y 能提高合金的延展性，减小合金的晶粒尺寸，促进第二相的形成，使合金表面形成 Y_2O_3 膜层，提高了抗拉强度以及延伸率。Y 对降解的影响取决于 Mg 合金的构成、Y 的浓度和溶液的种类。

Nd 可以提高 Mg 合金的时效析出强化和固溶强化效果，提高 Mg 合金基体的电极电位，减小基体与第二相的电偶腐蚀电位差，提高 Mg 合金的耐均匀腐蚀性能。掺杂少量（0～10%，原子分数）镱可改善 Mg 金属玻璃的力学性能和生物相容性。适量的 Yb 替代 Ca 可改善 CaMgZn 金属玻璃体系的耐腐蚀性能，降低原子的堆积密度。掺杂（2%～4%，原子分数）Yb 可改善 MgZnCa 力学塑性，提高生物相容性，改善耐腐蚀性能，抑制 Mg^{2+} 的释放速率。Mg-RE 系典型的合金是 WE43（4%Y，3%RE，质量分数），合金中含有的 Nd、Zr、Y 提高了合金的耐蚀性。Mg-RE 合金的缺点是稀土含量过高会降低合金的生物相容性。

5.5.2 影响镁合金降解的因素

Mg 金属植入体通过腐蚀分解并逐步被人体吸收代谢，其特性之一是体内可降解性能。评估 Mg 合金降解性能的指标是电解液 pH 值变化，Mg 降解产生 $Mg(OH)_2$，增高溶液 pH 值，溶液 pH 值增高程度越大，合金降解程度越高。影响 Mg 合金降解的因素有材料（成分、组织结构、热处理工艺）、环境（生物、化学）以及力学等。

很多合金化元素在一定含量下能抑制 Mg 合金降解，如 Li、Zn、Al、Ca、Sr、Sn、Zr、Mn 等。添加 0.2%Mn 可抑制 Mg 合金降解，加入（1.0%～2.5%）Mn 可提高 Mg 合金耐应力腐蚀能力。过量添加 Mn 则形成具有很高电极电位的第二相 AlMn（Fe）相，产生点蚀，加速 Mg 合金降解，降低 Mg 合金疲劳性能。适量 Sn（1%，质量分数）可提高 Mg 合金的耐蚀性能，过量 Sn 则因形成 Mg_2Sn 加速合金降解。Mg-3Sn-0.5Mn 合金的耐蚀性能优于 WE43。

晶粒尺寸影响镁金属的降解性能，铸造与挤压合金的晶粒尺寸存在明显差异。铸造合金由粗大的 α-Mg 基体、沿其晶界分布的 Mg_2Ca 和存在于晶粒内部的 $Mg_{24}Y_5$ 组成，而挤压合金晶粒细小，Mg_2Ca 晶粒沿挤压方向分布。由于晶粒细化，挤压态合金的耐蚀性能明显优于铸态合金。挤压 Mg 合金 ZK60 表层是粗大晶粒，中心部位为细晶粒，合金晶粒尺寸越小，腐蚀电流密度越低。

无孪晶组织的合金穿晶腐蚀程度低于含孪晶组织的镁合金。在孪晶组织中，晶粒尺寸对降解行为的影响是次要的。高密度的位错和孪晶可能会提高合金的表面硬度，加快阳极溶解速率，这是由于位错边缘局部平衡电位较低所致。由于变形孪晶的存在，轧制态的位错密度增加，活性增加。小尺寸晶粒具有更多的晶界，而晶界可以阻止腐蚀扩展。无孪晶时，细晶组织比粗晶组织的降解速率低。

热处理抑制 Mg 合金降解，热处理使金属间化合物溶入固体中，减小了活性阴极或易降解第二相的面积，降低了合金的降解活性。固溶处理导致第二相消失而形成单相 α-Mg，人工时效和自然时效则引起第二相析出和重新分布。单相结构耐蚀性较好，双相结构由于产生微电偶腐蚀而加速降解。如果第二相的体积分数较高且均匀分布于晶界，也可能降低降解速率。铸造 Mg 合金 AZ63 经过混合时效后的降解速率降低到原来的 1/2。

添加到 Mg 合金中的合金元素通过细化晶粒、改变表面氧化膜和腐蚀产物膜的成分与结构来提高 Mg 合金的耐腐蚀能力。但是，过多的合金元素可能会在 Mg 合金中形成第二相。Mg 合金第二相的电极电位普遍高于基体，易导致微电偶腐蚀，在其周围的 α-Mg 相优先腐蚀，产生局部腐蚀，但这并不表明第二相比基体相更耐蚀。氧化膜能降低合金的降解速率，如 Mg-Li-Ca 合金，在空气中可生成保护性的 Li_2CO_3，在体液模拟液中可生成 Li_2CO_3、$CaCO_3$ 和 $Mg_3(PO_4)_2$，其耐腐蚀性能优于 Mg-Ca 合金。

影响 Mg 合金植入体材料降解速率的人体内因素包括阴离子、细胞、蛋白质、葡萄糖、pH 值等，其在体液中的降解比在自然环境中的腐蚀更加复杂。Mg 合金植入材料的腐蚀类型包括电偶腐蚀、点蚀、丝状腐蚀、晶间腐蚀、剥蚀、缝隙腐蚀、应力腐蚀开裂、腐蚀疲劳、磨损腐蚀等。

蛋白质的吸附影响 Mg 表 / 界面的微结构和降解行为。蛋白质会在生物金属材料表面形成一层蛋白质保护膜，阻止腐蚀进行。半胱氨酸吸附在 Mg 合金表面形成保护膜，延缓了纯 Mg 在 0.9% NaCl 溶液中的降解，浸泡过程中 Mg 合金表面会形成 $Mg(OH)_2$、蛋白质膜阻止腐蚀的深入。在 Mg-1.5Ca 的降解过程中，白蛋白可以作为一种缓蚀剂，白蛋白浓度越高，阻滞腐蚀的效果越明显。在细胞溶液中加入胎牛血清后，渗透度增加，加快样品的降解，原因可能是氨基酸中的羧酸根离子得失 H^+，改变了溶液的酸碱环境。蛋白质的螯合作用会加快材料的腐蚀。

葡萄糖浓度的变化会引起人体内 Mg 合金植入材料界面微环境的变化。在 0.9% NaCl 溶液中，葡萄糖加速纯 Mg 的降解；在 Hank's 溶液中则在界面诱导生成 HAP，HAP 稳定性更好，在涂层表面沉积也能起到较好的保护基体的作用，降低纯 Mg 的降解速率。葡萄糖与 Cl^-、CO_3^{2-}、SO_4^{2-} 和 PO_4^{3-} 等阴离子共同参与 Mg 表 / 界面微结构的重构。葡萄糖与氨基酸的协同作用下加速 Mg 的降解。

5.6 贵金属生物材料

贵金属生物材料是指用作生物材料的金、银、铂及其合金的总称。贵金属的生物相容性较好，抗氧化、抗腐蚀性强，具备独特的物理与化学稳定性，优异的加工特性，对人体组织无毒副作用，表现出生物惰性。合金化可调整物理、化学性能，满足不同的需求。用作牙修复、颅骨修复、植入电极电子装置、神经修复装置、耳蜗神经刺激装置、膈神经刺激装置、视觉神经装置和心脏起搏器电极等。贵金属的价格比较昂贵，因此需要研发替代品，发展类贵金属，例如仿金材料等。

金及金合金主要用于口腔牙齿的整牙修复。纯金质软，应用受到限制。为了提高强度，降低成本，研发了以金银铜为基础的金合金，其成分为：Au 95.8%～62.4%、Ag 2.4%～17.4%、Cu 1.6%～1.54%，还添加少量的钯、铂、锌。随着金含量的降低及银、铜含量的增加，合金的抗拉强度由 250 MPa 提高到 813 MPa，维氏硬度由 52 提高到 255。金及金合金主要用于口腔科，另外还应用于颅骨修复、植入电极电子装置等方面。

银具有优异的导电性能，可制作植入型电极或电子检测装置。银最重要的临床应用是与汞形成汞齐合金，用作口腔充填材料。汞齐合金又称银汞合金，是将银、铜、锡合金粉与汞通过研磨或强烈振动发生反应而形成的一种合金，其成分中银含量占 40%～70%。银合金粉除了按其中铜的含量分为低铜银合金粉、高银合金粉外，还可按生产工艺特点分为车屑银合金粉、雾化球形银合金粉和急冷喷甩微晶银合金粉三种，后者是我国独立研制出的高性能银合金粉。银汞合金主要应防止有害的游离汞出现，减少对人体的危害；减少银的含量，降低成本。

纳米银具有独特的光学、电学、生物学特性，纳米银的波长低于光的临界波长，赋予了其透明的特性。银纳米粒子具有表面效应、小尺寸效应、宏观隧道效应、量子尺寸效应。银纳米粒子能横穿血管，到达目标器官，能附在 DNA 单链中，可用于医疗诊断及治疗等领域。纳米银具有良好的广谱抗菌能力，应用在药膏中，可防止烧伤及开放性伤口表面被细菌感染。银纳米材料也应用于医疗器械、抗菌类医药、植入体、抗菌涂层等领域。

铂是唯一抗氧化直到熔点的金属，抗蚀性能优异，在室温下除王水外，几乎不与任何化学试剂反应，呈生物惰性，在铂中添加金、钯、铑、铱等元素，使其具有美丽素雅的色泽，具有最好的抗蚀性和加工性。常用的有铂合金、铂金合金、铂银合金等。铂族金属是重要的镶牙材料，具有良好的导电性和抗蚀性，还用作人工心脏的能源。

铂及其合金制造的微探针应用于神经系统检测，如神经修复装置、耳蜗神经刺激装置、膈神经刺激装置、视觉神经装置和心脏起搏器电极等。

钽、铌、锆具有很好的化学稳定性和抗生理腐蚀性，其氧化物基本上不被吸收和不呈现毒性反应，可以与其他金属结合使用而不破坏其表面的氧化膜。其表现出良好的生物相容性，但因其价格较贵，应用受限。

习　题

1. 生物金属材料植入人体一般会产生腐蚀，请详细阐述金属生物材料植入人体后可能发生的腐蚀问题及其可能引起的后果。

2. 阐述提高生物金属材料抗蚀性能的方法。

3. 生物金属材料植入体内后会发生一些什么问题?

4. 阐述生物金属材料不锈钢的特点。

5. 阐述不锈钢在临床上的应用。

6. 阐述不锈钢在人体内的腐蚀及其原因。

7. 阐述不锈钢中的镍对人体的影响及其原因。

8. 阐述高 N 无 Ni 奥氏体不锈钢的优势。

9. 阐述含 Cu 抗菌不锈钢的性能及用途。

10. 阐述钛合金耐腐蚀性强的原因。

11. 阐述钛合金生物材料的优点和缺点。

12. 阐述 β 钛合金的性质。

13. 简述添加其他元素对金属钛结构的影响。

14. 阐述怎样提高钛及其钛合金的耐磨性能和硬度。

15. 阐述在钴基合金中添加合金元素怎么改善钴基合金的性能。

16. 阐述钴基合金的性能。

17. 阐述生物金属材料铬钴合金的结构与制备工艺。

18. 阐述镁合金的性能。

19. 阐述镁－稀土合金的性能，以及 Y 和 Nd 的作用。

20. 阐述人体内蛋白质对镁合金的影响。

21. 阐述人体内葡萄糖对植入材料镁合金的影响。

22. 阐述金及金合金的性质及其在临床上的应用。

第6章
生物高分子材料

6.1 概述

生物高分子材料需要高分子化学、高分子物理、生物化学、合成材料工艺学、病理学、药理学、解剖学和临床医学等多方面的知识，还涉及许多工程学问题，如医疗器械设计、制造等。多学科的相互交融、相互渗透，促使生物高分子材料的种类越来越丰富，性能越来越完善，功能越来越齐全。应用智能分子设计，可以合成出具有生物医学功能的智能型生物高分子材料。除了大脑之外，人体的所有部位和器官都将可能用高分子材料取代，仿生人也有可能从科幻走向现实。

生物高分子材料制成的人工器官中，比较成功的有人工血管、人工食道、人工尿道、人工心脏瓣膜、人工关节、人工骨、整形材料等。需要完善的有人工肾、人工心脏、人工肺、人工胰脏、人工眼球、人造血液等。但是一些功能较为复杂的器官，如人工肝脏、人工胃、人工子宫等，则处于基础研究阶段。从应用情况看，人工器官的功能开始从部分取代向完全取代发展，从短时间应用向长时期应用发展，从大型向小型化发展，从体外应用向体内植入发展；人工器官的种类从与生命密切相关的部位向人工感觉器官、人工肢体发展。

生物高分子植入材料的一个巨大难题是材料的抗血栓问题。当材料用于人工器官植入体内时，必然要与血液接触。由于人体的自然保护性反应将产生排异现象，其中之一是材料与机体接触表面产生凝血，即血栓。出现血栓将造成手术失败，严重的还会危及生命。高分子材料的抗血栓研究是生物高分子材料研究中的关键性问题，至今尚未完全突破。

6.1.1　生物高分子材料的分类

不同学科领域对生物高分子材料的分类方式存在一定的差异，生物高分子材料随来源、应用目的等可以分为多种类型，生物高分子材料的名称在不同的学科也没有完全统一。

日本学者樱井靖久将生物高分子材料分为以下五大类：①与生物体组织不直接接触的材料：用于制造不直接与生物体组织接触的医疗器械和用品，如药剂容器、血浆袋、输血输液用具、注射器、化验室用品、手术室用品等；②与皮肤、黏膜接触的材料：用于制造需与人体肌肤与黏膜接触，但不与人体内部组织、血液、体液接触，要求无毒、无刺激，有一定的机械强度，如手术用手套、麻醉用品（吸氧管、口罩、气管插管等）、诊疗用品（洗眼用具，耳镜，压舌片，灌肠用具，肠、胃、食道窥镜导管和探头，腔门镜，导尿管等）、绷带、橡皮膏等。人体整容修复材料，如假肢、假耳、假眼、假鼻等；③与人体组织短期接触的材料：用于制造在手术中暂时使用或暂时替代病变器官的人工器官，如人造血管、人工心脏、人工肺、人工肾脏透析膜、人造皮肤等。使用中需与机体组织或血液接触，故一般要求有较好的生物体适应性和抗血栓性；④长期植入体内的材料：用于制造人工器官或医疗器具，植入人体内后将伴随人的终生，不再取出。要求有非常优异的生物体适应性和抗血栓性，并有较高的机械强度和稳定的化学、物理性质。包括：脑积水症髓液引流管、人造血管、人工瓣膜、人工气管、人工尿道、人工骨骼、人工关节、手术缝合线、组织黏合剂等；⑤药用高分子：包括大分子化药物和药物高分子。前者是指将传统的小分子药物大分子化，如聚青霉素；后者则指本身就有药理功能的高分子，如阴离子聚合物型的干扰素诱导剂。

也存在一些其他的分类方法。按材料的来源分类如下：①天然生物高分子材料，如胶原、明胶、丝蛋白、角质蛋白、纤维素、多糖、甲壳素、壳聚糖、贝壳、珊瑚等；②人工合成生物高分子材料，如聚氨酯、硅橡胶、聚酯等；③天然生物组织与器官：取自患者自体的组织，例如采用自身隐静脉作为冠状动脉搭桥术的血管替代物；取自其他人的同种异体组织，例如利用他人角膜治疗患者的角膜疾病；来自其他动物的异种同类组织，例如采用猪的心脏瓣膜代替人的心脏瓣膜用于治疗心脏病等。

按材料与活体组织的相互作用关系分类如下：①生物惰性高分子材料：在体内不降解、不变性、不会引起长期组织反应的高分子材料，适合长期植入体内；②生物活性高分子材料：指植入生物体内能与周围组织发生相互作用，促进机体组织、细胞等生长的材料；③生物吸收高分子材料：又称生物降解高分子材料，在体内逐渐降解，其降解产物能被机体吸收代谢或通过排泄系统排出体外，对人体健康没有影响，如用聚乳酸制成的体内手术缝合线、体内黏合剂等。

按医学用途分类如下：①硬组织相容性高分子材料：如骨科、牙科用高分子材料；②软组织相容性高分子材料；③血液相容性高分子材料；④高分子药物和药物控释高分子材料。

按与机体组织接触的关系分类如下：①长期植入材料，永久性地植入人体，完全替代原来器官或部位的功能，成为人体组织的一部分，如人工血管、人工关节、人工晶状体、人工心脏瓣膜、人工食道、人工气管、人工胆道、人工尿道、人工骨骼、义齿等；②短期植入（接触）材料，手术过程中暂时替代原有器官功能的较为大型的人工器官装置。如人工肾脏、人工心脏、人工肺、透析器、心肺机管路和器件等。这类装置的发展方向是小型化和内植化，最终能植入体内，完全替代原有器官的功能。能够内植的人工心脏在不远的将来可正式投入临床应用；③体内体外连通使用的材料，如心脏起搏器的导线、各种插管等；④与体表接触材料及一次性医疗用品材料，如注射器、手术钳、血浆袋等。

在临床应用中，医护人员更习惯将生物高分子材料分为两大类。一类是直接用于治疗人体某一病变组织、替代人体某一部位或某一器官、修补人体某一缺陷的材料，如用作人工管道（血管、食道、肠道、尿道等）、人造玻璃体（眼球）、人工器官（心脏、肾脏、肺、胰脏等）、人造皮肤、人造血管、手术缝合线、组织黏合剂、整容材料（假耳、假眼、假鼻、假肢等）。另一类则是用来制造医疗器械、用品的材料，如注射器、手术钳、血浆袋等。这类材料用来为医疗事业服务，本身不具备治疗疾病、替代人体器官的功能，不属于功能高分子材料的范畴。

我国通常将高分子药物单独列为一类功能性高分子，故不在生物高分子材料范围内讨论。

6.1.2 生物高分子材料的基本要求

生物高分子材料使用过程中，需与生物机体、血液、体液等接触，有些还须长期植入体内。生物高分子与人们的健康密切相关，对进入临床使用的生物高分子材料必须严格要求，其必须具有优良的特性。生物高分子材料的基本要求有 7 点。

1. 生物惰性

生物惰性指生物高分子材料在人体环境中保持稳定，与体液接触时不发生或仅发生微弱的化学反应。实际使用中不存在完全惰性的材料，生物惰性材料在机体内仅仅基本上不发生化学反应，它与组织间的结合主要是组织长入其粗糙不平的表面形成机械嵌联，即形态结合。

人体环境对生物高分子材料的主要影响有：体液引起聚合物降解、交联和相变化；体内的自由基引起材料氧化降解反应；生物酶引起聚合物分解反应；在体液作用下材料渗出添加剂或聚合物单体；血液、体液中的类脂质、类固醇及脂肪等物质渗入高分子材料，使材料增塑，降低材料的强度。

对生物高分子来说，在某些情况下，完全生物惰性也是不需要的，生物降解不都是消极的，有时也具有积极意义。如临床使用的黏合剂用于组织黏合，或者聚合物作为手术缝合线时，在发挥了相应的效用后，并不希望它们具备太好的化学稳定性，而是希望它们尽快地被组织分解、吸收或迅速排出体外。这种情况下，对生物高分子材料的附加要求：分解过程中，降解产物对人体无害或者低毒。

2. 不会引起炎症或异物反应

如果高分子材料本身对人体有害就不能用作生物材料，有些高分子材料本身对人体组织并无不良影响，但在合成、加工过程中不可避免地会残留一些单体或添加剂。植入人体后，这些单体或添加剂可能慢慢从内部迁移到表面，与周围组织发生作用，引起炎症或组织畸变，严重的可引起全身性反应。这类材料也不宜作为生物材料。

3. 不会致癌

人体致癌的原因是正常细胞发生了变异，当变异细胞以极其迅速的速度增长并扩散时，就形成了癌。引起细胞突变的因素是多方面的，有化学因素、物理因素，也有病毒因素。当生物高分子材料植入人体后，高分子材料本身的性质，如化学组成、交联度、分子量及其分布、分子链构象、聚集态结构、高分子材料中所含的杂质、残留单体、添加剂都可能诱发癌症。在排除了小分子渗出物的影响之后，与其他生物材料相比，高分子材料本身并没有比其他材料更多的致癌因素。

4. 良好的血液相容性

生物高分子材料植入人体后，需要长时间与体内的血液接触。因此，生物高分子对血液的相容性是所有性能中最重要的。高分子材料的血液相容性问题是一个非常棘手的问题，至今还没有完美地解决，尚未制得一种能完全抗血栓的生物高分子材料。

5. 长期植入体内不会减小机械强度

许多人工器官一旦植入体内，将长期存留，有些甚至伴随人的一生。因此希望植入体内的生物高分子材料在极其复杂的人体环境中，在相当一段时间内维持原有的机械强度。实际上，大多数情况是长期使用过程中，生物高分子材料受到各种因素的影响，其性能很难保持不变。人们努力的方向是希望变化缓慢一些，或者说生物材料的寿命尽可能长一些。一般而言，化学稳定性好、不含易降解基团的高分子材料，机械稳定性也比较好。如聚酰胺的酰胺基团在酸性和碱性条件下都易降解，用作生物材料时，会在短期内损失其机械强度，一般不宜选作植入材料。聚四氟乙烯化学稳定性较好，其在生物体内的稳定性也相对较好，可以用于植入材料。

6. 能经受必要的清洁消毒措施而不产生变性

生物高分子材料在植入体内之前，都要经过严格的灭菌消毒。灭菌处理有三种方法：蒸汽灭菌、化学灭菌、γ 射线灭菌。在选择材料时，生物高分子材料至少能耐受其中一种灭菌消毒方式。

7. 易加工

人工器官的形状非常复杂，用于人工器官的生物高分子材料应具有优良的成型性能。否则，即使各项性能都满足生物高分子材料的要求，也无法加工成所需的形状，仍然无法应用。生物高分子材料在生产、加工过程中应避免引入对人体有害的物质。生产过程中应严格控制原料的纯度，添加的加工助剂必须符合医用标准。生产环境应当达到适宜的洁净等级，符合国家有关标准要求。

与其他高分子材料相比，生物高分子材料的要求更加严格，不同用途的生物高分子材料往往又有一些具体要求。生物高分子材料进入临床应用之前，都必须对材料本身的物理化学性能、机械性能以及材料与实验动物及人体的相互适应性进行全面评价，然后经国家管理部门批准才能进入临床使用。

6.2 非降解型生物高分子材料

常用的非降解生物高分子材料有聚乙烯、聚氯乙烯、聚苯乙烯、聚丙烯、聚碳酸酯、聚甲基丙烯酸甲酯、尼龙、聚甲醛、聚四氟乙烯、聚醚酮、聚对苯二甲酸乙二酯、丙烯腈－丁二烯－苯乙烯塑料（acrylonitrile butadiene styrene plastic，ABS）。非降解型生物高分子材料，用于医疗器具的制造，如一次性输液器、注射器、输血器、采血器、胃管、肛管、导尿管等。医疗器材与生物体组织接触，器官对外物产生排斥作用，应用在这方面的高分子材料最好为惰性生物材料。

6.2.1 塑料类生物高分子材料

塑料类生物高分子材料有聚乙烯、聚丙烯、聚苯乙烯、聚氯乙烯和尼龙等。

6.2.1.1 聚乙烯生物材料

聚乙烯（polyethylene，PE）是乙烯单体经聚合反应制得的一种热塑性树脂。聚乙烯无臭、无毒，手感似蜡，具有优良的耐低温性能（最低使用温度可达 -100 ～ -70 ℃）。化学稳定性好，能耐大多数酸碱的侵蚀（不耐具有氧化性质的酸）。常温下不溶于一般溶剂，吸水性小，电绝缘性优良。

按照分子量高低不同，聚乙烯可分为低密度聚乙烯（low density polyethylene，LDPE）、高密度聚乙烯（high density polyethylene，HDPE）和超高密度聚乙烯（Ultra high density polyethylene，UHDPE）。LDPE 无味、无臭、无毒，表面无光泽，乳白色蜡状颗粒，密度约 0.920 g/cm^3，熔点 108 ～ 126 ℃。不溶于水，微溶于烃类等。能耐大多数酸碱的侵蚀，吸水性小，在低温时仍能保持柔软性，电绝缘性高。具有较好的伸长率、透明性、较高的耐冲力强度、较低的结晶度和软化点。LDPE 机械强度较差，耐热性差，耐环境应力开裂性较差。LDPE 可用作薄膜制品，如一次性医用手套、药品和医疗器械包装袋等。

HDPE 密度为 0.941 ～ 0.965 g/cm^3，圆柱状或扁圆状颗粒，颗粒光洁，无机械杂质，具热塑性。粉料为白色粉末，有时带微黄色。常温下不溶于一般溶剂，但在脂肪烃、芳香烃和卤代烃中长时间接触时能溶胀，70 ℃以上时稍溶于甲苯、乙酸戊酯中。在空气中加热和受日光影响发生氧化作用。能耐大多数酸碱的侵蚀。吸水性小，低温时仍能保持柔软性，电绝缘性高。HDPE 强度、硬度、耐磨性与耐溶剂性能优异，可用于人工踝骨、人工肾、人工肺、人工关节、人工骨、人工喉，矫形外科修补材料以及各种医用插管材料。

UHDPE 是指分子量为 100 万以上的聚乙烯，由乙烯聚合而成。它很难加工，具有超强的耐磨性、自润滑性，强度比较高，化学性质稳定，抗老化性能强。生物相容性和耐久性都较好，不会引起过敏。用于牙托材料、植入材料、整形材料、缝合线等领域，还用于医用手套等方面。

6.2.1.2 聚氯乙烯生物材料

聚氯乙烯（polyvinylchloride，PVC）为无定形结构的白色粉末，相对密度 1.4 左右，玻璃化温度 77 ～ 90 ℃，170 ℃左右开始分解，对光和热的稳定性差，在 100 ℃以上或经长时间阳光曝晒，就会分解产生氯化氢，进一步自动催化分解，引起变色，机械性能迅速下降，实际应用时需要加入稳定剂来提高 PVC 对热和光的稳定性。PVC 分子量在 5 万 ～ 11 万范围内，具有较大的分散性，分子量随聚合温度的降低而增加；

无固定熔点，80～85 ℃开始软化，130 ℃变为黏弹态，160～180 ℃开始转变为黏流态；有较好的机械性能，抗张强度60 MPa左右，冲击强度5～10 kJ/m^2；有优异的介电性能。

临床使用的聚氯乙烯要求外观色泽均匀，不允许有凹凸起皱、油污、异物、穿孔、杂质。水蒸气透过量不得过2.5 g/（m^2・24 h）。氧气透过量应不超过30 cm^3/（m^2・24 h・0.1 MPa）。纵向、横向拉伸强度平均值均不得低于44 MPa。聚合物中氯乙烯单体含量不得超过百万分之一。不得有溶出物，不含过量的易氧化物、不挥发物，以及重金属含量不得超过百万分之一。细菌数不得超过1000个/100 cm^2，霉菌、酵母菌不得超过100个/100 cm^2，不得检出大肠杆菌。

根据增塑剂含量，PVC可分为硬质和软质两种。它可以制成贮血袋、输液（血）器具、导液管、呼吸面具、肠道和肠道外营养管、腹膜透析袋、体外循环管路、膜式氧合器和血液透析管路、各种医用导管等一次性医疗用品，给治疗护理带来诸多方便，并能防止交叉感染，因此在临床上得到广泛使用。它的缺点是药物吸附、增塑剂毒性和非环境友好材料等。

某些药物在使用PVC输液器进行滴注时，其计用量与患者的临床反应不一致，特别是给药剂量小、浓度低的药物，对其剂量准确性和疗效的影响更大。有报道指出，用120 cm PVC管输注40 mg/mL安定的生理盐水溶液时，10 min后安定含量仅为原浓度的77.2%。0.5%硝酸甘油注射液25 mL经稀释后以15 mL/h速度流经PVC管4 h，药物损失44.4%。临床使用出现不良影响的药物有胰岛素、氯丙嗪、异丙嗪、苏拉西泮、氯美噻唑、盐酸硫利达嗪、他克莫司、盐酸地尔硫、盐酸三氟拉嗪及硝酸异山梨醇等十几种。PVC输液（血）器引起药物丢失的主要原因是PVC对药物的吸附作用。

临床使用的PVC大多为软制品，通常采用增加小分子增塑剂的方法达到降低材料硬度的目的，增塑剂的用量达到40%～60%。小分子增塑剂（如邻苯二甲酸二辛酯、邻苯二甲酸二异辛酯）会在PVC制品使用过程中不断渗出并迁移到制品表面。如PVC血袋中的增塑剂在4 ℃下就会渗出到血液中，储存2 d后血液中的增塑剂浓度达到0.5 mg/100 mL。增塑剂的渗透不仅造成材料性能的下降，缩短使用寿命，还会污染与之接触的血液和输送液；因增塑剂在体内难以代谢，积累后会危害人体的健康。血液中溶有增塑剂会引起肝脏病变和睾丸萎缩。增塑剂是否致癌仍存在争议，美国FDA和日本厚生劳动省在2002年分别对邻苯二甲酸二异辛酯增塑的PVC医疗器械进行安全性评价，认为邻苯二甲酸二异辛酯会给病人带来高危风险的手术有：新生儿换血治疗、新生儿体外循环膜式氧合手术、新生儿全肠道外营养（PVC袋装有脂质成分）、新生儿的多种治疗（蓄积）、青春期男性血液透析、孕期和哺乳期妇女血液透析、新生儿和成人的肠道营养、心脏移植和冠状动脉搭桥手术、严重创伤病人的大量输血和成人体外循环膜式氧合手术等。

PVC 塑料制成的输液管、包装袋、血袋、呼吸面具、食品袋等产品对人类发育繁殖有害。自然界的微生物不能分解 PVC 塑料制品，在高温炉内焚烧处理时，会产生对人体和环境均有害的二噁英。二噁英毒性很强，难以处理，又容易通过食物如牛肉、牛奶、鱼类等被人体吸收，因此有关专家建议应全面使用 PVC 替代材料。

6.2.1.3　聚苯乙烯生物材料

聚苯乙烯（Polystyrene，PS）是苯乙烯单体经自由基缩聚反应合成的聚合物，是一种无色透明的热塑性塑料，玻璃转化温度为 80～90 ℃，非晶态密度为 1.04～1.06 g/cm^3，晶体密度为 1.11～1.12 g/cm^3。通常的聚苯乙烯为非晶态无规聚合物，具有优良的绝热、绝缘和透明性，长期使用温度为 0～70 ℃，但性脆，冲击强度低，低温易开裂，较易老化。化学稳定性差，可以被多种有机溶剂（如芳烃、卤代烃等）溶解，会被强酸强碱腐蚀，不耐油脂，在受到紫外线照射后易变色。主要制造硬质产品，如注射器针筒及推进器、医疗用瓶、注射器托盘和包装材料等。

ABS 塑料有优异的机械强度和加工性能，可以弥补聚苯乙烯的不足。它的性能同其组成与相态结构有关。一般含丙烯腈 20%～30%、丁二烯 6%～35%、苯乙烯 45%～70%。因其组分、组成比和相态结构不同而呈现不同特性，它既保持了聚苯乙烯的光泽、加工流动性和耐腐蚀性，又具备橡胶的耐冲击性。虽然 ABS 塑料本身无毒，但由于含有丙烯腈单体，塑料中的丙烯腈单体会向药品迁移，迁移量与残留量呈显著的线性相关。丙烯腈单体毒性较大，长期接触会引起血液生化改变，甚至对肾、脑有损伤作用。ABS 塑料主要用于一次性医疗产品。

6.2.1.4　聚四氟乙烯生物材料

聚四氟乙烯（polytetrafluoroethylene，teflon），即特氟龙，是一种以四氟乙烯作为单体聚合制得的高分子聚合物，耐热、耐寒性优良，可在 -180～260 ℃长期使用。具有抗酸、抗碱、抗各种有机溶剂的特点，几乎不溶于任何溶剂，在王水中煮沸也不起变化。特氟龙具有耐高温的特点，摩擦系数极低。特氟龙无毒害，具有良好的生物相容性和血液相容性，可用于人工器官、组织修复、医用缝合线、医疗器械。

6.2.2 橡胶类生物高分子材料

6.2.2.1 硅橡胶

硅橡胶是指主链由硅和氧原子交替构成，硅原子上通常连有两个有机基团的橡胶。引入苯基可提高硅橡胶的耐高、低温性能，引入三氟丙基及氰基可提高硅橡胶的耐温及耐油性能。硅橡胶耐低温性能良好，在 –55 ℃下仍能工作，引入苯基后，可达 –73 ℃。硅橡胶的耐热性能也很突出，在 180 ℃下可长期工作，稍高于 200 ℃也能承受数周或更长时间仍有弹性，可耐 300 ℃以上的瞬时高温。

硅橡胶无色、无毒、耐高温、耐氧化，柔软性、透明性高。它的透气性好，氧气透过率在合成聚合物中是最高的。与人体接触时不容易出现排斥反应，植入人体组织后不会引起异物反应，不引发炎症。生物适应能力强，不与人体的毛细血管粘贴。毒性试验结果符合医用要求，生物相容性好，无致畸变作用，无致癌性，无过敏反应。具有优良的韧性和弹性，加工性能好，加工方式多样，可高温灭菌，是制作医用弹性体制品的首选材料。具有优异的耐磨性、软触感、耐湿性，且耐多种化学药品。

固体型硅橡胶可以代替骨或者软骨，作为组织充填或支架材料，可制成人工关节、人工肌腱来修复四肢关节及肌腱的缺损。硅橡胶在整容和修复方面取得了广泛的应用。用硅橡胶可修补面容的缺陷，治疗外耳的缺损，进行颅骨和胸部的整容手术，修补内脏，以及制成人工乳房等。泡沫型硅橡胶可以代替人体的脂肪组织，修复人体面部皮下组织缺损畸形，如半侧面部萎缩症。薄膜型硅橡胶用于腱鞘的代用品、肠外瘘内堵片等。利用硅橡胶制成脑积水引流装置，可治疗脑积水病。球形人造心脏瓣膜可代替损坏的心脏二尖瓣膜。硅胶避孕环具有安全、方便、可靠、长效等优点。硅胶静脉导管、胃管、导尿管等具有损伤小、刺激小的特点，可长期插入人体有关部位。液态型硅橡胶又称硅油，是一种低黏度的透明液体，利用粗注射针头将硅油注射至颅面部凹陷畸形部位，使用方便，可以塑形，不用住院，可在门诊治疗。

6.2.2.2 天然橡胶

天然橡胶是由有机化合物异戊二烯的聚合物、少量其他有机化合物杂质（蛋白质、脂肪酸、糖类等）以及水组成的材料，主要来自橡胶树的乳液。天然橡胶具有独特的物理和化学性质，由于每个重复单元的烯丙基 C—H 键减弱，天然橡胶容易硫化，也容易臭氧裂化。

由于含有一种高致敏性植物蛋白，橡胶配合剂 N－亚硝胺等对人体的刺激反应较大，只有经过纯化改性后，才能用于人体。天然橡胶的纯化使用脱酸蛋白净化法。纯化后的天然橡胶需选择适宜的硫化体系，如用有机过氧化物硫化或进行辐射硫化后制成需要的橡胶制品。天然橡胶弹性优良，用于各种管类、带类、塞类、手套、安全套类医用制品，但耐老化性较差，多用于体外医用橡胶制品。

6.2.2.3　聚氨酯橡胶

聚氨酯（polyurethane，PU）橡胶为聚合物主链上含有较多的氨基甲酸酯基团的系列弹性体材料，实为聚氨基甲酸酯橡胶，简称为聚氨酯橡胶或氨酯橡胶或聚氨酯弹性体。聚合物链除含有氨基甲酸酯基团外，还含有酯基、醚基、脲基、芳基和脂肪链等。聚氨酯橡胶随使用原料和配比、反应方式和条件等的不同，形成不同的结构和品种类型。

PU 分子主链由柔性链段和刚性链段镶嵌而成。柔性链段又称软链段，由低聚物多元醇（如聚酯、聚醚、聚丁二烯等）构成；刚性链段又称硬链段，由二异氰酸酯（如甲苯二异氰酸酯等）与小分子扩链剂（如二元胺和二元醇等）的反应产物构成。软链段所占比例比硬链段大。软、硬链段的极性强弱不同，硬链段极性较强，容易聚集在一起，形成许多微区分布于软链段相中，称为微相分离结构，它的物理机械性能与微相分离程度有很大关系。由于分子主链之间存在氢键作用力，因而具有高强度、高弹性。它具有硬度高、强度好、高弹性、高耐磨性、耐撕裂、耐老化、耐臭氧、耐辐射及良好的导电性等优点，在人体器官和医疗卫生器具方面具有广泛的用途。

6.2.3　聚酯类生物材料

6.2.3.1　聚甲基丙烯酸甲酯

聚甲基丙烯酸甲酯（polymethyl methacrylate，PMMA），又称作亚克力或有机玻璃。PMMA 的密度为 1.15～1.19 g/cm^3，分子量大约为 200 万，分子的链很柔软。强度比较高，抗拉伸和抗冲击的能力比普通玻璃高 7～18 倍。透光率较高，玻璃转化温度大约为 105 ℃。黏度较高，使用热加工方法时加工速度比较慢。PMMA 具有质轻、耐光老化、易于成型等优点。溶于有机溶剂，如苯甲醚等。

PMMA 可作为人工晶状体材料、隐形眼镜、内窥镜、假牙和牙托等制品。PMMA 的复合材料具有更优异的性能，可用于骨水泥、人工关节置换手术和人体颅骨修复。

6.2.3.2 聚碳酸酯

聚碳酸酯（polycarbonate，PC）是分子链中含有碳酸酯基的高分子聚合物，具有很强韧性的热塑性树脂。根据酯基的结构可分为脂肪族、芳香族、脂肪族－芳香族等多种类型。脂肪族 PC，如聚亚乙基碳酸酯、聚三亚甲基碳酸酯及其共聚物，熔点和玻璃化温度低，强度差。PC 密度为 1.18 ～ 1.22 g/cm^3，无色透明，耐热，抗冲击，在普通使用温度内具有良好的机械性能。

PC 耐弱酸、弱碱、中性油，不耐紫外线和强碱。PC 是几乎无色的玻璃态的无定形聚合物，有很好的光学性，折射率高。高分子量 PC 树脂有很高的韧性，弯曲模量可达 2400 MPa 以上，耐冲击性能好，可加工制成大的刚性制品。低于 100 ℃时，在负载下的蠕变率很低。PC 的缺点是耐水解稳定性不高，对缺口敏感，耐有机化学品性、耐刮痕性较差，耐磨性差，长期暴露于紫外线中会发黄。和其他树脂一样，PC 容易受某些有机溶剂的侵蚀。PC 材料具有阻燃性、抗氧化性，加工性能好。PC 制品可经受蒸汽、清洗剂、加热和大剂量辐射消毒，不发生变黄和物理性能下降，具有良好的生物相容性和生物可降解性。

聚碳酸酯常应用于人工肾血液透析设备和其他需要在透明、直观条件下操作并需反复消毒的医疗设备中，如外科手术面罩、一次性牙科用具、血液分离器等，也可应用于药物缓释载体、手术缝合线以及骨骼支撑材料等。

6.3 可降解生物高分子材料

可降解生物高分子材料指在一定条件下、一定时间内能被细菌、霉菌等微生物在酶或者化学水解作用下发生降解的高分子材料，主要包括天然高分子与合成高分子两大类。天然高分子包括纤维素、木质素、甲壳素、淀粉、蛋白质、天然橡胶以及其他多糖等。合成可生物降解型高分子材料主要有脂肪族聚酯、聚酯醚、聚膦腈、聚原酸酯、聚碳酸酯、聚酸酐、聚氨基酸等。许多生物高分子材料只是起到暂时替代作用，例如高分子手术缝合线用于缝合体内组织时，当机体组织痊愈后，缝合线的作用即告结束，这时希望用作缝合线的高分子材料能尽快分解并被人体吸收，以最大限度地减少高分子材料对机体的长期影响。降解生物高分子材料容易在生物体内分解，参与代谢，并最终排出体外，对人体危害小，因而越来越受到人们的重视。

6.3.1 可降解生物高分子材料的性质

6.3.1.1 生物降解

生物降解指生物材料在生物体内通过溶解、酶解、细胞吞噬等作用，在组织长入的过程中不断被吸收或从体内排出，修复后的组织完全替代植入材料的位置，而生物材料在体内不存在残留。生物降解受生物环境多种因素影响，如体液性质、细胞、酶、微生物及动物种类等其他生物学因素共同作用，是极复杂的生物化学变化。生物高分子材料是最易发生生物降解的生物材料，主要有三种降解机制：①通过主链上不稳定键水解，生成低分子量的水溶性分子；②通过侧链基团水解、离子化或质子化，变成水溶性高分子；③水解掉不稳定的交联链，变成可溶于水的微型高分子。生物高分子材料的降解产物（单体、低聚体或碎片）应该无毒，对人体无副作用。材料一旦在体内降解后，即进入人体的代谢循环，可降解生物高分子材料应当是正常代谢物或其衍生物通过可水解键连接起来的。一般情况下，C—C 键形成的聚烯烃材料在体内难以降解。只有某些具有特殊结构的高分子材料才能够被某些酶所降解。生物降解产物可通过机体的新陈代谢被吸收或排出。

高分子材料在体内最常见的降解反应为水解反应，包括酶催化水解和非酶催化水解。能够通过酶专一性反应降解的高分子材料称为酶催化降解高分子材料，而通过与水或体液接触发生水解的高分子材料称为非酶催化降解高分子材料。严格意义上讲，只有酶催化降解才称得上生物降解，但在实际应用中将这两种降解统称为生物降解。

6.3.1.2 降解速率

用于人体组织治疗的可降解生物高分子材料，其分解和吸收速率必须与组织愈合速度同步。人体不同组织不同器官的愈合速度是不一致的，如表皮愈合一般需要 3 ～ 10 d，膜组织的痊愈需要 15 ～ 30 d，内脏器官的康复需要 1 ～ 2 个月，硬组织如骨骼的痊愈则需要 2 ～ 3 个月等。可降解生物高分子植入材料在组织或器官完全愈合之前，必须保持适当的机械性能和功能。机体组织痊愈后，植入材料应尽快降解并被吸收，以减少材料长期存在所产生的副作用。针对不同的组织，应该依据各组织的不同痊愈时间选择适宜的材料。

影响可降解生物高分子材料吸收速率的因素包括高分子主链和侧链的化学结构、分子量、凝聚态结构、疏水 / 亲水平衡、结晶度、表面积、物理形状等。其中主链结构和聚集态结构对降解吸收速率的影响较大。

酶催化降解和非酶催化降解的结构与降解速率关系不同。非酶催化降解高分子的降解速率由主链结构（键型）决定。主链上含有易水解基团，如酸酐、酯基、碳酸酯的高分子，通常有较快的降解速率。酶催化降解高分子的降解速率与酶和待裂解键的亲和性有关。酶与待裂解键的亲和性越好，降解越容易发生，与化学键类型关系不大。低分子量聚合物的溶解或溶胀性能优于高分子量聚合物，对于同种高分子材料，分子量越大，降解速率越慢。亲水性强的高分子能够吸收水、催化剂或酶，一般有较快的降解速率。含有羟基、羧基的可降解生物高分子材料，不仅具有较强的亲水性，而且其本身具有自催化作用，比较容易降解。相反，在主链或侧链含有疏水长链烷基或芳基的高分子，其降解性能往往较差。固态下高分子链的聚集态可分为结晶态、玻璃态、橡胶态。如果高分子材料的化学结构相同，那么不同聚集态的降解速率有以下顺序：橡胶态＞玻璃态＞结晶态。聚集态结构越有序，分子链之间排列越紧密，降解速率越低。

6.3.2 几种可降解生物天然高分子材料

临床应用的可降解生物天然高分子材料包括蛋白质和多糖两类。它们主要在酶的作用下降解，降解产物包括氨基酸、糖等化合物，可参与体内代谢，并作为营养物质被机体吸收，这类材料是最理想的可降解生物高分子材料。白蛋白、葡聚糖和羟乙基淀粉在水中是可溶的，临床用作血容量扩充剂或人工血浆的增稠剂。胶原、壳聚糖等在生理条件下是不溶性的，可用于植入材料。

6.3.2.1 胶原

胶原是哺乳动物体内含量最多的一类蛋白质，存在于从低等脊椎动物的体表到哺乳动物机体的一切组织中。已发现有 27 种不同类型的胶原，不同类型的胶原定位于体内的特定组织，也有 2～3 种不同的胶原存在于同一组织中。按胶原发现先后次序将其分为Ⅰ型胶原、Ⅱ型胶原、Ⅺ型胶原等，其中Ⅰ～Ⅲ、Ⅴ和Ⅺ型胶原为成纤维胶原。Ⅰ型胶原在动物体内含量最多，可用于生物材料。胶原蛋白是动物体内重要的蛋白质，结缔组织除了含 60%～70% 的水分外，胶原蛋白占了约 20%～30%。牛和猪的肌腱、生皮、骨骼是生产胶原的主要原料。

胶原纤维内部，原胶原蛋白分子呈 1/4 交替平行排列，一个原胶原的头部与下一个原胶的尾部有一个小的间隙分割，这种排列在胶原纤维上形成长度为 67 nm 的周期性横纹。平行排列的分子通过原胶原分子 N 末端与相邻原胶原分子 C 末端的赖氨酸或羟赖氨酸间形成共价键加以稳定。胶原由结构上略有不同的一组蛋白质构成，它由 3 条多肽链彼此以超螺旋的形式缠绕而成。胶原单体是长圆柱状蛋白质，胶原分子的两端存在两个小的短链肽，称为端肽，不参与三股螺旋绳状结构。端肽是免疫原性识别点，可通过酶解将其除去。除去端肽的胶原称为不全胶原，可用作生物材料。

胶原蛋白海绵、丝线和薄膜用于心脏血管、神经、口腔、骨科、皮肤、妇产等外科手术止血。伤口敷料和人工皮肤用于烧伤及慢性溃疡等伤口的愈合。人工血管和心脏瓣膜用于心脏外科手术。眼角膜保护材料用于促进眼角膜上皮细胞愈合。胶原蛋白膜用于口腔外科，促进牙周膜再生和作为口腔吸收性敷料。注射式胶原蛋白用于整形外科去除皱纹、软组织丰满填充、治疗尿失禁与尿液回流以及骨科组织再生填料；用于植入细胞作为组织、器官再生模板；用于制造人工皮肤、人工食道、人工器官、烧伤保护膜等。骨生长因子混合胶原蛋白膜、组织与骨修复用胶原蛋白、整形外科用胶原蛋白和骨骼修复剂、用于美容外科的高密度细纤维胶原蛋白中的胶原在应用时必须交联，以控制其物理性质和生物可吸收性。戊二醛和环氧化合物是常用的交联剂，残留的戊二醛会引起生理毒性反应，因此必须使交联反应完全。胶原交联以后，酶的降解速率显著下降。

6.3.2.2　明胶

明胶是胶原变性所得的产物，是一种蛋白质分子，具有与蛋白质类似的特性，但由于分子结构的特殊性，决定了其物理和化学性质的独特之处。常温下，明胶不溶于水，但浸泡在水中时，可吸收 5～10 倍的水而膨胀软化。加热时，明胶溶解成胶体，冷却至 35～40 ℃以下，成为凝胶状；如果将水溶液长时间煮沸，明胶会分解而发生性质改变，冷却后就不会形成凝胶。明胶不溶于乙醇、乙醚和氯仿，溶于热水、甘油、丙二醇、乙酸、水杨酸、苯二甲酸、尿素、硫脲、硫氰酸盐和溴化钾等。浓度在 5% 以下时明胶不凝固，浓度为 10%～15% 时，溶液形成凝胶。形成凝胶的温度随浓度、共存的盐类和 pH 值而变化。黏度及凝胶强度与质量分布情况有关，同时还受到 pH 值、温度和电解质的影响。在明胶溶液中加入甲醛，会变成不溶于水的不可逆凝胶。明胶易吸湿，因细菌而腐败，水解时得到各种氨基酸。

明胶的原料有牛皮、牛骨、猪皮、鱼皮、鱼鳞和鸡皮等，纯化的医用级明胶比胶原成本低，在机械强度要求较低时可以替代胶原用于医学领域。明胶因其生物可降解性、良好的生物相容性和成膜性而成为制备胶囊壳的主要原料。但是，明胶胶囊也存在不足：①由于存在醛基、亚胺或酮类等基团，胶囊在储存过程中易发生交联，形成稳定的明胶网络，减缓胶囊的溶出，降低其生物利用度；②明胶来源于动物的皮或骨，给素食主义者用药造成不便；③明胶胶囊壳材料来源于动物皮或骨，易传播传染性海绵状脑病——疯牛病；④软胶囊囊壳机械特性易受温度和水分影响——囊壳中加入增塑剂，增加了氧渗透率和水分在囊壳和胶囊内容物间的转移，极少量的水分变化就会对药物的溶出造成很大影响；⑤软胶囊存在药物迁移的现象。为了克服明胶胶囊的缺陷，可以使用植物胶（魔芋胶、阿拉伯胶等）、微生物胶（黄原胶、结冷胶等）、海藻胶（卡拉胶、海藻酸盐类等）、淀粉等。

明胶经改性后凝固点降低，在较低的温度下保持液体状态，是一种良好的血浆替代品，主要用于手术创伤、低血容量性休克等的补充血容量，聚明胶肽已被 WHO 列为基本药物。国内应用较多的血浆扩容剂有聚明胶肽注射液和琥珀酰明胶注射液。明胶作为血浆容量扩充剂，解决了临床血源紧张、输血时的血型匹配等问题。

明胶可能会产生的毒副作用，导致急性肾损伤的发病率增加，减少凝血因子Ⅷ、Ⅰ和血管性血友病因子，降低血小板数量，诱导纤维蛋白聚合紊乱，延长出血时间，引起严重的过敏反应等。

明胶具有良好的生物相容性、无免疫原性、生物可降解性且体内降解后不产生其他副产物，是一种优良的组织工程材料。骨组织支架需具有生物活性和足够的机械强度，且易于细胞黏附，但明胶在体内降解速率较快，机械性能差。为了改善骨组织支架的性能，基于聚己内酯具有良好的机械性能、在体内降解速率与骨生长速率相当、磷酸钙修饰后的明胶具有很好的矿化作用，制备 3D 双层支架——磷酸钙修饰的明胶/聚己内酯支架，可以弥补明胶在体内降解速率快、机械性能差等问题。为了使明胶制品具有适当的机械性能，还可加入甘油或山梨糖醇等增塑剂，用戊二醛和环氧化合物作交联剂，降低明胶降解速率。

6.3.2.3 纤维蛋白

纤维蛋白是纤维蛋白原的聚合产物，纤维蛋白原是存在于动物体的血液中的血浆蛋白质。纤维蛋白原分子量在 330 000 ～ 340 000 范围内，由三对肽链构成。除了氨基酸，纤维蛋白原还含有糖基。人体内纤维蛋白原的主要功能是参与凝血过程。

纤维蛋白具有良好的生物相容性，具有止血、促进组织愈合等功能。纤维蛋白的降解包括酶降解和细胞吞噬两种过程，降解产物可以被机体完全吸收。降解速率从几天到几个月不等，控制降解速率的方法是交联和改变聚集状态。人的纤维蛋白或经热处理后的牛纤维蛋白已用于临床。纤维蛋白粉可用作止血粉、创伤辅料、骨填充剂（修补因疾病或手术造成的骨缺损）等。纤维蛋白飞沫由于比表面积大，可用作止血材料和手术填充材料。纤维蛋白膜用作硬脑膜置换、神经套管等。纤维蛋白胶是以纤维蛋白为主要成分制成的一种生物蛋白制剂，具有良好的黏结作用和可注射性，生物相容性良好，易于被人体吸收。主要用于伤口止血、促进伤口愈合、封闭组织缺损、防止组织粘连，以及作为某些药物的缓释载体。作为载体应用于组织工程软骨、骨、上颌骨、牙周骨、心肌等领域。

6.3.2.4　甲壳素与壳聚糖

甲壳素又名甲壳质、几丁质，是由 β-（1,4）-2- 乙酰氨基 -2- 脱氧 -D- 葡萄糖（N- 乙酰 -D- 葡萄糖胺）组成的线性多糖，呈灰白色或白色片状、半透明、略有珍珠光泽的无定性固体。分子量从数十万到数百万不等。不溶于水、稀碱、稀酸及一般的有机溶剂，可溶于浓的盐酸、硫酸、硝酸、甲磺酸、甲酸、六氟丙醇、六氟丙酮以及含有 5% 氯化锂的二甲基乙酰胺。存在于昆虫壳皮、虾蟹外壳以及真菌细胞中。

壳聚糖是甲壳素脱乙酰基后的产物，由甲壳素在 40% ～ 50% 浓度的氢氧化钠水溶液中 110 ～ 120 ℃下水解 2 ～ 4 h 得到，具有良好的生物相容性和生物可降解性。壳聚糖的外观呈半晶体状态，晶体化程度与去乙酰化相关。50% 去乙酰化时，晶体化程度最低。壳聚糖能溶解于有机酸，如甲酸和乙酸的稀溶液中。

甲壳素及壳聚糖的生物活性：

第一，抗菌、杀菌作用。脱乙酰度为 30% 和 70% 的甲壳素能提高宿主抗仙台病毒及大肠杆菌感染能力。壳聚糖可抑制细菌、霉菌生长。

第二，抗肿瘤作用。甲壳素为带正电荷的阳离子电解质，可选择性地凝聚白血病的 L1210 细胞、埃利希氏腹水癌细胞，通过活化免疫系统来发挥作用，从而抑制肿瘤细胞的生长和转移。对正常的红血球和骨髓细胞无影响。癌毒素导致血清中铁质下降，铁质下降导致贫血。癌毒素还会导致饱食神经兴奋及分解体内的脂肪，使得食欲下降，导致肿瘤患者骨瘦如柴，痛苦不堪。甲壳素可以抑制癌毒素，使肿瘤患者不会贫血，且食欲很好，解除癌症患者的部分痛苦。一般肿瘤患者的体液均为酸性化，甲壳素可以使体液呈弱碱性，吞噬细胞在体液 pH 值为 7.4 左右时最活跃，可大量吞噬癌细胞。

第三，促进组织修复及止血。甲壳素及其降解产物都带有正电荷，可以从血清中分离出血小板因子 -4，增加血清中 H6 水平，或促进血小板聚集或凝血素系统。甲壳素具有促进伤口肉芽组织生长、提高愈合速度、抑杀各种细菌、促进内皮生长、减少纤维组织增生和瘢痕形成的作用。甲壳素在外科领域如治疗外伤、烧伤、褥疮等方面有着广泛的使用价值。甲壳素能够激活凝血过程中的某些环节。甲壳素的氨基带正电荷，与神经细胞表面含负电荷的氨基酸残基受体相互作用，促进凝血过程。与“甲壳素"患处血小板凝聚，刺激血小板加速凝固过程。甲壳素作为止血剂有促进伤口愈合、抑制伤口愈合纤维增生、促进组织生长的功能，对烧伤、烫伤有独特疗效。

第四，增强免疫力。壳聚糖能增强巨噬细胞的吞噬作用和水解酶的活性，刺激巨噬细胞产生淋巴因子，启动免疫系统，不增加抗体的产生。

第五，壳聚糖为天然抗酸剂，具有中和胃酸、抗溃疡作用，还可降低肾病患者血清胆固醇、尿素及肌酸水平。

甲壳素能为机体组织中的溶菌酶所分解，用于制造吸收型手术缝合线，其抗拉强度优于其他类型的手术缝合线。兔体内试验发现，甲壳素手术缝合线 4 个月内可以完全吸收。甲壳素具有促进伤口愈合的功能，可用作伤口包扎材料。甲壳素膜具有减轻疼痛和促进表皮形成的作用，可用于覆盖外伤或新鲜烧伤的皮肤创伤面，是一种良好的人造皮肤材料。

壳聚糖可以制作人工皮肤，其与细胞能够发生非特异性吸附，有利于细胞在其表面黏附。壳聚糖的纤维刚性结构可以增强真皮基质的机械耐受力，延长创面细胞胶原酶对真皮基质的降解时间。以胶原和壳聚糖为原料制备的三维多孔结构的胶原–壳聚糖/硅橡胶双层皮肤支架，可以在原位诱导真皮再生。壳聚糖可以作为骨组织材料，能够提供软骨细胞生长的三维环境并用于体内构建软骨组织。人工神经组织工程支架材料，不仅需要不影响周围正常神经的功能，还要能促进神经再生，为雪旺细胞的附着、迁移、增殖发挥正常功能提供条件。壳聚糖是一种理想的人工神经组织工程支架材料。应用壳聚糖神经导管桥接大鼠坐骨神经缺损，术后再生完全，导管大部分被降解吸收，再生神经功能良好。壳聚糖纤维不仅与雪旺细胞具有良好相容性，而且对在其表面培养的雪旺细胞形成髓鞘可能有诱导作用。壳聚糖是制备神经介入通路导管的理想材料。

6.3.2.5 丝素蛋白

丝素蛋白是天然蚕丝经脱胶工艺后得到的天然高分子纤维蛋白，是蚕丝蛋白的主要构成成分。丝素蛋白具有良好的柔韧性、抗拉伸强度、透气透湿性、缓释性和三维孔隙结构等。丝素蛋白对人体无毒害作用，安全可靠，具有良好的生物相容性，降解产物无毒性，降解速率可控。

丝素蛋白包含无卷曲、silk Ⅰ、silk Ⅱ、silk Ⅲ四种结构，其中 silk Ⅰ、silk Ⅱ构型可从溶解状态的丝中获得。Silk Ⅰ结构包括无规线团与 α–螺旋，亲水性好，不易沉淀，形态较为稳定，常在浓溶液中获取。Silk Ⅱ构型在稀溶液中获取，结构呈现反平行 β–折叠，相邻链段的分子内氢键及分子间引力使结合非常紧密，抵抗外力拉伸的能力强，丝素蛋白具有较好的可溶性和生物力学性能。

丝素蛋白水解成分子量较小的能透过半透明的中间产物称为肽，彻底水解便成为丝氨基酸、丝肽。丝素蛋白经过处理得到不同形态的成品，如纤维、微胶囊、溶液、粉、膜及凝胶等。丝素蛋白与人体皮肤蛋白均属于纤维蛋白，结构高度相似，故丝素蛋白及其水解产物与人体皮肤的亲和性优于其他天然蛋白。由于它具有独特的理化性能，丝素蛋白被用于缓释剂、人工组织器官等。对丝素蛋白进行化学修饰，可以提高丝素蛋白的性能，使其更好地应用于生物材料领域。

高纯度丝素蛋白用于制备成多孔、膜状、管状等形态的生物材料，可实现多元化的功能、结构、空间设计。在骨修复方面，丝素蛋白与HAP结合形成复合材料，可弥补HAP存在的压缩强度低、抗疲劳度差、替代速度慢、植入后在体内出现疏松、迁移扩散产生的破坏性问题。丝素蛋白富含的羟基与羧基能与钙离子紧密结合，诱导HAP在丝素蛋白上形成矿化微晶，形成自组装纳米复合材料，即仿生骨的智能生长载体。丝素蛋白对软骨细胞具有良好的吸附作用，可在骨修复过程中维持软骨细胞正常的形态和功能。冷冻干燥、高压静电纺丝等工艺，可实现在体外制备软骨细胞天然支架。将丝素蛋白与其他可吸收类材料——如聚丙交酯、聚己内酯、聚乙交酯复合丙交酯结合，使其具备更加优异的力学性能和延展性能。

丝素蛋白可用于抗凝血材料，丝素蛋白中含有许多由6个氨基酸（Gly–Ala–Gly–Ala–Gly–Ser）残基交替排列的结构。根据遗传因子排列的理论，以这6种残基的重叠结构为主的物质，其中Ser之间的距离，与肝磷脂中抗凝血作用的重要因素硫酸基的距离十分相似，故若在Ser中导入硫酸基，则丝素将具有抗凝血作用。用氯化硫酸来溶解丝素，产品抗血液凝固活性提高100倍。硫酸化丝素的抗凝血性能与引入的硫酸基含量有关。将丝素蛋白制成薄膜，用二氧化硫等离子体处理后在材料表面引入磺酸基团，或者丝素蛋白膜用氨气等离子体处理后在表面接入氨基，利用1，3–丙磺酸内酯与氨基的反应在材料表面接枝磺酸基团。两种处理方法均能在丝素蛋白膜表面接枝磺酸基团，处理后显著提高材料的抗凝血性能。以丝素蛋白膜为基质，利用等离子体处理辅助共价交联方法对血管性血友病因子抗体进行固定化，固定化后可以改善材料的抗凝血性能。

用丝素蛋白制备的人造血管在体内不会引起过敏或致癌作用，还可与活体组织相连，生长出与真血管一样的外壁和内膜。我国从1957年开始研制桑蚕丝人造血管，取得了很好的效果。将直径为8～10 mm、长度为30～50 mm的真丝人造血管移植于狗的胸（或腹）主动脉，移植后的血管比较通畅，1个月后可形成新生的内膜和外膜，无细胞毒性。

丝素蛋白制造的人工器官为人工皮肤，以丝素蛋白制成的丝素膜适用于治疗浅度烧伤、创伤和整形取皮区等处的缺损皮肤。烧伤的临床治疗，丝素蛋白暂时性皮肤代替物的性能优于猪皮或创可贴，透明的丝素蛋白膜有利于观察创面情况，创面的痛感较弱，丝素蛋白膜与创口贴合紧密，且不易融化，可以防止感染，同时又保持良好的透气性。丝素蛋白还可以促进皮肤细胞生长，促进创伤愈合。丝素蛋白生物材料为软组织材料，要求材料有一定的柔韧性。除了丝素蛋白膜之外，丝素蛋白材料的柔韧性和强度等还达不到其他生物材料实用性的要求。

6.3.2.6 纤维素

纤维素是由葡萄糖组成的多羟基葡萄糖聚合物，是在自然界中分布广、含量多的一种多糖。它是植物细胞壁的主要成分，通常与半纤维素、果胶和木质素结合在一起。纤维素分子链柔顺性差，通常为半刚性的，稳定性好。纤维素分子有极性，分子链之间相互作用力很强。纤维素中的六元吡喃环结构致使内旋转困难，分子内和分子间能形成氢键（特别是分子内氢键）使糖苷键不能旋转，从而增加了其刚性。

纤维素的特点有：①分子链上有很多羟基，易于转化、设计，加工工艺比较简单、成本低、加工过程无污染；②可以被微生物完全降解，这不同于利用天然生物材料与聚烯烃共混制得的生物降解材料，天然生物材料可以被生物降解，但聚烯烃却不能或很难发生生物降解；③材料本身无毒；④具有优良的生物相容性。

人体消化道内不存在纤维素酶，不能消化纤维素。通过化学改性，纤维素可以制成多种用途的生物材料，能以粉状、片状、膜纤维以及溶液等不同形式出现，扩大了纤维素生物材料的应用范围。

吸水性好的棉和黏胶等纤维素，适合于制备创面用敷料。棉纱布用于伤口护理，黏胶无纺布也是很重要的生物材料。醋酸纤维素是亲水性材料，耐弱酸稀溶液，耐微生物，生物相容性良好，易成膜，用作血液透析和血液过滤膜。纤维素磷酸钙用于防止肾结石患者吸附过量钙的吸附钙离子药物。纤维素醚类、醋类用作药品的崩解剂、成片助剂或药用薄膜包衣材料等。纤维素生物材料也可用于缝合线、可吸收止血材料等。可吸收止血材料的特点是体内可自行吸收，手术后不用取出，常用于体内微细血管的止血。该种材料有絮状、海绵状、针织物等形式。氧化纤维素和絮状氧化纤维素材料是纤维素的衍生物，可用作可吸收止血纱布，既能止血，又能被身体吸收。

羧甲基纤维素是一种水溶性纤维素衍生物，它是在碱性条件下用氯乙酸处理纤维素制备获得的。羧甲基化处理可以将棉和黏胶纤维制成具有高吸湿性的羧甲基纤维素纤维。通过处理改善了以棉或黏胶纤维为原料的医用敷料的性能，可用于对脓、血的伤口护理。羧甲基化纤维维持了纤维的强度和柔软性，有很好的手感。与水接触时，纤维结构中的羧甲基基团将大量的水分吸入纤维的内部，使敷料形成一种水凝胶体。因为敷料黏合性低，伤口愈合时可很方便地从伤口上去除。这类敷料具有高吸湿性和形成胶体的能力，可处理渗出液比较多的伤口，如溃疡、手术伤口、植皮伤口、Ⅰ度和Ⅱ度烧伤，以及其他伤口。

再生纤维素分离膜是一类重要的膜材料，它的优点是力学性能良好、亲水、对蛋白质和血球吸附少、耐 γ 射线、耐热、稳定、生物相容性好和安全等。大量的羟基使其易于修饰、改性，使用后易于处理，可以在微生物的作用下完全分解成 CO_2 和水，不会污染环境。再生纤维素分离膜主要用于肾透析等领域。纤维素气凝胶具有高通透性的纳米孔三维网络结构、极高的孔隙率、极低的密度、高比表面积等特点，其性能优于微米和毫米量级孔洞结构的多孔材料，在生物医药等方面具有良好的应用潜力。但是，纤维素气凝胶的制备方法复杂、成本较高。

纤维素类水凝胶具有优异的吸水性、保水性和“智能”性，水凝胶被应用于药物传输系统、组织工程和再生医学等领域。纤维素水凝胶具有良好的生物相容性，可参与人体新陈代谢，对人体无刺激性、无副作用。采用冷冻 – 解冻技术制备的聚乙烯醇 / 纤维素纳米晶须复合水凝胶，具有良好的力学、阻隔和抗菌性能，是优异的伤口敷料材料。再生纤维素水凝胶可用于人体植入体，起组织连接作用，在体内能长时期保持性质和形态的稳定。纤维素水凝胶也可作为植入材料用于整形外科，纤维素及其衍生物有较好的生物相容性，它们的力学性能与人体组织匹配恰当，可用于制备透析膜、药物缓释系统和组织工程。由微生物合成的细菌纤维素具有高保水性、高结晶度、超细纳米纤维网络和高强度等优势，是性能良好的纳米生物材料。

6.3.2.7　透明质酸

透明质酸又名玻尿酸，是一种广泛存在于自然界的多糖高分子聚合物，和水结合后形成黏弹性的物质。它是构成人体细胞间质、眼玻璃体、关节滑液等结缔组织的主要成分，在体内发挥保水，维持细胞外空间，润滑关节，调节渗透压、血管壁的通透性、蛋白质、水电解质扩散及运转，促进细胞修复和创伤愈合的生理功能。还具有组织稳定、结合力强、黏弹性高、物种和组织的差异性弱、无免疫原性等特性。透明质酸在人体生理过程中起着关键的作用，如组织水合、合成糖蛋白、细胞分化、运动、增殖和血管生成等。胚胎组织中透明质酸是细胞基质的重要成分，在肢体形成的增殖阶段由中胚层细胞大量产生。它是天然软骨细胞的一种重要的细胞基质成分，可将其用于软骨组织工程中。

透明质酸含有大量的羧基和羟基，在水溶液中形成分子内和分子间的氢键，具有强大的保水作用，可结合自身500～1000倍自身体积的水。透明质酸是具有较高临床价值的生物材料，可用作眼科人工晶状体植入手术的黏弹剂、骨关节炎和类风湿关节炎等关节手术的填充剂，作为媒介应用于滴眼液中，还用于预防术后粘连和促进皮肤伤口的愈合。透明质酸与其他药物反应形成的化合物对药物发挥缓释作用，可实现定向和定时释放的目的。还可用于角膜移植、抗青光眼手术、心脏内科和癌症治疗等领域。

由透明质酸苯酯为原料制备的微孔膜可用于培养和输送活性角质化细胞治疗烧伤、慢性溃疡。透明质酸苯酯无纺布具有优异的细胞相容性，用于重建软骨组织工程，作为培养人体鼻中隔软骨细胞的骨架材料。

自体软骨组织工程是修复软骨缺损的一个有效方法，先从软骨活组织中提取少量的软骨细胞，将细胞进行扩增，然后将这些细胞接种在骨架材料中，培育成三维构型的有机体。移植前将骨架材料制成一定的形状，骨架材料无细胞毒性，细胞分布均匀，合成的细胞外基质成分达到结缔组织类软骨要求。软骨细胞培养的骨架材料需要具备一定的化学性质，满足细胞培养过程中细胞生长所需的条件。骨架材料具有适宜的立体结构、良好的生物相容性等。在透明质酸苯酯的无纺布材料中培养的人软骨活细胞，具有良好的细胞黏附性、相容性、增殖、活性以及分布。接种了软骨细胞的骨架材料稳定性增强，没有接种细胞的骨架材料快速水合，大约2周后开始溶解。接种在骨架材料上的细胞黏附在纤维上，在骨架材料内扩增，细胞分布均匀，高活性的细胞超过90%。接种在无纺布材料中的细胞具有软骨特有的Ⅱ型胶原的生物学行为，这些细胞进一步分化为软骨细胞。透明质酸苯酯骨架材料中培养的人体软骨细胞具有类似于软骨的稳定性和相容性，软骨胶原稳定了软骨细胞周围的细胞外基质，确保软骨类组织的生长。基于临床对骨架材料物理形态的需求，以海绵形式制成的骨架材料比无纺布材料更方便，更能模拟人体细胞的生理环境。

非穿透性小梁切除手术造出的巩膜角膜空间起着眼房水减压空间的作用，引流管从那儿排出房水，降低眼内压。网状的透明质酸植入物能支撑眼房水减压空间，网状结构能减少透明质酸钠的降解，并能将减压空间保持在比外部过滤更好的生理条件下。较长时间存在的眼房水减压空间，增加从引流管内排出房水，更好地控制眼压。较长时间（至少6个月）存在的透明质酸钠植入物维持了房水减压空间，在手术部位开辟了一条新的房水排出途径，增加了流经巩膜的房水流量。减压空间内慢慢释放的透明质酸植入物能滋养手术创伤组织，提高它们的引流功能。植入物降解后，就留下一个成型很好的巩膜保护区。

6.3.3 可降解合成生物高分子材料

尽管可降解天然生物高分子材料具有良好的生物相容性和生物活性，但来源有限，不能满足临床医疗的需求。因此，需要发展人工合成的可降解生物高分子材料。生物吸收合成高分子材料能够在温和生理条件下发生水解，降解过程一般不需要酶参与。

6.3.3.1 聚 α－羟基脂肪酸酯

聚羟基脂肪酸酯是由细菌合成的一种高分子聚酯，在生物体内作为碳源和能源的贮藏物质，它有良好的生物可降解性和生物相容性。聚酯主链上的酯键在酸性或者碱性条件下均容易水解，水解产物为相应的单体或短链段，可参与生物组织的代谢。聚酯的降解速率与聚合单体相关，随着单体中碳 / 氧比的增加，聚酯的疏水性增大，酯键的水解性降低。脂肪族聚酯有混缩聚合和均缩聚合两类产品。混缩产品中，含 4～6 个碳原子的单体合成的聚酯在生物体系环境中可以水解。如由己二酸和乙二醇缩聚制备的聚己二酸乙二醇酯，当其分子量小于 20 000 时，可发生酶催化水解。但若分子量大于 20 000，则水解速度非常缓慢。混缩产品的内聚能较低，结晶性差，不能制备高强度材料。

由 2～5 个碳原子的 ω－羟基酸聚合得到的均缩聚聚酯能够以较快的速度水解，与人体组织的愈合速度接近。均缩聚聚酯结晶性高，具有较高的强度和模量，适合于加工成不同的形状，可以满足不同的应用场景。单组分聚酯中最典型的代表是聚 α－羟基酸及其衍生物。乙醇酸和乳酸是典型的 α－羟基酸，其缩聚产物即为聚 α－羟基酸酯，即聚乳酸（polylactic acid，PLA）和聚乙醇酸（polyglycolic acid，PGA）。

乳酸中的 α－碳是不对称的，存在 D- 乳酸和 L- 乳酸两种光学异构体。由纯的 D- 乳酸或 L- 乳酸制备的聚乳酸具有光学活性，分别称为聚 D- 乳酸（poly D lactic acid，PDLA）和聚 L- 乳酸（poly L lactic acid，PLLA）。由两种异构体乳酸的混合物制备的聚乳酸称为聚 DL- 乳酸（PLA），无光学活性。PDLA 和 PLLA 的物理化学性质基本相同，而 PLA 的物理化学性质与两种光学活性聚乳酸有很大差别。自然界中存在的乳酸都是 L 乳酸，故 PLLA 的生物相容性最好。PLA 也称为聚丙交酯，聚乳酸纤维以玉米等为原料，来源丰富且可以再生。

常温下 PLA 性能稳定，高于 55 ℃的弱碱性或富氧条件下，在微生物的作用下会降解。PLA 的熔点较高（175 ℃），物理性质介于聚对苯二甲酸乙二醇酯和尼龙 6 之间，具有优良的生物相容性，无毒，可生物降解。聚乳酸的强度、机械性能、降解速率等可通过调节共聚体的组成、配比以及分子量来控制。PLA 的热稳定性好，可以加工成不同形态的生物材料。基本不结晶，聚合度低时室温下是黏稠液体，没有应用价值。平均分子量接近 100 万的 PLA 可用于制备高强度植入体（如骨夹板、手术缝合线等）。PLLA 主要用于手术缝合线、牙科、眼科、药用控释系统、人造皮肤、人造血管、骨和软组织缺损部分填充剂、生物可吸收支架等。

PGA 也称聚乙交酯、聚羟基乙酸，是一种单元碳数最少、降解速率最快的脂肪族聚酯类高分子材料，最终降解产物为水和 CO_2。PGA 的玻璃化转变温度为 40 ℃，熔融温度约为 225 ℃。PGA 具有良好的降解性和生物相容性，使用到一定时间后，PGA 逐渐降解，变成对人体、动植物和自然环境均无害的水和二氧化碳，是降解性能最好的高分子材料之一。聚合度高的 PGA 具有优良的力学性能，主要用于手术缝合线、药物控释载体、骨折固定材料、组织工程支架、缝合补强材料。

PGA 的特点：①高强度，拉伸强度为 110 MPa，是 PLA 的两倍，具有优良的机械性能。PGA 能和其他树脂共混制备聚合物混合材料；②高耐热，软化点 170 ℃，制品耐热 100 ℃以上；③全降解性以及良好的生物相容性，PGA 在人体内可降解成水和二氧化碳。

由乙交酯和丙交酯共聚得到的聚酯叫聚乙丙交酯。当组成（摩尔比）在 25 ∶ 75～75 ∶ 25 时，共聚产物为无定形玻璃态高分子，性能接近于 PLA，玻璃转化温度为 50～60 ℃。组成为 90 ∶ 10 的聚乙丙交酯的性质接近于 PGA，柔顺性优于 PGA，可用于可吸收生物材料。聚合物的熔点 T_m 和热分解温度 T_{de} 都非常相近，因此必须严格控制加工温度。

PGA 和 PLLA 结晶性很高，纤维的强度和弹性模量几乎可以和芳香族聚酰胺液晶纤维及超高分子量聚乙烯纤维媲美。改变结晶度和亲水性可改变或控制聚 α－羟基酸酯的降解性。将丙交酯与己内酯共聚，得到的共聚物比 PLLA 的柔顺性更好。将乙交酯与 1,4- 二氧环庚酮 -2 共聚，可以增强产品的抗辐射能力，使其容易进行辐射消毒。将乙交酯与 1,3- 二氧环己酮 -2 共聚，可得到柔顺性较好的聚乙交酯－碳酸酯，用于制造单纤维手术缝合线。

聚己内酯（polycaprolactone，PCL）是线型的脂肪聚酯，为半结晶性高分子。PCL 的玻璃化转变温度低，约为 -60 ℃，熔点约为 57 ℃，室温下呈橡胶态。PCL 的热稳定性很好，热分解温度高达 350 ℃。PCL 极易与其他的高分子共混，也容易加工成型。PCL 因分子中含有较长的亚甲基链段，体内的降解时间一般为 2～4 年，分子质量越大，在体内的吸收时间越长。

PCL 及其单体具有良好的生物相容性，对药物分子表现出很好的通透性，具有较高的结晶度，降解速率低于聚乳酸，适宜用作长期缓释药的载体。亲水性药物在载体中的扩散路径较长会造成部分损耗，严重影响药物的释放效率。改变载体的孔径、孔之间的连通性、孔的分布状态等可以改善药物的释放效率。PCL 可以制备支架材料，尤其应用在骨组织工程中。PCL 作为骨钉已经应用于临床。PCL 的初始强度较高，降解速率慢，可以较长时间维持较高的力学强度。与其他聚酯形成共聚物，可以得到性能各异且具有良好生物相容性的可降解共聚物。己内酯和乳酸的共聚物作为骨植入物，未发现明显的毒性及免疫排斥反应。PGA/PCL 嵌段共聚物可以作为手术缝合线。

6.3.3.2　聚醚酯

PGA 和 PLLA 为高结晶性高分子，质地较脆而柔顺性不够。聚醚酯具有较好的柔顺性和可降解性，可以弥补 PGA 和 PLLA 的不足。由二氧六环开环聚合制备的聚二氧六环可用作单纤维手术缝合线。将乙交酯或丙交酯与聚醚二醇共聚，可得到聚醚聚酯嵌段共聚物。由乙交酯或丙交酯与聚乙二醇或聚丙二醇共聚，可得到聚乙醇酸 - 聚醚嵌段共聚物和聚乳酸 - 聚醚嵌段共聚物。在这些共聚物中，硬段和软段是相分离的，聚合物的机械性能和亲水性均得到改善。由 PGA 和聚乙二醇组成的低聚物可用作骨形成基体。

6.3.3.3　其他生物吸收性合成高分子

除了上述 α - 羟基酸酯类的高分子材料外，也存在其他类型的生物吸收高分子材料。将吗啉 -2,5- 二酮衍生物进行开环聚合，得到聚酰胺酯。由于存在酰胺键，聚合物具有一定的免疫原性。它们通过酶和非酶催化降解，有可能在医学领域得到应用。聚酸酐、聚磷酸酯和脂肪族聚碳酸酯等高分子可能用于药物释放体系的载体。但是这些聚合物尚难以得到高分子量的产物，机械性能较差，不适合作为植入体使用。聚 α - 氰基丙烯酸酯也是一种生物可降解的高分子，可用于外科手术的黏合剂。

6.4　生物高分子材料的应用

6.4.1　血液相容性材料

生物材料在使用中需长期与机体接触，血液相容性是最重要的性能指标之一。人工心脏、人工肾脏、人工肝脏、人工血管等器官和部件长期与血液接触，因此材料必须具有优良的抗血栓性能。具有微相分离结构的聚合物往往具有优良的血液相容性，如在聚苯乙烯、聚甲基丙烯酸甲酯的结构中接枝亲水性的甲基丙烯酸－β－羟乙酯，当接枝共聚物的微区尺寸在 20～30 nm 范围内时，就具有优良的抗血栓性。在微相分离高分子材料中，最典型的是聚醚型聚氨酯，或称聚氨基甲酸酯（polyurethane，PU），也称为聚氨酯。

PU 由多异氰酸酯和多羟基聚合物加聚而成，主链上含有许多重复的氨基甲酸酯链段，PU 中的热塑性聚氨酯（thermoplastic polyurethane，TPU）弹性体是一种非常重要的生物材料。TPU 是一种微相分离结构的聚合物，其特点是分子结构由软链段和硬链段两部分组成，分子间有较强的氢键和范德华力。TPU 的软段为长链的低聚二醇，硬段为二异氰酸酯及扩链剂。微相分离结构的聚合物中，聚醚软段聚集形成连续相，而由聚氨酯和聚脲组成的硬链段聚集而成的分散相微区则分散在连续相中。TPU 具有足够的强度和理想的弹性。分子链中的软段和硬段分别提供了材料的亲水、疏水平衡。改变软段和硬段的性质和比例可以调整 TPU 的许多性质，如玻璃化温度、熔点、模量、弹性、拉伸强度、吸水性等。可供调整的内容包括：聚醚、聚酯预聚物的种类，软段的分子质量，二异氰酸酯的种类，软段和硬段物质的量，扩链剂的种类和用量等。它既具有橡胶的高弹性，又具有塑料的刚性，称为“耐磨橡胶”。加工方式的多样性，增加了 TPU 的适用性，扩大了其应用领域。

嵌段聚醚氨酯与血小板、细胞的相互作用，与聚醚软段的分子量、微相分离的程度、微区的大小、表面化学组成、表面结构等因素密切相关。聚醚氨酯的血液相容性与聚醚链段的亲水性有很大关系，亲水性较好的聚乙二醇链段制备的聚醚氨酯，抗血栓性较好。

TPU 的优点有以下几点。①具有优良的抗凝血性能，毒性试验结果符合医用要求，生物相容性好，无致畸，无过敏反应。②机械性能的可调节范围大。通过选择合适的原材料可以在一定范围内调整机械性能，以满足不同使用环境对制品性能的要求。TPU 随着刚性链段比例的提高和极性基团密度的增加，弹性体强度和硬度会相应提高。③耐磨性能优越。在有水、油等润湿介质存在的工作条件下，耐磨性是普通橡胶材料的几倍到几十倍。金属材料如钢铁等虽然很坚硬，但并不一定耐磨，采用 TPU 包覆的口环和保护圈连续运行 1800 h 仍未磨损。在产品中添加少量二硫化铝、石墨或硅油等润滑剂，可以提高中低硬度聚氨酯弹性体产品的摩擦系数，改善其在承载负荷下的耐磨性能。④耐多种化学药品，采用通常的方法灭菌，暴露在 X 射线下性能不变。

TPU 的缺点有以下几点。①内生热大，耐高温性能一般。正常使用温度范围是 –40～120 ℃。若需在高频振荡条件或高温条件下长期作用，则必须采取相应措施。

②不耐强极性溶剂和强酸碱介质。在一定温度下，醇、酸、酮会使 TPU 弹性体溶胀和降解，常温下，氯仿、二氯甲烷、二甲基甲酰胺、三氯乙烯等溶剂就会使 TPU 弹性体溶胀。

碳酸酯型 TPU 人造血管植入人体或动物体内达 3 年时间，通过了人工血管的各项性能测试。TPU 矫形绷带使用方便，性能优良。TPU 制造的人体假肢和人体组织有很好的相容性。良好的生物相容性、无各种添加剂是 TPU 在医疗领域获得应用的重要原因。TPU 可用于气管套管、假肢、颅骨缺损修补材料、人工心脏瓣膜、人工肺、骨黏合剂、人工皮肤不烧伤敷料、心脏起博器导线、缝合线、各种夹板、导液管、人工血管、气管、插管、牙科材料、计划生育用品等。

植入材料与血液接触，最初参与凝血反应的是材料表面，材料表面的性质决定着材料整体的抗凝血性。通过对材料表面进行改性，可以提高材料的抗凝血能力，还能保持聚氨酯良好的力学性能。高分子材料表面改性的方式多为表层涂敷和表面接枝，改性后的材料表面具有优良的抗凝血性能。肝素化是应用最广的抗凝血修饰方法，肝素化可减少导管介入所引起的细菌感染。肝素与 TPU 的结合有物理和化学两类，物理结合简单有效，适用于短期使用的导管。主要通过共混（包括表面共混和均相共混）和物理吸附（涂层法）实现。肝素的化学结合方法有离子键合和共价键合两种方式，化学结合持续时间长，结合更紧密。

用羧酸基、磺酸基和磺胺基团修饰的 TPU 材料表面均具有较好的抗凝血性能，这类基团是抗凝血物质——肝素的重要成分。生理环境中，修饰的表面表现出和肝素化表面类似的抗凝血作用，具有较好的抗凝血作用。用羧酸基、磺酸基和磺胺基修饰的材料称为类肝素抗凝血材料。以精氨酸衍生物作为抗凝血剂，利用 TPU 中乙撑化合物中的羧基来络合精氨酸衍生物。借助羧基包覆精氨酸衍生物，制得的抗凝血材料可用作人造血管、泌尿导管等。

利用氨基酸中的羧酸根具有较好抗凝血性的特点，以氨基酸为链增长剂制成嵌段型聚氨酯，这类材料具有优良的生物相容性。由聚氨基酸－氨基甲酸乙酯的共聚物制备的人工血液导管、泌尿导管及其他医用导管，具有良好的抗凝血性能。由带有相反电荷的两种水溶性聚电解质制成的聚离子络合物为具有抗血栓性的高分子材料。这种聚合物水凝胶的含水量与正常血管相似，通过调节电解质的比例，可制得中性的、阳离子型的或阴离子型的产品。阴离子型的材料可以排斥带负电荷的血小板，有利于抗凝血。聚对乙基苯乙烯三乙基铵溴化物与聚苯乙烯硝酸钠制得的产物，可用于人工心脏、人工血管。

6.4.2 人工皮肤

人工皮肤是指利用工程学和细胞生物学的原理和方法，用生物材料制造的薄膜样或海绵状的人体皮肤替代品，用来暂时或永久性覆盖烧伤或创伤创面，以代替自体皮或同种异体皮移植。人工皮肤可以修复、替代缺损的皮肤组织，又称人造皮肤或合成敷料。人工皮肤近似人类皮肤，在治疗烧伤、烫伤方面具有减轻患者疼痛、愈后不留瘢痕的效果，对治疗糖尿病足等长期难愈性溃疡具有良好疗效。

治疗大面积皮肤创伤的病人，需要将病人的正常皮肤移植到创伤部位上。移植之前，需要清洗创伤面，养护被移植皮肤，因此需要等待一段时间。在这段时间内，患者可能会由于体液的大量损耗以及蛋白质与盐分的丢失而丧失生命。因此，需要用人工皮肤暂时覆盖创面，减少体液和盐分的丢失，保护创面。

人工皮肤的作用是防止水分与体液从创面蒸发与流失，防止感染，使肉芽或上皮能逐渐生长，促进治愈。人工皮肤应具备的特点有：①覆盖并封闭皮肤缺损创面，被受体永久接受和成活；②具有和正常皮肤接近的组织结构，具备人体皮肤的全部功能；③移植成活率高，接近正常皮肤生理的愈合质量；④经济易得，体外培育皮肤所需时间能满足临床需要；⑤安全、无毒。

人工皮肤共有3种类型，即表皮替代物、真皮替代物和全皮替代物。表皮替代物由生长在可降解基质或聚合物膜片上的表皮细胞组成。培养自体表皮替代物的优点是能用少许自体皮肤提供大量可供移植的表皮膜片或细胞，迅速恢复皮肤的屏障作用，获得良好的生理功能和美学效果。但是耗时长，细胞膜片易碎，操作困难，易感染，产生水泡，容易破裂崩溃，愈后创面收缩严重。

真皮替代物含有活细胞或不含细胞成分的基质结构，用来诱导成纤维细胞的迁移、增殖和分泌细胞外基质。在皮肤重建过程中，真皮替代物可增加创面愈合后的皮肤弹性、柔软性及机械耐磨性，减少瘢痕增生，控制痉挛，真皮替代物中存在的活性成纤维细胞可促进表皮生长分化，诱导基底膜的形成。人工皮肤的真皮基质有利于新生血管长入。基底膜是表皮与真皮的分界，不仅维持皮肤结构的稳定，而且在表皮细胞的黏附、迁移、增生、分化和形态发生中发挥重要作用。在真皮替代物中加入壳多糖，可提高真皮替代物的抗菌能力，增强真皮基质的机械耐受力，延缓创面细菌胶原酶对真皮基质的降解。成纤维细胞可分泌血管内皮细胞生长因子等，这些生长因子是血管内皮细胞生长、分化的激动剂，可促进血管内皮细胞增生、分化，形成新血管。血管内皮生长因子165基因修饰的人骨髓间充质干细胞接种于脱细胞真皮后，细胞生长良好，对培养的骨髓间充质干细胞无明显的毒性作用。

全皮替代物指体外制备的含有与正常皮肤相似的表皮和真皮结构的皮肤替代物。全皮替代物有两种类型，其一是应用材料学和生物工程学原理构建的真皮替代物，易于工业化生产，但易感染，移植成功率低，没有表皮层，不利于细胞生长。另一类是应用组织培养方法以胶原等天然材料为支架构建，不具备抗感染能力，培养面积小，产量低，移植成功率低。

人工皮肤组织工程支架的特征是与活体细胞直接结合以及与生物系统结合。皮肤组织工程支架材料种类繁多，性能各异，目前还没有一种材料完全符合组织工程的要求。将两种或两种以上的材料复合在一起，或对生物材料表面进行修饰，可以促进细胞与材料之间的黏附、提高细胞的生物活性、维持生物功能，为种子细胞提供良好的生长和代谢的环境。

用于制备真皮支架的材料分为合成支架材料和天然支架材料。人工皮肤支架的生物材料必须具备：可生物降解，良好的生物相容性和细胞亲和性，特定的三维多孔结构，具有一定的力学性能，良好的加工性能及消毒时性能不发生变化。合成支架材料主要有聚乳酸、羟基乙酸、β－羟基丁酸等。

聚乳酸、聚乳酸－己内酯多孔支架植入大鼠背部肌层，术后定期取大鼠皮下埋藏组织进行组织学检测，未出现明显的异物排斥反应，能满足组织工程中对支架材料生物相容性的要求。真皮替代物内层由尼龙丝构成支架材料，表面采用硅胶膜。异体的成纤维细胞种植在尼龙网孔内模拟正常真皮成分，在人工真皮网架内增加活细胞成分，活细胞是增殖力强的新生儿包皮所培养的成纤维细胞。网架内的成纤维细胞在支架内增殖、分泌胶原、氨基多糖、生长因子等基质成分，成纤维细胞埋在基质中。真皮替代物在体外培养结束时，保存在密闭的容器内，保持无菌状态，便于临床使用，不过此真皮层的成纤维细胞没有活力。使用可降解材料聚羟基乙酸作为真皮支架，将异体第 4～8 代成纤维细胞种在网架内。移植后支架成分逐渐被水解，种植的成纤维细胞产生新的真皮基质。

聚乙烯醇微孔薄膜和硅橡胶多孔海绵是制作人工皮肤的两种重要材料。这两种人工皮肤使用时手术简便，抗排异反应性好，移植成活率高，已应用于临床。高吸水性树脂在制作人工皮肤方面已取得很多成果。聚氨基酸、骨胶原、角蛋白衍生物等天然改性聚合物也都是良好的人工皮肤材料。日本科学家制作了一种人工皮肤，对严重烧伤的患者十分有效。这种人工皮肤的原料是甲壳质材料，从螃蟹壳、虾壳等物质中萃取出来，经过抽制成丝，再进行编织。这种人工皮肤具有生理活性，可替代正常皮肤进行移植，减少患者再次取皮的痛苦，移植成活率达 90% 以上。将人体的表皮细胞在高分子材料上黏附、增殖，制备有生理活性的人工皮肤，取得了很好的效果。如将由骨胶原和葡糖胺聚糖组成的多孔层与有机硅材料复合形成双层膜，然后将少量取自患者皮肤的表面细胞置于多孔层中，覆在创伤面上，不久表皮细胞即在多孔层中增殖而形成皮肤。将有机硅膜剥下，多孔层则分解，被人体吸收。

6.4.3 生物高分子黏合剂

外科手术中，黏合剂用于某些器官和组织的局部黏合和修补，阻止手术后缝合处微血管渗血。如骨科手术中骨骼、关节的结合与定位，牙科手术中修补牙齿等。医用黏合剂有三类：牙科黏合剂、骨科黏合剂和外科黏合剂。由于口腔环境与体内环境完全不同，对黏合剂的要求也不同。牙齿修补后，黏合剂需要长期保留，需要黏合剂具有优良的耐久性能。外科用黏合剂，组织愈合后，其作用亦结束，要求其能迅速分解，排出体外或被人体吸收。

医用黏合剂应该具备的性质：①安全、可靠、无毒性、无三致（致癌、致畸、致突变）；②良好的生物相容性，同时不妨碍人体组织的自身愈合；③在一定时期内保持无菌。④可用于存在血液和组织液的环境中；⑤常温、常压下实现快速黏合，具有良好的黏合强度及持久性，黏合部分具有一定的弹性和韧性；⑥固化的同时能与组织产生较大的胶接强度；⑦使用过程中对人体组织无刺激性，达到使用效果后能够逐渐降解、吸收、代谢；⑧具有良好的使用状态并易于保存，呈单组分液态或糊状，不含非水溶剂。

临床使用的黏合剂都存在一些缺点，完全达到理想状态的品种还没有问世。根据使用部位、目的的不同，一些部分满足上述条件的黏合剂在应用和不断改进中取得了较好的效果。

6.4.3.1 牙科黏合剂

牙科使用的合成黏合剂多属于含活性双键的丙烯酸酯及其衍生物。常用的合成黏合剂包括有机磷酸酯类黏合剂、4- 甲基丙烯酰氧乙基偏苯三甲酸酯类黏合剂、氨基酸酯类黏合剂、聚氨酯类黏合剂、醛类黏合剂等。另一类牙科黏合剂为复合树脂，它包括树脂基体、填料、交联单体、引发体系等。常用树脂为甲基丙烯酸甲酯和双甲基丙烯酸缩水甘油酯及其衍生物。复合树脂用于前牙修复，已取代了黏固剂修复材料。问题是如何改善用于前牙化学固化型材料色泽的稳定性和抛光性；怎样提高后牙固化型材料的耐磨性和边缘密封性。牙科黏合剂中的合成树脂主要承担机械结合力的作用，与牙质没有黏合性。在其中添加偶联剂（或表面活性单体）可以增强与牙质的黏合性。偶联剂除有可自聚合或与其他树脂共聚合的双键外，还具有对牙齿浸润的亲水性基团和为了防止极性太大造成吸水分离而导入的疏水基团。常见的偶联剂有甲基丙烯酸氧乙基偏苯三酸酐酯、均苯四甲酸二酐与甲基丙烯酸羟乙基的加成物、6- 甲基丙烯酰乙基萘 -1,2,6- 三羧酸酐、2- 羟基 -3（2,6- 二乙基苯胺）丙基甲基丙烯酸酯，以及有机磷酸酯类。添加这些偶联剂，与牙釉质的黏结强度可达 20～30 MPa，与牙本质的黏结强度可达 20 MPa 以上。牙科中使用的黏合剂，按照其被粘物的不同，可分为牙科硬组织黏合剂和牙科软组织黏合剂两大类。

牙科软组织黏合剂是一类用于齿龈或口腔黏膜等软组织的黏合剂，用于口腔内软组织的黏合，不仅快速、无痛苦，还能促进机体组织的自愈能力。软组织黏合的目的是促进组织自身的自然愈合，黏结力只需要保持一星期到 10 d 左右就可以。但是它必须快速黏结，与水分、脂肪等共存，无毒，不会产生血栓，不妨碍创伤的愈合过程，分解的产物对机体无影响。口腔软组织手术时，一般同时采用黏合与缝合。最早用于牙科软组织黏合的黏合剂是 α – 氰基丙烯酸烷基酯。这种黏合剂在存在大量水分的口腔中黏结较难，现在已不再使用，取而代之的是 EDH 组织黏合剂。EDH 组织黏合剂是由 α – 氰基丙烯酸甲酯、丁腈橡胶和聚异氰酸酯按 100 ： 100 ：（10～20）（质量比）的比例配制，然后再制成 6%～7% 的硝基甲烷溶液。用作齿槽脓漏症手术创面的黏合、牙根切除手术中牙根断端部分的包覆等。该黏合剂具有较好的挠屈性和活体组织黏结性，最早是用作预防脑动脉瘤破裂的涂层的，后来发现对牙科软组织的黏合也有很好的效果。如用作齿槽脓漏症手术创面的黏合、牙根切除手术中牙根断端部分的包覆等。

牙釉质、牙本质和牙髓的材料性能差别很大，将它们黏结在一起比较困难，至今尚无理想的牙科硬组织黏合剂。

牙科硬组织黏合剂主要有磷酸锌黏固剂、羧基化黏固剂、玻璃离子键聚合物黏固剂和聚甲基丙烯酸酯黏合剂。常用的牙科黏合剂是双酚 A- 双（3- 甲基丙烯酰氧基 -2- 羟丙基）醚。它的分子中同时具有亲水基和疏水基，黏结性能优良，可用作补牙用复合充填树脂。它是一种双官能团单体，聚合时放热少，体积收缩小，聚合后成体型结构，耐磨，膨胀系数小。用紫外线照射或用过氧化苯甲酰 -N，N- 双（ β – 羟乙基）对甲苯胺引发体系引发，可在室温下快速聚合。

6.4.3.2　骨科黏合剂

骨科黏合剂也称为骨水泥，它用于人工骨和人工关节与骨组织的接合，常用聚甲基丙烯酸甲酯骨水泥。聚甲基丙烯酸甲酯骨水泥的缺点：残余的单体易引起细胞毒性反应。纤维组织在骨水泥与骨组织界面生长，形成厚的结合组织膜，会引起血压下降、聚合物的热效应损伤骨水泥周围的组织、结合力不足等问题。磷酸钙骨水泥为生物无机材料骨水泥，它具有良好的生物相容性和可吸收性，是一类性能良好的骨科黏合剂。

6.4.3.3 外科黏合剂

外科黏合剂的应用范围很广，如：胃、肠道、胆囊等消化器官的吻合；血管、气管、食道、尿道的修补和连接；皮肤、腹膜的黏合；神经的黏合；肝、肾、胰脏切除手术后的黏合；肝、肾、胰、肺等器官的止血，缺损组织的修复，骨骼的黏合等。外科黏合剂也可以分为软组织黏合剂、皮肤用压敏胶等，其中大部分是对软组织的黏合。

软组织黏合剂主要有氰基丙烯酸酯、血纤维蛋白和聚氨酯系黏合剂。软组织黏合剂最合适的是较早开发的 α－氰基丙烯酸酯。由于氰基丙烯酸酯中的 α－碳原子上 -CN、-COOR 等极性基团的诱导效应，β 位的碳原子有很强的吸电性，在微量阴离子存在下就能产生瞬间聚合反应，形成多极性中心的聚合体，可与黏结对象产生界面黏结力。氰基丙烯酸酯在人体组织上聚合速度最快，体内水分可加速该胶的固化。α－氰基丙烯酸酯类具备迅速胶接生物组织的特殊结构，黏合剂的特点是单组分、液态、无溶剂、室温固化、固化速度快、黏结强度高等。可用于血管吻合、硬脑膜修补、软组织、肾手术切除后再黏合及支气管吻合等。

α－氰基丙烯酸酯是一类瞬时黏合剂，单组分无溶剂，黏结时无须加压，可常温固化，黏结后无须特殊处理。黏度低，铺展性好，固化后无色透明，有一定的耐热性和耐溶剂性。α－氰基丙烯酸酯能与比较潮湿的人体组织强烈结合，是一种理想的外科用黏合剂，也是迄今为止唯一用于临床手术的黏合剂。α－氰基丙烯酸酯类黏合剂在使用时以 α－氰基丙烯酸烷基酯为主要成分，加入少量高级多元醇酯（如癸二酸二辛酯等）作增塑剂、可溶性聚合物（如聚甲基丙烯酸酯）作增黏剂，氢醌和二氧化硫作稳定剂。

α－氰基丙烯酸烷基酯是丙烯酸酯中 α 位置上的氢原子被氰基取代的产物，其中的烷基可以从甲基到辛基变化。临床应用的主要是甲基、乙基和丁基。当 α－氰基丙烯酸酯在空气中暴露或与潮湿表面接触时，OH^- 离子迅速引发聚合，这是它作为瞬间黏合剂的主要原因。α－氰基丙烯酸酯在光、热、自由基引发剂作用下亦很容易发生自由基聚合反应。

α－氰基丙烯酸酯的聚合速度和对人体组织的影响与烷基的种类关系很大。α－氰基丙烯酸甲酯的聚合速度最快，对人体组织的刺激性最大。随着烷基的长度和侧链碳原子数的增加，在不同的环境中聚合速度不同，一般而言聚合速度越快，对人体组织的刺激越大，反之，刺激性就越小。甲酯、乙酯和丙酯的黏合速度在水、生理盐水、葡萄糖水溶液、人尿等溶液中较快；丁酯和辛酯的黏合速度在含有氨基酸的物质，如乳汁、血清、淋巴液等溶液中较快。人体内 α－氰基丙烯酸酯聚合物分解成甲醛和氰基醋酸烷基酯，分解速度随烷基碳原子数增多而降低。水解产物对人体的毒性随烷基碳原子数增多而减小。甲酯聚合物在人体内 4 周左右开始分解，15 周左右可全部水解完；丁酯聚合物在 16 个月后仍不能完全分解，还有部分残存聚合物。分解后的产物大部分排出体外，少量被吸收。没有发现该类黏合剂具有致癌性和组织反应性。

血纤维蛋白黏合剂的主要成分是浓缩的血纤维蛋白原、凝血酶、血液凝固第Ⅷ因子、抑肽酶等。该黏合剂是利用二次止血原理的生理功能性黏合剂，其黏合不受血小板减少等血液凝固障碍的影响，不需加热加压，固化比较迅速，黏合不受水分影响，同组织的亲和性好，并可适度吸收。血纤维蛋白黏合剂中，低浓度凝血酶有利于骨骼、皮肤移植和各种外科手术后的愈合，而高浓度凝血酶有利于止血过程中快速血凝。使用血纤维蛋白黏合剂的注意事项：①黏合剂在 37 ℃下应完全溶解；②伤口表面应尽可能干燥；③根据不同目的调节凝血酶浓度；④黏合剂应制成薄膜；⑤血液凝固后 5 min 内应避免承受外力。

聚氨酯弹性体黏合剂有利于增强接合部的柔软性，KL-3 胶在 3～5 min 内固化，可用于阑尾、胆道和肠管等部位的黏合。亲水性聚氨酯黏合剂和聚丙烯酸酯－聚氨酯黏合剂，可载药，用于物理或外科创伤、烧伤、溃疡等，具有良好的生物相容性和生物降解性。

皮肤用压敏胶主要是橡胶型压敏胶带，它们是天然胶，易老化，需要加各种助剂；具有油溶性，贴敷后，会被人体表面及内部分泌的脂肪所溶解，引起皮肤过敏和黏结力下降。丙烯酸型压敏胶由几种丙烯酸低级酯共聚得到，使用带有毒性的交联剂异氰酸酯和胺进行交联，聚合时残留一些单体，具有特殊臭味。压敏胶可应用到药物透皮递释系统中，保证该系统与皮肤保持紧密接触，使药物透皮按设计的速率进行，也可作为载药贮库骨架或黏性控释材料。甲基丙烯酸酯功能性压敏胶，与可见光引发剂共混而获得光敏性，遇光后通过乙烯基交联降低剥离强度（最大降幅达 90%），撕掉时不产生创伤。

生物高分子材料的应用领域已经渗透到整个医学领域，取得的成果是十分显著的。但距离随心所欲地使用生物高分子材料及其人工器官来置换人体的病变器官还存在很多有待解决的难题，需要人们进行深入的研究和艰难的探索。

习　题

1. 阐述高密度聚乙烯的性质及其在医学中的应用。
2. 详细说明聚氯乙烯生物材料所含增塑剂会对人体产生的影响。
3. 简要说明 ABS 塑料的性能及其在医学中的应用。

4. 阐述硅橡胶在医学中的应用。
5. 详述硅橡胶的性能。
6. 阐述天然橡胶的性质及其在医学中的用途。
7. 阐述聚氨酯橡胶的性质及其在医学中的应用。
8. 阐述聚碳酸酯的性质及其在医学中的应用。
9. 详细说明生物高分子材料发生生物降解的机制。
10. 详述影响可降解生物高分子材料生物降解速率的因素。
11. 详述胶原的种类及其来源。
12. 详述胶原的结构及其在医学中的用途。
13. 阐述明胶胶囊的缺点及其改进措施。
14. 阐述明胶在医学中的用途。
15. 阐述纤维蛋白是什么？阐述纤维蛋白的性质、降解机制及其在医学中的应用。
16. 阐述甲壳素的来源、性质及其在医学中的用途。
17. 阐述甲壳质及壳聚糖的生物活性。
18. 阐述丝素蛋白在医学中的应用。
19. 阐述纤维素的主要特点。
20. 阐述纤维素在医学中的用途。
21. 阐述透明质酸的性质。
22. 阐述自体软骨组织工程的含义及其具体实施步骤。
23. 详述聚乙交酯的特点。
24. 阐述热塑性聚氨酯聚合物的特点。
25. 影响热塑性聚氨酯聚合物与血小板、细胞之间相互作用的因素有哪些?
26. 阐述热塑性聚氨酯聚合物的优缺点。
27. 为什么需要人工皮肤?
28. 阐述人工皮肤的作用及其特点。
29. 阐述人工皮肤的材料来源及其效果。
30. 阐明医用黏合剂应该具备怎样的性质。
31. 阐述牙科软组织黏合剂的种类及其效果。
32. 详述用于外科手术的黏合剂——α－氰基丙烯酸酯。

第7章
生物复合材料

7.1 概述

生物无机材料具有相对稳定的化学性能和较好的生物相容性，优良的耐压、耐摩擦和耐生物腐蚀性能，但是生物无机材料弯曲强度较低、弹性模量大、耐疲劳性能差，在生理环境中易破损，只适用于不承受外力部位的组织修复。生物金属材料、生物高分子材料与人体器官、组织的结合不牢固，亲和性差。长期植入人体，在生理环境的影响下，生物金属材料会渗出金属离子，生物高分子材料会溶出残留的单体和添加剂，均会不同程度地对人体组织造成伤害。

生物复合材料采用多种不同特性的材料，通过相应的工艺制备与生物组织的结构和性质类似的替代材料。用于对生命体进行诊断、治疗、修复或替换生命体病变的器官组织，以及改善器官组织功能的材料。生物复合材料的目标是提高或改善单一生物材料的性能。

复合材料包括最古老和最新颖的材料。竹子是硅胶增强的纤维素天然材料，这种结构使竹子成为一种耐冲击强度很高的硬质材料。木材是由纤维状的纤维细胞与天然聚合物复合而构成的天然复合材料。人体的骨骼也是由人体胶质蛋白与矿物质组合在一起构成的纤维增强复合材料。生物复合材料一般由基体相与增强相组成，它不仅能保留原组分的部分优点，而且还形成了原组分所不具备的特性。生物高分子材料、生物金属和生物无机材料都既可作为生物复合材料的基体相，又可作为增强相。

生物复合材料的种类繁多，分类的方法多种多样，各具特色，没有公认的、统一的分类方法，一般根据复合材料的三要素进行分类。按基体相分类，有陶瓷基生物复合材料、高分子基生物复合材料、金属基生物复合材料。按材料植入体内后引起的组织材料反应分类，有生物惰性复合材料、生物活性复合材料和可吸收生物复合材料。

按增强相的形态和性质分为纤维增强生物复合材料和颗粒增强生物复合材料。

植入体内的生物复合材料会受到物理、化学、生物组织和器官的作用，因此生物复合材料需要具备以下特性：①优良的生物相容性；②优良的化学稳定性，生物复合材料的结构或性质不因生物环境的作用而发生变化，植入体内后不会引起宿主的排斥反应；③优良的机械性能，具备足够的力学强度和柔韧性，能够承受生物组织的机械作用力，与生物组织的拉伸弯曲强度和模量、硬度以及耐磨性能一致；④优良的防菌性能、工艺成型性能，不会因灭菌及加工问题而限制其应用。

生物复合材料具有强度高、韧性好的特点，是硬组织修复材料的主体。通过不同性能材料的复合，实现“取长补短”的效果，解决材料的强度、韧性及生物相容性等问题。

7.2 生物陶瓷基复合材料

生物陶瓷基复合材料以氧化物陶瓷、非氧化物陶瓷、生物玻璃、生物玻璃陶瓷、羟基磷灰石、磷酸钙等材料为基体，引入颗粒、晶片、晶须或纤维等增强相材料。通过适当的工艺，改善或调整原基体相材料的性能，将生物活性陶瓷与其他材料复合后，形成同时具备各组分本身性能又增加新性能的生物陶瓷基复合材料。

7.2.1 材料成型、制备技术

生物陶瓷基复合材料与传统的陶瓷制备工艺相似，但是制备过程中加入的成型辅助剂不同，生物陶瓷基复合材料一般加入甲基纤维素、聚乙烯醇、羧甲基纤维素、聚乙二醇、石蜡等。为了获得成型好的复合材料坯体，成型时要求：①坯体系统中，坯料内摩擦力小，具有良好的流动性；②原料颗粒有最佳的级配、分布和分散；③外加荷载系统可控，保证坯体密度和较高的强度。陶瓷基复合材料的成型方法有：混合法、黏合液浸渍法、化学合成、熔融浸润法和化学反应形式的方法。

短纤维和晶须增强复合材料一般采用直接混合然后固化的方法。纤维增强玻璃和玻璃陶瓷基复合材料加工采用黏合液浸渍方法预成形，然后热压固化。化学合成法有溶胶-凝胶法和高聚物先驱体热解工艺法。溶胶-凝胶法可用来涂覆纤维，加工温度低于混合法和黏合液浸渍法。熔融浸润法与金属基、高分子基复合材料的加工方法相似，但是要求陶瓷基体熔点不能太高。化学反应形式的方法包括化学气相沉积（chemical vapor deposition，CVD）、化学气相渗透（chemical vapor infiltration，CVI）和反应结合法。化学反应形式方法的缺点在于形成结构太慢。这些方法均要求在一定的温度下固化陶瓷，难以精准控制增强相与基体相间界面结合，易发生界面反应，造成增强相材料退化，使陶瓷基复合材料的性能下降。

7.2.1.1 热压烧结成型

热压烧结成型的流程：使松散的或已经成型的生物陶瓷基复合材料混合物在高温下通过施加压力使其致密化的成型方法，加压方法为纵向加压。复合材料致密化的原因在于基体颗粒重排、晶格扩散和塑性流动。复合材料体系在烧结的不同阶段起主要作用的因素存在差异，压力促进陶瓷基体的致密化，同时使增强相发生位移，获得接近理论密度的复合材料。

热压设备为间隙式的热压炉，工业化生产使用连续式的热压炉。根据热压材料的差异选择不同的热压模具材料，结构陶瓷用高强石墨，功能陶瓷用氮化硅、碳化硅陶瓷或高温合金等材料。热压烧结的性能参数有热压温度、保温时间、压力、气氛和升降温速率。热压烧结与无压烧结相比，能降低烧结温度，缩短保温时间，细化基体的晶粒。热压烧结能获得高致密度、高性能的复合材料。材料性能的重复性好，使用可靠，控制热压模具的尺寸精度能减少复合材料的加工余量。缺点是只能制备形状简单的零件，模具的消耗大，一次只能单件或少件烧结，成本较高。但是热压压力有方向性，使得烧结后成品的性能有方向性，垂直于热压方向的强度大于平行于热压方向的强度。

7.2.1.2 热等静压烧结成型

热等静压是一种高温、高压的生产工艺，加热温度为 1000～2000 ℃，工作压力为 200 MPa。将生物复合材料放置到密闭的容器中，向工件施加各向同等压力，同时施以高温，在高温高压的共同作用下，工件得以烧结和致密化。热等静压方法之一是直接粉末成型，粉末装入包套中，包套采用金属或陶瓷制作，使用氮气、氩气作加压介质，使粉末直接加热加压烧结成型。另一种方法是将成型后的加工件进行热致密化处理，通过热等静压处理后，成品可以达到 100% 致密化，从而提高成品的力学性能。在高温高压的共同作用下，被加工件的各向均衡受压，故加工产品的致密度高、均匀性好、性能优异。该方法具有生产周期短、工序少、能耗低、材料损耗小等优点。

7.2.1.3 固相反应烧结成型

固相反应烧结成型是通过固相化学反应，使反应物直接得到复合材料的一种烧结工艺方法。固相反应烧结以生成物烧结体与反应物进行固相化学反应同时完成材料的烧结。利用固相反应烧结可以在比基体烧结温度低很多的温度下，用无压烧结，不加或少加烧结助剂，得到复合材料的烧结体。避免制备过程损伤增强纤维、晶须、颗粒等增强相材料。

将反应物粉末与增强相材料混合均匀，在某一温度下使反应物发生固相化学反应，同时发生物质传递，填补空隙，基体相与增强相紧密结合就得到复合材料的烧结体。也可以在固相反应时，同时生成基体相和增强相，从而形成复合材料。

固相反应烧结可以在电阻炉中进行，高温反应烧结时需保持一定的气氛，如 Ar 气氛、N_2 气氛等。反应物粉末需纯度高、颗粒细、有较高的反应活性，也可添加催化剂来加速固相反应。影响固相反应烧结的参数有温度、时间、升温速率、气氛控制。

固相反应烧结可以在较低温度下制备具有较高熔点、较难烧结基体的复合材料。也可以制备形状复杂、尺寸精度要求较高的陶瓷基复合材料。例如，用 $ZrSiO_4$ 和 Al_2O_3 进行固相反应烧结，得到 ZrO_2 增韧莫来石复合材料，该反应的温度为 1400 ℃左右。直接将 ZrO_2 和莫来石粉末烧结需加压且升温至 1700 ℃左右。固相反应烧结材料一般气孔率比较大，适宜制备多孔材料。

7.2.1.4　溶胶－凝胶成型法

溶胶－凝胶法用含高化学活性组分的化合物作前驱体，在液相下将多种组分的原料均匀混合，并进行水解、缩合化学反应，在溶液中形成稳定的透明溶胶体系，溶胶经陈化胶粒间缓慢聚合，形成三维网络结构的凝胶，网络间充满失去流动性的溶剂，形成凝胶。凝胶经过干燥、烧结固化制备出所需组分的陶瓷基复合材料。采用溶胶－凝胶法制备复合材料有两种方法：①先制得复合陶瓷粉末，经成型、烧结而获得陶瓷基复合材料；②将复合的溶胶相经凝胶化后直接烧结制得整块陶瓷基复合材料。制备复合凝胶体的方法之一是使材料各项原子或分子级均匀混合，共同形成溶胶和凝胶。另一种方法是其中的一相以微粒或纤维形式存在，另一相通过溶液的成核和生长形成溶胶，然后溶胶均匀地分散在颗粒或纤维的表面，经凝胶化处理后形成复合相。

溶胶－凝胶法制备陶瓷基复合材料的主要流程：选择合适的前驱反应物，控制溶液的浓度、pH 值、气氛，选用合适的分散剂、胶溶剂，去除复合后各相的分散状态等。如果直接由凝胶化制成反应物，还需控制溶胶到凝胶体过程中溶剂的蒸发速度等，以获得性能良好的陶瓷基复合材料。

溶胶－凝胶法的优点：①所用的原料被分散到溶剂中形成低黏度的溶液，可以获得分子水平的均匀性，形成凝胶时，反应物之间可以在分子水平上实现均匀混合；

②制备过程中易均匀定量地掺入一些微量元素，实现分子水平上的均匀掺杂；③与固相反应相比，化学反应更容易进行，且反应的温度低；④可以制备种类繁多的各种新颖材料。应用于颗粒基质相、颗粒纤维基质相等陶瓷复合材料的制备。

溶胶－凝胶法的缺点：①使用的原材料价格比较昂贵，有些原料是有机物，可能会危害人身健康；②生产周期需要几天或几周，周期太长，不利于临床应用；③凝胶中存在大量微孔，干燥过程中会逸出许多气体，产生微孔及收缩，成品承压能力差。

7.2.1.5　高聚物先驱体热解成型

高聚物先驱体热解成型是通过热解高聚物先驱体（通常是有机硅高聚物先驱体）直接获取块状陶瓷材料的工艺方法。除单相陶瓷材料外，用该法还可获得颗粒弥散复相陶瓷和纤维补强陶瓷基复合材料。应用高聚物先驱体热解方法可以直接制备陶瓷块状材料，具有烧成温度低、成型容易、工艺重复性高等优点。常用的方法有两种：①制备纤维增强复合材料，先将纤维编织成所需形状，然后在含有高聚物先驱体的溶液中浸渍、热解，再浸渍、热解，如此循环；②用高聚物先驱体与陶瓷粉体直接混合，模压成型，再进行热解获得所需成品。缺点在于前者周期较长，后者气孔率高，收缩变形大，两种方法均难以得到具有较高密度的材料。

7.2.1.6　化学气相沉积

化学气相沉积方法是将两种或两种以上的气态原材料导入到同一个反应室内，二者相互之间发生化学反应，形成一种新的材料，再沉积到晶片表面。如淀积氮化硅膜（Si_3N_4）是由硅烷和氮反应形成的。通过反应类型或者压力对化学气相沉积分类，包括低压化学气相沉积、常压化学气相沉积、亚常压化学气相沉积、超高真空化学气相沉积、等离子体增强化学气相沉积、高密度等离子体化学气相沉积，以及快速热化学气相沉积。

7.2.1.7　自蔓延高温合成

自蔓延高温合成，又称为燃烧合成技术，是利用反应物之间高的化学反应热的自加热和自传导作用来合成材料的一种技术。反应物被引燃后，便会自动向尚未反应的区域传播，直至反应完全，是制备无机化合物高温材料的一种方法。利用两种以上物质反应的生成热，以连续燃烧形成的高温来合成材料。自蔓延高温合成方法的优点是产品的纯度高、能耗低、工艺过程比较简单。如果同时施加压力，就会得到高密度的燃烧产品。通过调控燃烧过程，就能有效地控制产品的孔隙率。

7.2.2 几种陶瓷基复合材料

7.2.2.1 惰性无机非金属 / 活性无机非金属复合材料

氧化铝、氧化锆等陶瓷材料具有较高的强度和化学稳定性，但它们与生物组织的结合仅为机械的锁合。生物活性陶瓷具有良好的生物相容性，可以与组织形成牢固的化学键合，但其脆性和低的抗疲劳性能又限制了其使用。为了解决这些问题，可以采用的途径有：①以高强度氧化物陶瓷为基材，掺入羟基磷灰石（hydroxyapatite，HAP）等生物活性陶瓷颗粒形成复合陶瓷，使之在保持氧化物陶瓷优良力学性能的基础上赋予其生物活性；②利用陶瓷补强技术，在生物活性陶瓷基材中掺入氧化物颗粒以改善其力学性能。

氧化锆具有高强度和高韧性，HAP 具有生物活性，将两者组合在一起形成 ZrO_2-HAP 复合材料。制备方法：将 $Ca_3(PO_4)_2$ 和 $Ca(OH)_2$ 粉以不同的比例混合后，加入不同量的 ZrO_2 粉，制成料浆后球磨，然后压制，预烧结合成 HAP，再在不同温度烧结来合成 ZrO_2-HAP 复合材料。烧结法制备的 ZrO_2-HAP 二元体系复合生物陶瓷材料，抗折强度为 120 MPa，断裂韧性值为 1.74 MPa/m^2，几乎是纯 HAP 的两倍，和骨组织的相关性能更接近（致密骨的抗折强度为 160 MPa，断裂韧性值为 2.2 MPa/m^2）。ZrO_2-HAP 复合材料的表面较为粗糙，分布着大小为 2～25 μm 的微孔。

粗糙的 ZrO_2-HAP 复合材料表面可增加复合材料在人体内与其周围组织的有效接触面积，有利于其在人体内与周围组织的结合。粗糙度越大，与组织的有效接触面积以及相互作用就越强，能为新生骨组织的长入和结合提供有利条件，改善复合材料的生物相容性。

用硝酸液态氧化法处理碳纤维，模仿天然骨的结构，将处理后的碳纤维均匀埋于磷酸三钙材料的受力面，得到碳纤维增强磷酸钙骨水泥生物复合材料，其抗折强度为 10.8 MPa。而未经处理的碳纤维增强的复合材料和未加碳纤维的骨水泥材料抗折强度分别为 6.35 MPa 和 5.81 MPa。表面处理后的碳纤维为增强相，可以提高材料的抗折强度，有效传递载荷，提高复合材料的力学强度。以机械结合和弱化学力结合为主的碳纤维增强磷酸钙骨水泥复合材料界面结合方式使碳纤维高强、高韧的力学性能得到充分发挥，提高了生物复合材料性能。

将纳米级的 HAP 粉末与碳纳米管（carbon nanotubes，CNT）混合，用机械球磨和超声分散法制备分散均匀的 CNT-HAP 复合粉体。复合粉体经干压成型、等静压成型，再经真空无压烧结即可得到 CNT-HAP 复合材料。复合粉体混合均匀后，CNT 发挥抑制 HAP 晶粒长大的作用。在 CNT 中加入 HAP 后，提高了材料的弯曲强度和断裂韧性。

微米级的 HAP 与纳米级的 SiC 混料冷压成型，经常压烧结和气氛烧结制备 SiC-HAP 复合材料。纯的纳米 SiC 复合的 HAP 不易烧结，易开裂，烧结温度较高时，HAP 还易分解。添加烧结助剂 MgO，在同样烧结条件下，观察到 5 wt%MgO+5 wt%SiC 复合的 HAP 陶瓷材料呈浅绿半透明，抗弯强度达 110 MPa，断裂韧性 K_{1C} 为 2.11 MPa · $m^{1/2}$，抗压强度 718 MPa，比纯 HAP 陶瓷抗弯强度提高 1.6 倍，断裂韧性提高 2 倍，抗压强度提高 1.4 倍，同生物体硬组织性能相当。在复合材料中，纳米 SiC 颗粒分散在基体 HAP 晶粒内部、起钉扎作用，使裂纹尖端与纳米 SiC 颗粒相互作用，导致裂纹偏转，起到提高韧性的作用。HAP 晶粒内由于纳米 SiC 颗粒的存在产生亚晶界，提高了材料的强度。

7.2.2.2　活性无机非金属 / 活性无机非金属复合材料

HAP 和磷酸三钙（tricalcium phosphate，TCP）都是生物相容性良好的骨修复材料，TCP 比 HAP 具有更好的生物可吸收性。通过调整 $Ca(OH)_2$ 悬浮液和 H_3PO_4 溶液中 Ca 和 P 的起始混合比，控制磷酸溶液的滴加速度、混合液的混合条件、pH 值以及搅拌时间，可制备出具有不同 Ca/P 比的 HAP 与 TCP 的沉淀物，复合沉淀物经热处理和烧结得到不同 HAP-TCP 质量百分比的复合材料。含 30%HAP 和 70%TCP 的产品在 1150 ℃烧结，其平均抗弯强度达 155 MPa，优于纯 HAP 和 TCP 陶瓷。

将具有相互连通孔结构、气孔率达 60% 的多孔 HAP 陶瓷浸泡于 $(NH_4)_2HPO_4$ 溶液中，在 900 ℃下保温 3 h 烧结，制成 HAP 与 TCP 涂层复合材料。复合材料中 TCP 含量可通过改变 $(NH_4)_2HPO_4$ 溶液的浓度加以控制。HAP-TCP 复合材料性能优于单相陶瓷材料，HAP 的重结晶对 TCP 陶瓷的断裂强度起到了增强作用，HAP-TCP 复合材料的断裂主要是穿晶断裂，其晶间断裂的强度也大于单相陶瓷材料。

根据骨粒与 HAP 不同的降解速率，用小牛骨粒和 HAP 按照质量比 1 ∶ 4 混合，制成螺纹形结构的圆柱状，螺纹的目的是增加植入体的稳定性。材料为微孔结构，孔径为 200 ～ 300 μm，抗压强度达到 3.2 MPa。复合材料内骨粒相互连接，与 HAP 形成网架结构，骨粒有利于新骨长入。HAP 的降解速率缓慢，可以长时间起网架支撑作用，有效维持椎间高度。避免椎间孔变小，导致症状复发，保证了长期疗效。由于材料无抗原性，无排斥反应，来源广泛，易于手术修正，具有良好的临床应用价值。

HAP 晶须具有良好的生物相容性，它既可作为增强材料，也可作为基体组分，是生物材料中最有价值的增强材料。HAP 晶须增强复合材料的断裂韧性和抗弯强度也有明显的改善。HAP 晶须增韧复合材料的增韧效果同材料的气孔率有关，无压烧结的

HAP/HAP 晶须复合材料由于气孔率较高，HAP 晶须无明显的增韧效果。

将直径为 1 ~ 4 μm，长径比为 3 ~ 35，Ca/P 摩尔比为 1.66 的 HAP 晶须与 HAP 细晶粉末按照不同比例混合，在 1000 ~ 1400 ℃下分别采用无压烧结、热压烧结技术制备 HAP 晶须 -HAP 粉末复合材料。复合材料维氏硬度为 4 GPa ~ 6 GPa，断裂韧性为 1.4 MPa/m^2。含 0 ~ 30%HAP 晶须的复合材料的相对密度可达 92.5% ~ 95%（纯 HAP 陶瓷的相对密度可达 97%），复合材料的韧性比没有添加 HAP 晶须增强的 HAP 基体提高了 40%，提高了 HAP 的断裂韧性。但其相对密度随晶须含量的增加而降低。

HAP 晶须增韧复合材料的机制是基体的压应力作用和裂纹的偏转作用。这是源于 HAP 晶须单晶体沿 c 轴方向具有较大的热膨胀系数，材料烧结后，HAP 基体受压力作用，HAP 晶须受张应力作用。HAP 晶须 - HAP 粉末复合材料中存在残余应力，使复合材料具有较大的断裂韧性，同时裂纹的偏转效应也具有增韧作用。

7.2.2.3 生物活性陶瓷 - 生物玻璃复合材料

HAP 具有良好的生物活性，但它与骨质的结合强度只有 45S5 生物活性玻璃的 70%。45S5 生物玻璃虽然生物亲和性好、弹性模量低，但抗折强度小。为了利用 HAP- 生物活性玻璃复合材料两者的优点，提高生物材料的综合性能，开发了 HAP- 生物活性玻璃复合材料（apatite-bioactive glass composite）。HAP 中加入少量玻璃粉末，有助于骨组织与 HAP 的结合。加入 45S5 玻璃粉末的 HAP 植入兔骨中 8 周后取出，骨质与复合材料之间的剪切破坏强度达 27 MPa，明显高于 HAP。

HAP - 生物玻璃层状复合材料，以 HAP 为基体材料，生物玻璃为弱层材料，使复合材料中存在弱的界面结合层，当材料受外力作用时，外层 HAP 陶瓷产生裂纹，层间弱层材料使裂纹发生偏转并吸收能量，提高复合材料的断裂韧性和使用可靠性。将 HAP 纳米晶粒与生物活性玻璃粉末交替层叠，在 1000 ℃、30 MPa 压力下保温 30 min，用流动氮气保护，热压烧结，制得 HAP - 生物活性玻璃层状复合材料。HAP 层和生物活性玻璃层厚约 100 μm，层间有明显的反应层（β-$NaCaPO_4$，约 20 μm 厚）。由于分层与裂纹偏转，复合材料的断裂方式具有明显的非脆性断裂特征。

7.2.2.4 生物活性涂层材料

生物活性玻璃具有良好的生物活性，但机械性能较差，将生物活性玻璃涂于高强度材料如 Al_2O_3、金属等，可提高这些高强度材料的生物活性。为改善致密 Al_2O_3 陶瓷髋关节植入体的表面生物活性，在 Al_2O_3 陶瓷表面涂覆生物玻璃涂层。动物实验表明，涂覆了生物玻璃涂层的 Al_2O_3 陶瓷能与骨结合，没有生成纤维状膜。将三种不同热膨胀系数的含氟生物玻璃用等离子喷涂法涂于密实 Al_2O_3 基体上，在不同的温度下煅烧。扩散进入到玻璃层中的 Al_2O_3 量随 SiO_2 量的减少而减少，并随热处理温度呈线性增加，大量 Al_2O_3 进入玻璃层中增强了生物玻璃与 Al_2O_3 的界面结合，扩散到玻璃涂层中 Al_2O_3 的量与热处理温度有关，温度越高，扩散到玻璃涂层中的 Al_2O_3 量越多。

ZrO_2 具有较高的断裂强度和韧性以及低的弹性模量，可用作惰性陶瓷植入体。但 ZrO_2 陶瓷植入体与人体组织无界面结合力，只能通过机械结合的方式与组织结合。云母－磷灰石玻璃陶瓷具有可加工性和生物反应活性，能与人体组织形成界面键合，具有较高的长期稳定性。将云母－磷灰石玻璃陶瓷涂于 ZrO_2 陶瓷表面，可以提高 ZrO_2 假体与人体骨组织的界面结合强度。将云母－磷灰石玻璃陶瓷粉与水或含 4% 的聚乙烯醇水溶液混合，涂覆 ZrO_2 假体，并在 1000～1350 ℃温度下热处理，就可制备云母－磷灰石玻璃陶瓷涂层 ZrO_2 复合材料。

7.3　金属基生物复合材料

生物金属材料在生物材料方面占有相当重要的地位，它具有较好的综合力学性能和优良的加工性能，是一种优良的人体硬组织修复和植入材料。生物金属材料存在许多问题，除了生物材料常见的宿主反应以外，主要是由金属腐蚀和磨损直接或间接造成的。生物金属材料中均含有较多的金属元素，这些金属元素在人体内所允许的浓度非常低。金属元素多呈强的负电性，能够与人体内的物质形成复杂的化合物，有些化合物含有强烈的毒性。生物金属材料植入人体后，由于腐蚀、磨损等导致金属离子溶出，金属离子进入体液里会引发一些生物反应，如组织反应、血液反应和全身反应，造成机体组织出现水肿、血管栓塞、感染及肿瘤等现象。这限制了生物金属材料在医学上的应用。生物无机材料具有良好的耐腐蚀性、优异的生物相容性。但是陶瓷材料强度低、韧性差，在体内生理环境下易疲劳失效。在金属基材料上涂覆生物陶瓷涂层，可以充分发挥两类材料的优势，实现优势互补。金属基生物复合材料的目的是改善金属材料的生物相容性。

金属基生物复合材料以陶瓷－金属复合材料为主，它是由一种或多种陶瓷与金属或者合金组成的多相复合材料。影响复合材料性能的因素有陶瓷及金属的性能、两者的体积百分比、两者的结合性能及两者结合界面的结合强度等。

金属基体材料一般要求具有高强度、高韧性、低密度的金属或者合金，如不锈钢、钛及钛合金、钴铬钼合金、钴铬合金等。生物无机惰性涂层材料，包括氧化铝、氧化锆、氧化钛、碳、氮化硅、钙铝晶体、铝硅酸盐等。生物活性涂层材料包括 HAP、活性玻璃。HAP 生物陶瓷具有与骨骼和牙齿相近的化学成分及良好的生物相容性，是一种重要的生物涂层材料。

7.3.1 金属基复合材料的制备方法

金属基复合材料的制备方法可分为固相法、液相法和表面复合法。固相法是在基体金属处于固态情况下与增强材料混合组成复合材料的方法，包括粉末冶金法、热压法、热等静压法、轧制法、挤压和拉拔法、爆炸焊接法等。液相法是金属处于熔融状态时与增强材料混合组成复合材料的方法，包括真空压力浸渍法、挤压铸造法、搅拌铸造法、液态金属浸渍法、共喷沉积法、原位反应生成法等。表面复合法包括物理气相沉积法、化学气相沉积法、热喷涂法、化学镀法、电镀法及复合镀法等。

金属基复合材料的制备过程，如果增强相为纤维，就需要对纤维增强相进行表面涂层和预成型。金属基复合材料中纤维与金属基体容易发生化学反应，在界面形成影响材料机械性能的脆性相。液态金属一般不能润湿纤维，为控制界面反应，改善纤维与金属基体之间的润湿性，一般采取在纤维表面涂覆涂层或浸渍溶液。涂层有金属、非金属以及复合涂层几种，金属涂层与基体金属液间的润湿性好，但易被溶解，故很难阻止纤维与基体金属的化学反应。

金属材料与人体组织的亲和性、生物相容性较差，在体液中存在材料腐蚀等问题。通过表面涂层、离子注入等技术进行表面处理可以改善生物金属材料的性能。涂层的技术和种类非常丰富，但材料与骨组织之间的结合性能以及涂层与基体之间的界面结合性能仍存在有待提高的空间。在金属表面形成 HAP 涂层的方法有等离子喷涂法、激光熔覆法、电泳沉积法、离子束溅射法、仿生矿化法。

等离子喷涂法是利用阴阳极产生的电弧将气体电离成高速、高能的等离子气流，在等离子气流中加入 HAP，HAP 在极短的时间内被熔化、加速并最终沉积到钛基体表面，随后快速冷却形成涂层。该方法的优点是喷涂时间短，涂层与基体金属表面结合强度高（40 MPa～60 MPa）。缺点是：①等离子喷涂是线型工艺，当基体相为多孔或形状复杂的制品时，很难做到涂层均匀一致；②高温时 HAP 易发生分解，可能会在涂层中产生杂相；③高温冷却后，基体相表面与涂层界面会存在很大的残余应力；④涂层结构的致密度较低，植入人体后，体液容易沿孔隙渗透到基体相界面，造成界面腐蚀，引起涂层剥落；⑤原料要用较为昂贵的高纯度 HAP 粉末。

激光熔覆法是在金属基体上预置涂覆 $CaCO_3$ 与 $CaHPO_4 \cdot 2H_2O$ 的混合粉末，利用激光器在优化的熔覆工艺下合成 HAP 等生物活性陶瓷的复合涂层。由此引发的化学反应复杂多样，难以控制生成的产物，造成 HAP 涂层纯度不高。

电泳沉积方法是将适量的 HAP 加入 NaOH 溶液中，用 HCl 将溶液的 pH 值调到 4 左右，维持溶液温度在 25～65 ℃。电镀前搅拌 2 h，使 HAP 充分溶解，过滤后倒入电解池，以饱和甘汞电极为参考电极，铂片为阳极，钛合金为阴极，在钛合金表面沉积 HAP 涂层。本方法不能直接使涂层与基体产生牢固结合，沉积后需要进行热处理以提高结合力。水溶液中反应生成的沉积层较厚，容易聚集成较大颗粒，而且水易被电解放出氢气，造成涂层结构疏松。优化电解液的组成可增强涂层与基体之间的结合力。

离子束溅射法是采用离子束轰击靶材，使溅射出的粒子沉积在基体表面形成涂层。这种方法用于制备较薄的涂层，缺点是成本较高。

仿生矿化法是模仿自然界磷灰石的矿化机制，在类似人体环境条件的水溶液中自然沉积、涂层生长中，加入各种有机高分子，通过有机大分子和无机物离子在界面处的相互作用，从分子水平控制类骨磷灰石涂层的生长。预处理使基体材料表面带上功能团，然后将基体浸入模拟体液，钙磷化合物在处理后的基体表面发生均相、异相成核生长，形成类骨磷灰石层。该法的优点：①仿生磷灰石层是在类似人体组织的环境条件下沉积的，其成分非常接近人体的骨无机质，具有相当好的生物相容性和骨结合能力；②形成过程在低温下进行，可避免因高温引起的相变和脆裂，有利于增强金属和陶瓷涂层之间的结合力；③低温环境可以共沉积蛋白质等生物大分子，使沉积物与人体骨组织更相似；④能够在形状复杂的基体材料表面形成均匀的涂层；⑤设备简单、操作方便、沉积工艺易控制、费用较低。

溶胶－凝胶法是一种适于制备宽范围亚结构的技术，应用于合成钙磷酸盐以及制备生物活性涂层。采用 $Ca(NO_3)_2$ 和 P_2O_5 的乙醇溶液，经过浸渍法将此溶液涂覆到钛合金基体表面，经干燥和热处理得到 HAP 涂层。

7.3.2 金属基复合材料的种类

7.3.2.1 生物惰性陶瓷涂层

生物惰性陶瓷涂层分为氧化物涂层和非氧化物涂层两类。氧化物陶瓷涂层的材料有 Al_2O_3、ZrO_2、TiO_2、Al_2O_3-ZrO_2、TiO_2-Al_2O_3 等，它含有较多的气孔和裂纹，其气孔率占涂层体积的 5%～30%，涂层表面较为粗糙。动物实验表明，动物肌肉、骨组织与涂层表面黏着紧密，无明显组织反应，涂层具有较好的生物相容性。

将 Al_2O_3 陶瓷粉喷涂在金属关节表面，根据关节不同部位的功能，喷涂不同的陶瓷粉末。关节柄部涂覆 $CaHPO_4$ 多孔粗糙表面，涂层厚度为 0.5 ~ 2 mm，可供骨质长入。氧化物陶瓷涂层的人工关节，其涂层中分布 50 μm 以上的微孔，为人体组织长入人工假体设计了良好基础，克服了金属人工关节在体液中因腐蚀而产生的电解反应性肿胀、组织无菌性炎症、疼痛等症状。同时也改善了陶瓷在成型、烧结中的脆性问题。

用等离子在牙根材料表面喷涂氧化钛，电子显微镜下可以观察到植入体和组织结合的迹象，显微组织切片显示加了涂层的牙根植入体与骨组织的结合比不加涂层的更为紧密。在钛合金（TC_4）表面先喷钼粉，再喷 Al_2O_3、ZrO_2 以减少钛合金与陶瓷的热膨胀系数间的差距。

将 Al_2O_3、ZrO_2 涂层生物金属材料分别植入狗大腿肌肉和股骨内，3 个月至 1 年后取出，发现肌肉组织能在涂层表面黏附生长，ZrO_2 涂层与狗组织结合紧密。植入家兔骨髂内的 ZrO_2 涂层生物金属材料，手术后 2 周取出，观察到材料周围有新骨形成，第 3 周新骨由编织骨变成板层骨，在材料与机体组织的接触面可见骨细胞排成一列。第 8 周，新骨与涂层形成紧密连接。

非氧化物涂层材料有氮化物、碳化物、硼化物和硅化物，涂层的目的是提高植入体的抗磨损能力和预防植入体的金属腐蚀。钛合金表面经氮化处理，形成氮化钛，常温下在模拟体液中浸泡，和没有经过表面处理的钛合金相比，明显改善了材料的抗腐蚀性能。采用离子注入技术，在不锈钢、钛合金、钴铬钼合金表面注入 C、N、B 等元素，可有效提高人工骨和人工齿根的抗腐蚀能力，同时也能改善生物金属材料的生物相容性。有无氮化钛涂层的钛及钛合金人工关节在温度为（36 ± 1）℃的模拟体液中浸泡的年腐蚀率见表 7-1，可以发现有涂层的钛及钛合金腐蚀速度明显低于没有涂层的材料。

表 7-1　钛及钛合金的年腐蚀率

材料	涂层	年腐蚀率 /mm
TC_4 钛合金	无	0.004 2
TC_4 钛合金	氮化钛	0.001 4
TA2 纯钛	无	0.001 7
TA2 纯钛	氮化钛	0.000 6

7.3.2.2 生物玻璃涂层

生物玻璃涂层材料包括 Na_2O–CaO–SiO_2–P_2O_5、Li_2O–Al_2O_3–SiO_2、MgO–CaO–SiO_2–P_2O_5 等。将不同组分的生物玻璃或微晶玻璃材料，经粉碎或制浆等方法，用等离子喷涂或熔融烧结法，在不锈钢、钛及钛合金基体上形成涂层材料。根据玻璃的不同成分，存在生物惰性和生物活性两种不同的生物玻璃陶瓷涂层。等离子喷涂方法制备的玻璃涂层与钛合金具有较好的结合性能，生物玻璃涂层能与骨组织发生化学结合，结合界面处具有明显的 Ca、P 成分过渡区，钛合金玻璃涂层人工骨、人工齿根也应用于临床。

生物活性玻璃和可切削性生物活性玻璃混合涂层中，生物活性玻璃选用 $MgSiO_3$–$CaSiO_3$–$Ca_5(PO_4)_3OH$ 三元系统，可切削性生物活性玻璃以 MgO–SiO_2–Al_2O_3 为基础，添加适量的 Ca、P、K、Na、B 和 F 制成。用牙科烤瓷炉，在真空条件下，将两种玻璃粉末涂于经表面处理的纯钛棒表面，然后烧结，制备生物活性玻璃陶瓷 - 纯钛复合物，涂层厚度为 0.5 ~ 1 mm。涂层表面无裂纹，气孔孔径为 10 ~ 50 μm。涂层表面不同大小的颗粒相互交熔，具有许多不规则的孔穴，孔隙率为 10% 左右，颗粒形态呈多边形，保证了涂层既有足够的机械强度，又能够促进组织向涂层内生长。烧结过程中，涂层会析出 HAP 和硅灰石，人体组织均可以耐受，复合物涂层具有良好的生物相容性和机械性能。

为了提高生物玻璃与钛之间的结合强度，采用涂覆和烧成技术，用 TiO_2–SiO_2 溶胶系统充当钛和生物玻璃的中间过渡层，制备金属钛 - 中间过渡层 - 生物玻璃陶瓷组合的复合材料。生物玻璃陶瓷的成分为 SiO_2–P_2O_5–CaO–MgO–CaF_2，以异丙醇钛和正硅酸乙酯为原料制备 TiO_2–SiO_2 溶胶。经表面处理并用超声清洗的钛，用浸渍提拉法，控制涂膜的提拉速度及溶胶液的黏度，在钛的表面制备出均匀、等厚和致密的 TiO_2–SiO_2 薄膜。热处理后，将生物玻璃粉末均匀涂在材料表面，在 775 ~ 820 ℃的温度下进行处理，就制得生物玻璃与钛的复合材料。烧结过程中，外层生物玻璃与硅以化学键结合，内层金属钛与过渡层中的钛以化学键结合。中间过渡层的作用是减缓氧化钛的扩散速度，减弱钛表面生成氧化钛的速度，增强材料与涂层的结合强度。

7.3.2.3 碳质涂层复合材料

用物理气相沉积法，在金属基体表面形成类似金刚石碳膜或硬质碳膜，即碳质涂层。碳质涂层具有无毒、生物相容性好、耐磨损等特点，心脏瓣膜碟片使用的就是低温热解各向同性碳涂层。

加碳质涂层的不锈钢夹板既有碳的生物活性，又具有较高的机械强度。植入羊的体内 6 个月仍完好如初。在 Ti–6Al–4V 和多孔钛表面涂碳质涂层，有涂层的合金疲劳强度为 624 MPa，无涂层的合金疲劳强度为 617 MPa，有涂层的多孔钛疲劳强度为 138 MPa。涂覆碳质涂层可以提高合金的抗疲劳强度。

为了消除膜 - 基体之间的界面，采用等离子源离子注入 - 离子束增强沉积法制备类似金刚石碳膜梯度薄膜。该方法所产生的不同离子能够全方位均匀沉积在样品上。控制碳离子注入和沉积的能量以及碳离子与基体相的反应过程，可以制得从内到外钛含量逐渐下降、碳含量逐渐上升，直至最外层为完全碳层的梯度涂层材料。

7.3.2.4 生物活性陶瓷涂层

金属基 HAP 涂层复合材料，克服了 HAP 生物陶瓷的脆性和金属生物材料的生物惰性，阻止金属材料向周围组织释放金属离子，可用于人工骨、关节骨柄、接骨板和人工齿根等。

用等离子喷涂法在 316L 不锈钢和钛表面喷涂 HAP，原料为 β - 磷酸三钙，在等离子体火焰高温作用下，β - 磷酸三钙发生相变转化为 α - 磷酸三钙，利用水热方法进行热处理，使 α - 磷酸三钙转化为 HAP，能够防止 HAP 相变及相组成的变化。将不锈钢及钛的复合材料植入狗的大腿骨缺损处，2 周后，316L 不锈钢和钛复合材料与骨的拔出强度分别达到 1.1 MPa ～ 2.9 MPa 和 2.0 MPa ～ 3.0 MPa。12 周后，拔出强度达到 3.6 MPa ～ 4.3 MPa。不含涂层的植入体植入 12 周后，拔出强度为 0.7 MPa ～ 3.7 MPa。植入 3 个月、12 个月后进行组织观察，3 个月时，有涂层的植入体即与新生骨紧密接触，无涂层的植入体植入后，在植入体与皮质骨间出现纤维组织，并出现严重的骨吸收现象。12 个月时，有涂层的植入体与新生骨紧密结合，HAP 层的厚度变小，在骨髓腔内发现存在 HAP 颗粒，植入体与骨小梁间没有出现纤维组织。HAP 涂层可以提高植入体与骨界面的结合强度。

7.4 高分子基生物复合材料

高分子材料用于临床时存在一些缺点，如不能单独替代硬组织、与天然骨的机械性能不相容，即使作为软组织或其他应用，在人体长期负荷和循环重复承载下，也不能达到生物材料的性能要求。因此，高分子材料需要与无机材料或高分子颗粒、纤维等增强体一起形成复合生物材料。高分子基生物复合材料利用高弹性模量的无机生物材料增强高分子材料的刚性，并赋予其生物活性，同时具备高分子材料自身的可塑性。高分子基生物复合材料可以根据材料植入部位或置换要求设计材料，合理调整高分子材料的种类，选择适当的制备方法，满足临床的需求。高分子基生物材料主要有无机 – 高分子复合生物材料、高分子 – 高分子复合生物材料。

7.4.1　高分子基复合材料的成型方法

高分子基复合材料成型方法有一步法和二步法两种：一步法就是由原材料直接复合形成复合材料；二步法则是先将原材料预处理，使之形成半成品，然后由半成品成型制成复合材料。将原材料经过一定的加工制成干态半成品材料的过程称为半成品工艺。半成品是制备复合材料过程中的中间材料，中间材料分为预浸料和稠化料两类。

高分子基复合材料的成型工序包括成型、固化、脱模。成型是将预浸料按制成品的要求铺置成一定的形状，一般就是制成品的形状。固化即把已铺置成一定形状的叠层预浸料，在一定温度和压力下使形状固定下来，达到预期的性能要求。脱模指将成品从模具内脱出的一系列操作。

高分子基复合材料的制备方法分为两类：颗粒填充增强的成型制备方法和纤维增强聚合物制备方法。前者的主要制备方法有溶液共混法、原位聚合法、熔融共混法；后者的主要制备方法有手糊成型、喷射成型、缠绕成型等。

溶液共混法是通过选择合适的溶剂，将无机颗粒和高分子聚合物分别分散在溶剂中，然后混合，超声处理，最后去除溶剂得到高分子复合材料的方法。溶液共混法是制备高分子复合材料的重要方法。该方法操作简便，无机颗粒在聚合物中分散性较好，低极性甚至是无极性的聚合物均可作为反应的聚合物；缺点就是制备过程中使用了大量的溶剂，去除溶剂的过程烦琐并且对环境污染较大，残留的溶剂也会影响复合材料的性能。

原位聚合法是先将单体和无机颗粒混合，然后再引发聚合。原位聚合法可制得均匀分散、界面结合好的高分子复合材料。缺点是无机颗粒的引入将复合体系的黏度增大，使得聚合反应较为复杂，操作比较困难。

熔融共混法利用高剪切力和高温熔融的方法将无机颗粒和高分子基体混合，不需要考虑填料和基体材料的共溶剂问题。本方法利用黏流态的熔体包裹无机颗粒进行分散，利用聚合物熔体取代溶液共混法中的溶剂，通过外部机械提供高剪切力来强化分散的效果。黏流态的高分子聚合物对无机颗粒有剥离作用，还能减少无机颗粒表面结构被破坏。如果实现对温度、剪切应力等的精确控制，加入协同增强组分改善无机颗粒与聚合物的界面结合力，此法适用于大规模制备聚合物 / 无机颗粒复合材料。

手糊成型，先在模具上刷一层含固化剂的树脂混合物，然后在其上铺贴一层纤维织物，用刷子、压辊或刮刀挤压织物，使其均匀浸胶、排除气泡，再次刷树脂混合物和铺贴第二层纤维织物，重复上述过程直到厚度满足要求为止。喷射成型，将混有促进剂和引发剂的不饱和聚酯树脂从喷枪两侧（或在喷枪内混合）喷出，同时将玻璃纤维无捻粗纱用切割机切断并由喷枪中心喷出，玻璃纤维无捻粗纱与树脂一起均匀沉积到模具上。

缠绕成型，将浸渍了树脂的纱或丝束缠绕在回转芯模上，常压下在室温或较高温度下固化成型。挤拉成型，将预浸纤维连续地通过模具，挤出多余的树脂，在牵伸条件下进行固化。连续成型，将纤维不断地浸渍树脂并通过口模和固化炉固化成棒、板或其他型材。袋压成型，将预浸料放在模具上，然后通过软的薄膜施加压力而固化成型。

挤出成型是热塑性塑料主要加工方法之一。干燥的热塑性塑料（粉料或粒料）从料斗进入挤出机加热料筒，料筒中螺杆旋转，物料沿螺槽前移。前移过程中物料受机械剪切作用摩擦热和料筒加热逐渐熔融成熔体，熔体受螺杆轴向推力的作用通过机头和口模，获得与口模形状相似的连续体。

7.4.2 无机－高分子复合材料

无机增强相材料有碳纤维、偏磷酸钙晶须、碳酸钙、滑石粉、蒙脱土、二氧化钛、玻璃纤维、羟基磷灰石、二氧化硅、云母粉、高岭土等。

碳纤维是由碳元素组成的一种特种纤维，随种类不同含碳量不同，一般超过 90%。它由含碳量较高、在热处理过程中不熔融的人造化学纤维，经热稳定氧化处理、碳化处理及石墨化等工艺制成。碳纤维具有耐高温、耐摩擦、导电、导热及耐腐蚀等特性。不同于一般碳素材料，碳纤维具有各向异性、柔软，可加工成各种织物，沿纤维轴方向表现出很高的强度。碳纤维比重小，具有很高的比强度，它的比重不到钢的 1/4。碳纤维具有优异的力学性能，碳纤维树脂复合材料抗拉强度一般都在 3500 MPa 以上，是钢的 7～9 倍，抗拉弹性模量为 23 000 MPa～43 000 MPa，亦高于钢。碳纤维增强复合材料的比强度超过 2000 MPa/（g/cm^3），而 A3 钢的比强度仅为 59 MPa/（g/cm^3）左右，碳纤维增强复合材料的比模量远高于钢的比模量。碳纤维具有优良的传导性，可用于神经修复。

碳纤维增强聚合物复合材料是以碳纤维为增强体而形成的一类高分子基复合材料，主要用作骨水泥、人工关节臼和接骨板等。碳纤维增强高密度聚乙烯复合材料，其强度、刚性、抗疲劳和抗磨损性能均显著高于高密度聚乙烯材料，因此它常用作承受复杂应力和摩擦作用的髋关节和膝关节。碳纤维增强聚砜基复合材料的抗扭强度最高可达 100 MPa，与金属板相比，其断裂模量可减少至原来的 25% ~ 50%。用四氟乙烯纤维与碳纤维复合制备成多孔复合材料，其表面积为宏观的 1200 倍，有利于生物组织的长入，它已用于牙槽骨、下颌骨、关节软骨的修复。碳纤维增强凝胶是一种生物相容性、力学性能和溶胀性能均良好，且容易加工成型的生物复合材料。与聚甲基丙烯酸甲酯（polymethyl methacrylate，PMMA）相比，碳纤维增强 PMMA 复合材料的抗拉强度和弹性模量分别提高 50% 和 40%，也提高了抗疲劳和蠕变性能，可作为颅骨修复材料；其弯曲强度、断裂模量及其抗冲击性能均优于人体颅骨材料，对实施颅骨缺损修复后起到重要的防护作用。

HAP－高分子复合材料兼具有 HAP 优良的生物性能和高分子材料良好的力学性能、加工性能，可以应用于口腔和骨修复材料。与 HAP 形成复合物的生物高分子材料有胶原蛋白、聚乳酸、聚乙烯、聚甲基丙烯酸甲酯、聚己内酯、聚乙交酯、壳聚糖等。

HAP－胶原复合材料具有较高的骨诱导性，能够加速骨重塑过程。将其植入体内，能有效地缩短骨愈合时间。HAP－聚乙烯复合材料，掺入 HAP 使复合物具有了生物活性，成为一种生物活性材料，有利于骨修复。与聚乳酸比较，HAP- 聚乳酸复合材料具有一些优点：①有助于提高材料的初始硬度和刚性；②延缓材料的早期降解速率，便于骨折早期愈合，从而提高材料的骨结合能力；③ PDLLA 与 HAP 颗粒复合，随着 PDLLA 的降解吸收，HAP 在体内逐渐转化为自然骨组织，可提高材料的生物相容性；④可提高材料对 X 射线的阻拒作用，便于临床显影观察。

PMMA 又称为有机骨水泥，它与骨的结合性较差，防止人工关节的晚期松动的效果并不理想。HAP－聚甲基丙烯酸甲酯复合材料是一种重要的有机骨水泥。聚甲基丙烯酸甲酯骨水泥与骨结合性较差，HAP－聚甲基丙烯酸甲酯复合材料防止人工关节的晚期松动的效果并不理想。因此需要对 PMMA 进行改性，使其具有多孔结构，以便骨组织能长入骨水泥中获得生物学固定，对人工骨的松动起到一定的缓冲作用。在多孔结构骨水泥聚合时加入 HAP 粉末，制得 HAP－多孔 PMMA 复合骨水泥，可以促进成骨，改善骨水泥与骨界面结合。

二氧化钛无毒、无味、黏附力强，对于紫外线具有很好的屏蔽作用，吸收紫外线后不分解、不变色，具有优良的稳定性和持久性。TiO_2 具有良好的生物相容性，其与细胞发生积极的相互作用，是性能良好的增强相材料。聚乳酸与 TiO_2 的复合材料能够提高 PLA 纤维膜的断裂强度。在光催化条件下，TiO_2/PLA 复合纳米纤维膜对大肠杆菌和金黄色葡萄球菌表现出良好的抗菌性能。

生物玻璃增强高密度聚乙烯复合材料具有与骨相似的力学性能。层状硅酸盐具有高度有序的晶格排列，片层间吸附大量金属阳离子，这些金属阳离子具有亲水性，也有极强的反应活性，与长链的烷基铵盐、季铵盐及季膦盐阳离子发生离子交换，得到疏水性的有机硅酸盐，提高了层状硅酸盐与聚合物的相容性。层状硅酸盐与高分子材料复合可以提高高分子材料的热稳定性，改善材料的结晶性能、降解性能。

加入层状硅酸盐到PLA基体内，使气体分子扩散路径弯曲，提高了PLA－层状硅酸盐纳米复合材料的气体阻隔性。气体在PLA－蒙脱土复合材料中的渗透性随着气体动力学直径的增加而增加，顺序为$N_2 > O_2 > CO_2$，CO_2的渗透性最小。氧化镁具备高硬度和高熔点的特点，可作为增强相材料来提高高分子基复合材料的热稳定性。

7.4.3 高分子－高分子生物复合材料

芳香族聚酰胺纤维具有轻、硬、强、抗冲击、耐磨损的特点。芳香族聚酰胺纤维的缺点是易吸湿，其耐压强度约为拉伸强度的1/8。芳香族聚酰胺纤维复合材料可应用于需要高拉伸强度和硬度、抗损坏、抗疲劳和抗应力断裂的领域，用于齿科和韧带修复。

将超高分子量聚乙烯纤维－聚乳酸复合材料植入兔子肌肉和兔子的跟腱修复，发现其具有良好的生物功能和生物相容性。植入肌肉90 d后，炎性细胞反应和囊壁形成均在Ⅰ级以下。兔跟腱修复6周后，功能恢复良好并形成了类腱组织。用于修复兔跟腱手术缝合不打结、不断裂，纤维作用永驻体内代用品，在体液和生理应力下不降解、碎裂和老化，没有产生任何伤害。

习 题

1. 生物复合材料应该具备什么特性？
2. 为了获得良好成型生物陶瓷基复合材料坯体，成型时的具体要求是什么？
3. 阐述溶胶－凝胶法的优缺点。
4. 阐述羟基磷灰石晶须增韧复合材料的增韧机制。
5. 阐述羟基磷灰石－羟基磷灰石晶须复合材料的制备方法及其性质。
6. 为什么要制备羟基磷灰石－生物活性玻璃复合材料？该复合材料的性能是什么？
7. 阐述羟基磷灰石－纳米SiC复合材料的性质及纳米SiC在复合材料中的作用。

8. 阐述生物活性玻璃涂层 Al_2O_3 复合材料的制备方法及其性质。

9. 阐述云母－磷灰石玻璃陶瓷与 ZrO_2 陶瓷复合材料的制备方法及其性质。

10. 什么是仿生矿化法？它的优点是什么？

11. 阐述金属关节表面氧化物陶瓷涂层的作用。

12. 阐述金属表面非氧化物涂层的作用。

13. 阐述钛表面生物玻璃涂层的制备及其性能。

14. 怎样提高生物玻璃与钛表面的结合强度？

15. 阐述生物金属材料碳质涂层的制备方法及其性质。

16. 阐述不锈钢与 HAP 涂层复合材料的制备方法及植入狗的大腿骨后的反应。

17. 阐述碳纤维的制备方法及其性质。

18. 聚 DL- 丙交酯和羟基磷灰石颗粒复合材料有什么优势？

19. 为什么要制备聚甲基丙烯酸甲酯与羟基磷灰石复合材料？该复合材料的性能是什么？

20. 什么是碳纤维增强聚合物复合材料？它的用途是什么？举三例说明碳纤维增强对材料性能的影响。

第 8 章
生物材料的表面改性

8.1 概述

生物材料接触人体时，必须满足与人体环境的相容性，即不发生任何毒性、致敏、炎症、致癌、血栓等不良生物反应。这些取决于材料表面与人体生理环境的相互作用。材料表面与人体生理环境的相互作用实际上是生物材料与人体细胞表面受体的相互间分子识别，产生特异性相互作用。生物材料植入体内后，细胞膜表面的受体识别材料表面的信号，从而来分辨所接触的材料为自体还是来自异体。人体组织只认同具有适宜的生物相容性的植入材料。控制和改善生物材料的表面性质，是改善材料表面与人体之间有利相互作用、抑制不利相互作用的主要途径。影响生物材料与人体细胞及组织之间相互作用的因素有生物材料表面的成分、结构、表面形貌、表面的能量状态、亲 / 疏水性、表面电荷、表面的导电特征等表面化学、物理及力学特性。表面修饰的目的是抑制非特异性相互作用，引入特异性相互作用位点，使细胞在类似体内细胞外基质（extracellular matrix，ECM）中发挥其功能。为了模拟人工 ECM 环境，满足细胞正常生长的需求，表面修饰后的生物材料应符合以下要求：①良好的生物相容性；②良好的抗凝血性；③适宜的表面亲水 - 疏水平衡；④较强的细胞特异性识别能力；⑤较强的消除非特异性识别能力；⑥易于加工和表征。

8.2 表面形貌与生物相容性

生物材料的生物相容性受到材料表面形貌的影响。表面修饰可以改善材料的宏观性质，为了发展和改进修饰技术和工艺，必须探索表面修饰后材料的微观结构怎么发生变化，需研究对其微观结构做哪些改变、如何变化，以及采用哪种修饰技术才能改变这些微观结构。影响材料性质的微观结构有以下几种：①生物材料表面的能量、电荷、化学组成及特异化学基团等影响人体细胞的黏附。优化材料表面电荷、化学组成及特异化学基团可以改善和提高材料的生物相容性、抗凝血性及增加细胞的识别位点等；②蛋白质维持天然结构很重要，在生物材料表面设计时建立消除或减轻对蛋白质肽键——侧基协同作用和天然构象影响的表面分子结构，是提高材料生物相容性和生物功能性的一个重要方法；③细胞表面糖类的种类、数目、排列顺序和接合部位对细胞识别具有重要作用。因此改变材料表面基团的种类、数目、排列顺序和接合部位等使之与细胞表面的这些性质相同或相近，是改善材料表面性能的有效途径。表面修饰技术，其根本出发点主要为以上 3 点，即用一定的技术手段改善材料表面的微观结构，达到提高生物材料生物性能的目的。

生物材料的生物相容性与材料的表面形貌密切相关。平整光洁的材料表面与人体组织接触后，周围形成一层较厚的与材料无结合的包囊组织。由成纤维细胞平行排列而成，容易发展为炎症和肿瘤。粗糙的材料表面促使细胞和组织与材料表面附着和紧密结合。粗糙表面对于细胞、组织的作用并不完全是增加接触面积，而是粗糙表面择优黏附成骨细胞、上皮细胞。与生物材料接触时，上皮细胞、成纤维细胞、神经轴突、成骨细胞等均存在接触诱导效应。接触诱导是指细胞在材料表面的生长形态受材料表面形貌的调控，例如平行犁沟状表面使成纤维细胞沿沟取向生长。

不同的应用场景对生物材料表面形貌的要求不同，骨接触生物材料表面有一定粗糙度的可促进材料与骨的接触，促进矿化作用。当人工骨生物材料表面粗糙程度为 1～3 μm 时，可促进细胞与材料的附着，减少炎症和包膜厚度，在此范围之外，则无此效应，并与材料种类无关。从增加界面结合性能而言，若植入生物材料表面多孔，如多孔的金属人工关节、多孔的陶瓷人工骨将促进组织长入，当其孔径为 5～100 μm 时，可促进组织长入。形成骨芽细胞后，可使骨组织长入的孔洞临界孔径超过 100 μm。但是多孔结构会造成材料疲劳性能、材料强度下降。

接触血液的生物材料，其表面应尽可能光滑。因为光滑的表面比粗糙的表面产生的激肽释放酶少，凝血因子转变较小。多孔表面可以促进内皮细胞生长，当聚四氟乙烯人工血管内腔有许多 60～90 μm 的小孔时，内皮细胞均匀覆盖血管内腔，具有良好的抗凝血效果。当表面孔径降低为 10～30 μm 时，内皮细胞部分覆盖血管内腔，降低了抗凝血效果。但是长期使用时，内表面多孔人工血管易于破损、失效率较高。不过也存在例外，如微孔的人工心脏瓣膜也具有良好的抗凝血性能。

控制材料表面粗糙度的方法：用精密的机械加工方法在材料表面加工出约 500 μm 尺寸的螺线、台阶和孔等。用微机械和微刻蚀技术获得 3～10 μm 深度且距离和形状均可精确控制的粗糙表面。用等离子体喷涂方法及离子束轰击方法，获得精确的表面显微形貌。在生物医学工程领域，材料表面改性的目的是改善医用植入体的耐磨性、耐蚀性、生物相容性和生物活性。

8.3 生物材料表面改性方法

8.3.1 薄膜和涂层

薄膜和涂层是有差异的，制备方法有的相同，有的不同，薄膜和涂层的制备方法大致分为以下几类：涂覆－烧结法、电沉积、阳极氧化法、热化学反应法、仿生法、溶胶－凝胶法、水热合成法、气相沉积、等离子体表面聚合（见 8.3.2.3）、离子束增强沉积（见 8.3.2.6）、等离子体浸没离子注入和沉积（见 8.3.2.7）和等离子喷涂（见 8.3.2.8）等。

8.3.1.1 涂覆－烧结法

涂覆－烧结法制备生物陶瓷涂层生物材料，是将陶瓷粉料分散在乙醇溶剂中，加入适量的黏结剂，使粉料均匀分散，将基体浸入其中，待表面形成一层涂层后取出，在 900～1000 ℃烧结，如此重复数次，形成厚度可控的生物陶瓷涂层。该方法的优点是工艺简单、涂层致密、涂层厚度可控等。缺点是制备过程中采用了较高的温度反复烧结，降低了基体的性能，造成生物陶瓷分解，由于金属基体和陶瓷涂层的热膨胀系数相差较大，烧结过程中还会产生较大的热应力。

涂覆－烧结法制备的涂层与基材存在的热应力降低了基体与涂层的结合强度，可能会造成涂层开裂和剥落。采用两步涂覆－烧结工艺制备具有生物活性的复合涂层能够改善涂层的性能。HAP 涂层与钛基体的结合强度影响钛合金外科植入物临床使用效果，涂层与基体间存在的宏观界面是影响两者结合强度的主要原因。以热膨胀系数介于钛合金和生物玻璃陶瓷之间的磁釉为底釉（中间层），以生物玻璃陶瓷为表面涂层，制备结合强度高、化学稳定性好、防组织液渗透和生物相容性好的复合生物玻璃陶瓷涂层。在涂层和基体之间形成一层过渡层，分别与涂层和基体相结合来增强涂层与基体的结合强度。以生物活性较低的玻璃为中间层、表面为 HAP 涂层，得到生物玻璃 /HAP 复合涂层材料，结合强度达到 29.73 MPa，生物活性优良。涂覆烧结的涂层与钛基体之间存在机械结合、化学结合和金属键结合，因此金属与陶瓷界面结合强度高。涂覆涂层的种植体植入骨内与骨组织实现骨性结合后，组成系统中富含硅－氧网络结构，水解后在骨界面出现凝胶膜，阻止水分子对涂层的降解，保证了种植体在体内维持长期稳定。

8.3.1.2　电沉积

电沉积可分为电泳沉积和电化学沉积这两大类。电泳沉积，其电解液为悬浮液，主要是物理过程沉积。电化学沉积，电解液为溶液，沉积时会发生化学反应。电泳沉积是悬浮液中荷电的固体微粒在电场作用下发生定向移动并在电极表面形成沉积层的过程，它由电泳和沉积两个过程结合而成。利用电泳沉积，可以使悬浮颗粒沉积在金属、陶瓷、高分子材料等电极表面，是制备金属基体 HAP 生物陶瓷涂层的方法。电泳沉积 HAP 生物陶瓷涂层一般包括 4 个主要的步骤：①制备 HAP 悬浮液；②基体材料的预处理；③电泳沉积 HAP 涂层；④ HAP 涂层的后续处理。预处理的目的是使基体材料表面形成极性表面，使基体材料表面与电泳沉积涂层之间形成化学键合，有利于 HAP 沉积，提高基体材料与涂层界面的结合强度。

电化学沉积是利用不溶性氢氧化物在电极上的沉淀过程，制备 HAP 生物陶瓷涂层。采用阴极沉积法把待沉积的阴离子和阳离子溶解到水溶液或非水溶液中，在溶液中加入含有易于还原的某些分子或原子团，在一定的温度、浓度和溶液的 pH 值等实验条件下，控制阴极电流和电压，在基体表面沉积生物陶瓷涂层。基本原理是在阴极上电化学沉积磷酸钙是一个成核与生长过程，一旦其过饱和度超过了化合物所需要的临界过饱和度，即在阴极形成磷酸钙。电化学沉积过程中，由于电解使阴极附近电解液的 pH 值增大，从而使过饱和度上升，磷酸钙在阴极表面沉积。

在生物金属材料表面制备生物陶瓷涂层复合材料的电化学沉积方法的特点有以下几点：①在低温外电场作用下，利用阴极发生化学反应，使阴极区附近的 pH 值升高，增加 HAP 的过饱和度，在基体上沉积形成涂层，可以避免高温喷涂引起的 HAP 失去羟基、产生相变和脆裂，并且涂层内不存在残余热应力，有利于增强基体与镀层之间的结合力；②电化学沉积技术为非线性工艺，可在形状复杂和表面多孔的基体上制备均匀的涂层；③通过控制电流、电压、溶液的 pH 值等参数可以控制涂层的厚度、化学组成、结构和孔隙率；④电化学沉积所需设备投资少，原料利用率高，生产成本低，工艺简单，易于操作，既可连续生产，又可间歇操作。

采用电化学沉积在钛表面沉积 HAP，以钛材料为阴极，电解质溶液中含有硫酸钴和 HAP 粉末，HAP 粒子悬浮于电解液中，在两极间施加电流，钛表面会形成由钴包裹的 HAP 表面镀层。改变金属盐的种类可以获得不同金属和 HAP 共沉积的表面层。

长期植入人体内的钛有一定的骨传导作用，原因是植入后会在钛表面形成数纳米厚的氧化膜（由锐钛矿结构氧化钛和非晶氧化钛组成），低结晶度氧化钛层使材料与人体组织间产生化学反应，人体中的钙离子、磷离子向材料表面富集。纯钛材料的作用较缓慢，用含有钙离子的溶液，采用电化学沉积处理钛表面，经表面处理的钛在汉克斯平衡盐溶液中浸泡后，表面形成磷灰石，可以提高材料的组织相容性。

8.3.1.3 阳极氧化法

阳极氧化法是一种电解氧化过程，在该过程中，金属和金属合金的表面转化为一层氧化膜，这层氧化膜具有保护性、装饰性以及一些其他的功能特性。将金属或合金的制件作为阳极，采用电解的方法使其表面形成氧化物薄膜。金属氧化物薄膜改变了表面状态和性能，如表面着色、提高耐腐蚀性、增强耐磨性及硬度、保护金属表面等。

阳极氧化法在电解液中给钛阳极和碳棒等惰性材料的阴极间施加电压进行电解，以电化学方式使阳极上生成氧，并与阳极钛表面进行反应形成氧化膜。钛阳极氧化的电解液有水溶液、非水溶液和熔融盐。生成厚氧化膜一般用磷酸、硼酸及其盐类的水溶液作电解液。生成较薄氧化膜则用熔融盐和非水溶液作电解液。影响氧化钛薄膜生长的最大因素是外加槽电压，钛阳极氧化生成氧化膜的厚度与外加电压成正比。改变电解槽电压可以控制电解生成氧化膜的厚度，阳极氧化法具有工艺简单、成本较低等优点。

8.3.1.4 热化学反应法

热化学反应法是使金属基体与涂层在界面处发生化学反应，使两者通过化学结合而牢固地连接在一起。具体步骤为：先制备水基涂料（黏结剂和陶瓷面层），其中分散有亚显微尺寸的陶瓷颗粒，将其涂覆在经过预处理的金属表层，经干燥和固化热处理加速其中的化学反应，在金属表面形成一种均匀稳定的陶瓷涂层。采用热化学反应法在金属表面获得陶瓷涂层，可以提高其抗蚀性能。通过高温溶液中的热化学反应可以得到所需成分的涂层，如制备 HAP 涂层。将金属基体（铁、铝、铜、钛）置于 Ca（EDTA）$^{2+}$ 与 NaH_2PO_4 的混合溶液中（pH 值为 3.4～10），将其置于耐压容器中加热到 413.15～473.15 K，然后保温 4 h，可在金属基体上得到针状或花朵状结晶的 HAP 涂层。本方法的优点是工艺简单、成本低廉、涂层纯度高和质量好等。但是该法并没有解决涂层与基体热膨胀系数失配问题，也没有改善金属基体与涂层的结合强度。

8.3.1.5 仿生法

仿生法是模仿自然界中生理磷灰石的矿化机制，有机生物矿化的过程包括以下 4

个阶段：①有机分子的预组织，即在矿物质成核前有机基体通过自组装建立有机反应环境，在自组装有机基体和无机溶液的界面带上官能团，如—SO_3H、—OH、—PO_4H_2、—NH_2 等，使有机基体成为官能化表面；②界面分子识别，即在形成的有机分子自组装层的定向作用下，无机矿物在界面上从无机溶液中成核；③生长调制，即矿物质核定向生长为晶体，晶体又组装成矿物质，有机基质调节控制晶体的生长方向、结构、尺寸以及形状；④细胞加工，即在活性细胞参与下形成带有精细超微结构的高度有序的体系。模拟 4 个阶段的作用，进而模拟生物矿化作用，将模仿生物矿化过程引入到生物材料的合成中，就是仿生法。仿生法中，磷灰石层是在类似于人体组织内环境条件的水溶液中自然沉积出来的。通过对基体进行表面处理，使基体表面形成带有特殊负电荷官能团的负离子，再将基体置于与人体组织内环境相似的模拟体液或钙化溶液中，这时 Ca^{2+}、PO_4^{3-} 离子在负电荷官能团离子的作用下沉积在基体表面，形成磷灰石层。

由于仿生磷灰石层是在类似于人体组织内环境条件下沉积出来的，其成分更接近人体骨的无机物质，具有更高的生物相容性和骨结合能力。仿生法是在低温条件下进行的，可避免高温过程引起的相变和脆裂。低温下，可为共沉积蛋白质等生物大分子提供可能性。利用仿生技术可在形状复杂和多孔的基体上形成均匀的涂层。仿生法所需设备简单、操作方便、沉积工艺易控制、费用较低。但是仿生法的机制还没有完全掌握，仿生法的周期过长，不易控制涂层厚度，这些影响了仿生法在实际中的应用。

8.3.1.6　溶胶 – 凝胶法

高化学活性组分的无机物或金属醇盐在液相下将这些原料均匀混合，并进行水解、缩合化学反应，在溶液中形成稳定的透明溶胶体系，溶胶经陈化胶粒间缓慢聚合，形成三维网络结构的凝胶，凝胶网络间充满了失去流动性的溶剂，形成凝胶。溶胶 – 凝胶法就是指凝胶经过干燥、烧结固化制备而成的氧化物或其他化合物固体的方法。溶胶 – 凝胶法将涂层物质制成溶胶，使之均匀覆盖于基体的表面，由于溶剂的迅速挥发以及后续的缩聚反应而凝胶化，再经干燥和热处理即获得涂层。改变热处理温度可以改变涂层中金相的结晶度、相的种类、孔隙的大小等微观特性参数。

溶胶 – 凝胶方法原理：将酯类化合物或金属醇盐溶于溶剂（水或有机溶剂）中，形成均匀的溶液，然后加入其他组分，在一定温度下溶质与溶剂产生水解或醇解反应，反应生成物聚集成 1 nm 左右的粒子并组成溶胶，溶胶经蒸发干燥转变为产品。为了增加凝胶的厚度，可将基体材料浸入溶液，以一定速度提出，干燥后再次浸入溶液，然后将其提出干燥。这样重复多次可获得较厚的凝胶膜。

溶胶 – 凝胶法分为 3 种类型。①传统胶体型。通过控制溶液中金属离子的沉淀过程，使形成的颗粒不团聚成大颗粒而沉淀，得到稳定均匀的溶胶，再经过蒸发得到凝胶。②无机聚合物型。通过可溶性聚合物在水中或有机相中的溶胶过程，使金属离子均匀分散到凝胶中。常用的聚合物有聚乙烯醇、硬脂酸等。③络合物型。通过络合剂将金属离子形成络合物，再经过溶胶、凝胶过程形成络合物凝胶。

溶胶－凝胶法的优点有以下几点：①溶胶－凝胶法所用的原料被分散到溶剂中形成低黏度的溶液，可以在很短的时间内获得基于分子水平的均匀性，形成凝胶时，反应物在分子水平均匀混合；②溶液反应时可以均匀定量地掺入一些微量元素，实现分子水平上的均匀掺杂；③与固相反应相比，液相化学反应容易进行，反应温度较低，溶胶－凝胶体系中组分扩散在纳米范围内，而固相反应时组分扩散在微米范围内，反应容易进行；④合适的条件下可以制备各种新型材料；⑤溶胶－凝胶法过程简单，可以精确控制薄膜的成分和结构，可以在形态复杂的人工器官（如人工关节、人工骨）表面均匀覆膜。溶胶－凝胶法的缺点有以下几点：①使用原料价格比较昂贵，有些原料为有机物，对环境和健康均有害；②溶胶－凝胶过程所需时间较长，常需要几天或几周；③凝胶中存在大量微孔，干燥过程中会逸出许多气体及有机物，产生收缩。

采用溶胶－凝胶法制备钛合金基 HAP 涂层生物材料，通常是用 $Ca(NO_3)_2$、P_2O_5 和乙醇配制成溶胶，采用浸渍法涂覆于钛合金表面，经干燥和 500 ℃的热处理，即可得到 HAP 涂层。此方法难以得到结合强度高的涂层，将溶胶凝胶法与其他表面改性方法相结合，可以提高薄膜的力学性能。先用溶胶凝胶法获得 600 nm 厚的 HAP 薄膜，然后采用 2 MeV（兆电子伏）的高能 S^{2+} 离子轰击薄膜，可以提高薄膜的结合强度，硬度提高了 15 倍。

8.3.1.7 水热合成法

水热合成法又名热液法，指在密封压力容器中，以水溶液作反应介质，温度为 100～1000 ℃、压力为 1 MPa～1 GPa 条件下，利用水溶液中物质化学反应所进行合成的方法。在亚临界和超临界水热条件下，由于反应处于分子水平，反应活性提高，水热反应可以替代某些高温固相反应。由于水热反应的均相成核及非均相成核机制与固相反应的扩散机制不同，因而可以创造出其他方法无法制备的新材料。

水热合成法所得产物纯度高、分散性好、粒度易控制。水热合成法的主要特点有以下几点。①水溶液中离子混合均匀。②随温度升高和自生压力增大水变成一种气态矿化剂，具有非常大的解聚能力。在矿化剂存在下，水热物系化学反应速度快，能制备出多组分或单一组分的超微结晶粉末。③离子按照化学计量反应，晶粒按其结晶习性生长，结晶过程中，把有害杂质自动溶解到溶液当中，获得较高纯度的结晶粉末。

水热合成法在薄膜生成、生物陶瓷涂层等方面取得了很好的应用效果。用水热合成法在铝、钛、铜和铁等基体上制备 HAP 涂层，将金属基体及乙二酸钙的混合液密封于高压釜中，于一定的温度下在金属表面形成 HAP 涂层。钛表面涂覆 HAP 的植入体结合了 HAP 与钛金属材料的优点，使植入材料不仅具备一定的机械强度，而且具有良好的生物相容性。

等离子喷涂 HAP 涂层的结合强度较高，但由于等离子焰的高温作用，使 HAP 分解出磷酸三钙，并且结晶性差，导致涂层在体内溶解严重，涂层层间结构弱化，结合强度下降，甚至涂层在体内脱落，导致种植失败。为了克服等离子喷涂 HAP 涂层的缺点，利用水热法在金属钛表面涂覆一层 HAP 膜，将等离子喷涂和水热合成方法相结合，基于 $CaHPO_4$ 可缓慢水解得到 HAP，通过适宜的沉积工艺首先在金属表面得到初态 $CaHPO_4$ 涂层，然后通过水热反应使其转变为 HAP。利用恒电位仪沉淀初态涂层，石墨为阳极，金属钛为阴极。将 $Ca(NO_3)_2$ 水溶液与 $NH_4H_2PO_4$ 水溶液混合，用氨水调节电镀液的 pH 值。沉积电压 1.3～3 V，温度 40～70 ℃，沉积时间 1.5 h。将沉积的初态涂层在高压釜中进行水热合成反应。初态涂层厚度大于 50 μm，均匀性好，晶粒形貌为层片状。按此方式合成的 HAP，其晶粒形貌为细长条状，与人体骨中无机物 HAP 的针状结晶形貌类似，有利于骨组织的生长。由此制备的涂层的特点有：①单相的 HAP 涂层，不存在杂相；②缺钙的 HAP，与骨磷灰石相似；③结晶性好，克服了非晶相导致的涂层降解；④结合强度较高，减少了因溶解造成的涂层结合强度下降。动物实验显示，骨组织与涂层材料间结合良好，植入 1 个月后即与骨组织相接触，3 个月后植入体表面的骨接触量及新骨形成量明显增加。涂层材料在体内稳定，与人体结合紧密，未见溶解脱落。水热合成法制备的 HAP 生物涂层具有良好的生物学效应。

水热合成法制备涂层材料的设备简单，操作容易，生产成本低，涂层与基体材料结合强度高，是生产涂层材料的常用方法之一。但是，水热法制备陶瓷涂层是在较低温度下进行的，反应速度不高，为了提高反应速度，须在反应过程中加入微波场即微波水热和反应电极电弧等。水热反应涉及溶解、结晶过程，易形成缺陷。

8.3.1.8　气相沉积

气相沉积是在真空条件下引入气态物质，参与气相反应后沉积于材料表面，主要分为化学气相沉积、物理气相沉积、等离子体增强化学气相沉积（见 8.3.2.7）。

化学气相沉积是指利用含有薄膜元素的一种或几种气相化合物或单质，在基体表面上进行化学反应生成薄膜或涂层的方法。两种或两种以上的气态原材料导入到一个反应室内，相互之间发生化学反应，形成一种新的材料，沉积到生物材料表面。化学气相沉积过程分为三个步骤：反应气体向基体表面扩散、反应气体吸附于基体表面、在基体表面上发生化学反应形成固态沉积物及产生的气相副产物脱离基体表面。化学气相沉积反应包括热分解反应、化学合成反应和化学传输反应等。化学气相沉积方法的必要条件：沉积温度下，反应物具有足够的蒸气压，能以适当的速度被引入反应室。反应产物除了形成固态薄膜物质外，都必须是挥发性的。沉积薄膜和基体材料的蒸气压必须足够低。

化学气相沉积法优点有以下几点。①通过反应沉积多种金属、合金、多组分合金、陶瓷和化合物涂层。②在常压或低真空下进行，镀膜的绕射性好。可涂覆带有槽、沟、孔，甚至盲孔的工件。可以在形状复杂的表面或工件的深孔、细孔均匀镀覆。③在常压或者真空条件下沉积膜层，得到纯度高、致密性好、残余应力小、结晶良好的薄膜镀层。④由于薄膜生长的温度比膜材料的熔点低得多，可以得到纯度高、结晶完全的膜层。⑤通过调节沉积参数，可以有效地控制涂层的化学成分、形貌、晶体结构和晶粒度等。⑥涂层的化学成分随气相组成的改变而变化，获得梯度沉积物或者得到混合镀层。⑦设备简单、操作维修方便。化学气相沉积法的缺点有以下几点：①反应温度太高，一般要在 850～1100 ℃下进行，许多基体材料耐受不住化学气相沉积的高温。②沉积层具有柱状晶体结构，不耐弯曲。化学气相沉积将四氯化钛和氨在 800～1000 ℃的反应器中反应，可在材料表面获得 TiN 薄膜。

物理气相沉积是在真空条件下，采用物理方法，将固体或液体表面气化成气态原子、分子或部分电离成离子，并通过低压气体（或等离子体）过程，在基体表面沉积具有某种特殊功能薄膜的方法。物理气相沉积的方法有真空蒸镀、溅射镀膜、电弧等离子体镀、离子镀膜及分子束外延等。物理气相沉积技术可沉积金属膜、合金膜、化合物、陶瓷、聚合物膜等。物理气相沉积技术分 3 个步骤：①镀料气化，即使镀料蒸发、升华或被溅射，也就是制备镀料的气化源；②镀料原子、分子或离子的迁移，由气化源供出原子、分子或离子经过碰撞后，产生多种反应；③镀料原子、分子或离子在基体上沉积。物理气相沉积技术工艺过程简单，对环境友好，无污染，耗材少，成膜均匀致密，与基体的结合力强。该方法可制备具有耐磨、耐腐蚀等特性的膜层。

和气相沉积相比物理气相沉积特点有：①需要使用固态或者熔化态的物质作为沉积过程的来源物；②源物质要经过物理过程进入气相；③需要相对较低的气体压力环境；④在气相中及基体表面不发生化学反应。物理气相沉积法的优点：①沉积温度低，一般在 600 ℃以下，对材料的抗弯强度影响很小；②涂层内部的应力状态是压应力，更适用于硬质合金、精密复杂生物材料的涂层；③对环境不造成污染，符合绿色工艺、绿色制造的要求；④纳米涂层的质量显著提高，不仅结合强度高、硬度高和抗氧化性能好，还能有效控制基体材料形状及精度。其缺点是：①涂层设备复杂、工艺要求高、涂层时间长，增加了成品的成本；②成品抗冲击性能、硬度和均匀性比涂层前的原始产品差，导致产品使用寿命下降；③涂层产品几何形状单一，使用领域受限；④涂层与基体在冷却时收缩率不同，易产生内应力和微裂纹。

采用物理气相沉积方法在生物材料表面制备 HAP 薄膜。利用溅射、局部熔融方法得到钛粒子，并在真空室充入氮气，钛粒子在沉积于材料表面的过程中与氮反应，形成 TiN 薄膜。

8.3.2 等离子体

等离子体是一种全部或部分电离的气态物质，含有亚稳态和激发态的原子、分子、离子。它是由部分电子被剥夺后的原子及原子团被电离后产生的正负离子组成的离子化气体状物质。等离子体被认为是除固、液、气外，物质存在的第四态。当物质被加热到足够高的温度或其他原因，外层电子摆脱原子核的束缚成为自由电子，电子离开原子核，这个过程叫作“电离”。电离时物质就变成了由带正电的原子核和带负电的电子组成的、一团均匀的“糨糊”，因此称为离子浆。离子浆中正负电荷数量和密度基本相同，近似电中性，所以就称为等离子体。等离子体中的电子、原子、分子、离子具有一定能量，在等离子表面处理过程中，等离子体与材料表面撞击时会将自己的能量传递给材料表面的分子及原子，产生一系列的物理和化学反应过程，从而实现表面改性。

自然界中可以到处看到等离子体的存在，如太阳、电离层、极光、雷电、夜空中的满天星斗等都是高温完全电离的等离子体。尽管地球是太阳系中温度较低的星球，但是可以利用设备生成等离子体，常见的如荧光灯、霓虹灯、电弧焊等均为等离子体。

等离子体的状态取决于它的组成粒子、粒子密度和粒子温度。其中电子和离子的能量状态是等离子体化学反应中重要的参数，通常用电子温度和离子温度表示。放电形成等离子体时，电子在电场中被加速，成为高能电子，高能电子引起碰撞使气体发生电离。等离子体分两种：高温等离子体和低温等离子体。用于材料表面改性的一般为低温等离子体。

低温等离子体是气体放电产生的，放电方式有辉光放电、电晕放电、介质阻挡放电、射频放电及微波放电等。生物材料表面改性最主要的放电形式是电晕放电和介质阻挡放电。使用曲率半径很小的电极，如针状电极或细线状电极，在电极上加高电压，由于电极的曲率半径很小，靠近电极区域的电场特别强，电子逸出阳极，发生非均匀放电，称为电晕放电。介质阻挡放电产生于两个电极之间，其中至少一个电极上面覆盖一层电介质。介质阻挡放电兼有辉光放电的大空间均匀放电和电晕放电的高气压运行的特点。由于电极不直接与放电气体接触，避免了因电极参与反应而发生的腐蚀问题。介质阻挡放电电子密度高，可在常压下运行，能满足大规模工业应用的需要。

多种等离子体技术，如等离子注入、等离子体喷涂、等离子体增强沉积及等离子体浸没离子注入，可用于生物材料改性。通过调整工艺参数、选择掺杂元素制备不同物理化学表面性能的涂层，研究宏观－微观结构对血液蛋白、血小板等吸附的影响，探索生物相容性机制，是利用等离子体技术改性生物材料表面性能的重要途径。

8.3.2.1 等离子体作用原理

低温等离子体是低气压放电产生的电离气体，在电场作用下，气体中的自由电子从电场获得能量，成为高能量电子，这些高能量电子与气体中的分子、原子碰撞，如果电子的能量大于分子或原子的激发能，就产生激发分子或激发原子、自由基、离子和具有不同能量的辐射线。低温等离子体中的活性粒子具有的能量一般都接近或超过碳－碳或其他含碳键的键能，因此等离子体有足够的能量引起聚合物内的化学键发生断裂或重新组合。

等离子体撞击材料表面时，除了将自身的能量传递给材料表层分子外，还可能引起表层刻蚀，使表面吸附的气体或其他物质的分子发生解吸。部分粒子也可能发生自溅射，一些粒子（特别是电子、亚稳态粒子）可能贯穿材料内部，贯穿深度可达 5～50 nm。材料内部分子受撞击后，引起电子层受激发产生电子跃迁，同时引起溅射和辐射。浅表层的电子也可能逃逸到材料表面以外的空间。

等离子体和材料表面的作用是指等离子体中的粒子在接近或接触材料表面时，与材料物质所产生的各种物理作用和化学作用。低温等离子体粒子与材料表面的相互作用，主要有以下类型：吸附、捕获、溅射、二次电子发射和材料表面化学反应。入射到材料表面的离子会附着在材料表面上，这种现象称为吸附现象。如果入射离子具有一定的动能，离子不仅被材料表面吸附，还会深入到材料内部，这两个效应统称为捕获。入射到材料表面的离子中，未被材料捕获而反射回等离子体中的离子称为反射离子。入射到材料表面上的离子具有足够大的能量（10～30 eV）时，通过离子与材料表面原子的动量交换，材料物质从表面弹射出来，这种现象称为溅射。溅射出来的物质大多呈原子状态，也可能是原子团，常称为溅射原子。来自等离子体的中性气体原子、分子、电子也能产生溅射，但它们的动量都非常小，产生的溅射也较小，可略而不计。辉光放电中的溅射是一个非常重要的过程，常产生有利结果，也可能产生有害影响。材料表面受到粒子的轰击后，表面会发射出电子，称为二次电子。电子、离子、中性原子、分子及光都可引起二次电子发射。直流辉光放电大都是由从电极、放电容器壁发射的二次电子维持的。二次电子发射对成膜过程和等离子体的发生过程均非常重要。

材料表面上的化学反应，包括化学吸附、离解和化学溅射。化学吸附指的是气体分子与固体材料表面发生化学反应后吸附在表面上。气体分子和固体表面的结合力是化学结合力。当固体表面暴露在等离子体中时，吸附分子会被来自等离子体中的电子和离子轰击而引起离解。离子轰击固体表面和固体反应之后，固体与离子的化合物会从固体表面飞出，这种现象称为化学溅射。化学溅射是由固体表面的化学反应引起的。

等离子体对高分子材料表面的作用有许多理论解释，如表面分子链降解理论、氧化理论、氢键理论、交联理论、臭氧化理论以及表面介电体理论等。等离子体对聚合物表面发生反应的机制一般可概括为三步。

第一步，空气中的少数自由电子在高电压电场中被加速而获得较高动能，运动时必然会撞击到空间中的其他分子。被撞击的分子同时接收到部分能量，成为激发态分子，进而具有活性。

第二步，激发态分子不稳定，又分解成自由基消耗吸收的能量；也可能离解成离子或保留其能量而停留于亚稳态。

第三步，自由基或离子在高分子表面反应时，可形成致密的交联层。等离子体与存在的气体或单体发生聚合反应，沉积在聚合物表面形成具有可设计的涂层。等离子体与表面自由基或离子发生反应形成改性层。

低温等离子体对高分子材料的表面改性可以在反应性气体或非反应性气体的气氛中进行。反应性气体包括氧、氮等。O_2 可直接结合到大分子链上，改变高分子材料表面的化学组分。等离子体表面氧化反应是自由基连锁反应，反应不仅引入大量的含氧基团，如羰基及羟基，而且对材料表面有刻蚀作用。CO_2、CO、H_2O 及其他含氧的气体在等离子状态下也可分解为原子氧，同样具有氧等离子作用。氮等离子存在多种活性粒子，可与材料表面形成自由基或与不饱和键反应，结合到大分子链上。

非反应性气体包括 Ar、He 等，它们的原子不直接进入高分子材料表面的大分子链中，但是这些等离子体中的高能粒子轰击材料表面，可使材料表面产生大量自由基，表面形成致密的交联结构和引起强烈的蚀刻作用。若被处理材料中含有氧，则等离子体轰击产生活性氧，其效果类似于氧等离子处理。即使材料不含氧，由于惰性等离子处理后产生新的自由基具有一定的寿命（其半衰期为 2～3 d)，其在等离子处理后能与空气中氧作用，导致氧结合到材料表面。

等离子表面改性的优点：过程简单，成本低，可改变材料的表面性质。等离子表面改性的缺点：等离子体反应以及等离子体与材料表面相互作用过程复杂，等离子体表面改性反应机制尚不完全了解，对它的控制也有待完善。高分子材料表面经等离子体改性后，其处理效果会随时间的推迟而减退，会出现退化效应。如聚丙烯经 O_2 等离子体处理后，对水的接触角随存放时间而变大。这是因为等离子体改性高分子材料表面时，将极性基团引入表面，这些极性基团连接在分子链上，随着分子链的自由旋转，极性基团从表面潜入材料内部，因此材料表面的润湿性随时间的延长而衰减。

8.3.2.2 离子注入

离子注入是指真空中离子束射向一块固体材料以后，受到固体材料的抵抗，离子束速度慢慢降下来，最终被固体材料拦截的过程。如果离子束把固体材料的原子或分子撞出固体材料表面，这个现象称为溅射。当离子束射到固体材料时，从固体材料表面弹了回来，或者穿出固体材料而去，这些现象叫作散射。离子注入的过程为由离子源产生离子，通过质量分析器的磁偏转作用选择离子，只允许一种质量的离子通过，离子经强电场或多级电场加速后由静电透镜聚焦，利用静电扫描器扫描，轰击材料表面，实现材料的离子注入。离子注入高分子材料，可以提高高分子材料表面的机械性能、生物相容性以及导电性能等。

离子注入改性的基本原理：用能量为 100 keV 的离子束入射到材料中去，离子束与材料中的原子或分子发生一系列物理、化学相互作用，入射离子能量逐渐损失，最后停留在材料中，并引起材料表面成分、结构和性能发生变化，优化材料表面性能，或获得某些新的特异性能。离子注入材料表面后，离子的能量损失主要通过两种机制。其一是通过与靶原子的价电子发生非弹性碰撞激发靶原子，即电子阻止过程。另一个是与靶原子核发生弹性碰撞，引起靶原子核的移位，即核阻止。一般在低注入剂量（大约 10^{14} ions/cm^2）下，主要发生电子阻止，当剂量超过 5×10^{15} ions/cm^2 时，核阻止逐渐发挥作用。

将生物材料放置在离子注入机的真空靶室中，在几十至几百千伏的电压下，准确地在材料表面预定深度注入预定剂量的高能量离子，形成一层在组织和结构上都不同于基材的注入层，使材料表层的化学成分、相结构和组织发生显著变化，改变材料与生物体相互作用的行为，改善材料性能。

离子注入会对生物材料结构产生影响，生物高分子材料的大分子链被打断成为活性自由基，自由基之间相互结合生成三维网状交联结构，这是其表面性能得以改善的主要原因。随着电子阻止能量损失的增加，生物高分子材料的交联度也相应地增加，从而引起生物高分子材料表面的力学性能发生变化。这种力学性能的改进程度依赖于离子注入的种类、离子注入能量以及注入的方式（单独注入或同时注入）。在离子注入过程中，离子能量传递给晶格，并促使生物高分子材料表面发生剧烈的结构变化。未经处理的样品尽管没有抛光但表面也比较光滑，在注入剂量超过 1×10^{16} ions/cm^2 时表面开始出现微观粗糙现象，并出现大量的小洞。随着剂量的增加，注入样品表面粗糙度加大，洞的数量增多，继续增加剂量，表面被严重地刻蚀，出现了细的网状结构。生物高分子材料受离子轰击，碳氮、碳氢及碳氧键被打断，表现出新化学键形成和大分子构成元素的变化。离子注入不仅产生断链和交联，而且产生导致新化学键形成的微合金。X 射线衍射分析表明，离子束注入导致化学交联，未饱和的强共价结合和随机分布类金刚石结构，导致产生坚固表面的三维刚性梯状结构。傅里叶变换红外和拉曼光谱分析表明存在新的不饱和或石墨类键。背散射谱表明，离子注入后生物高分子材料膜表面出现无定形富碳层，使注入膜的电阻率大幅度降低。

离子注入材料表面改性有其无可比拟的优越性，其优点有以下几点。①元素选择的多样性。离子注入基体材料的过程是一个非热平衡过程，可以将任何元素注入到基体材料中，注入元素的种类、能量和剂量均可自主选择，并能精确控制。②基体材料不受限。离子是在高能状态下强行注入基体的，基体材料不受传统合金化规则如热力学、相平衡和固溶度等物理冶金学因素的制约，可获得其他方法不能得到的新合金相。③牢固性。注入元素进入基体后呈高斯分布，不形成新的界面，没有因界面引起的腐蚀、开裂、起皮、剥落等其他涂层容易产生的缺陷，解决了许多涂层方法中存在的黏附问题和热膨胀系数不匹配问题。④处理方便。离子注入在接近室温的条件下进行，不存在热变形问题，不需对零件进行再加工或再热处理。⑤不改变材料外观形貌。离子注入是在高真空条件下进行的，不受外界环境影响，基体外表没有残留物，能保持原有的外廓尺寸精度和表面光洁度，特别适合于高精密部件的最后处理工艺。⑥绿色环保。离子注入功率消耗低，以表面合金代替整体合金，节约大量稀缺金属和贵金属，而且没有毒性，利于环保。离子注入的缺点是一次性投资大、注入时间长、注入深度浅、视线加工等，不宜用于复杂形貌生物材料的改性。

8.3.2.3 等离子体表面聚合

等离子体聚合是利用等离子体放电把单体电离，反应气体被激发成非常活泼的分子、原子、离子和原子团构成的等离子体，增强反应物质的化学活性，降低沉积反应温度，加速化学反应过程，提高沉积速率。由这些离子体之间或离子体与单体之间进行加成反应形成聚合膜。用这种方法制备的聚合膜与普通聚合膜具有不同的化学组成和物理化学特性。在性质上赋予了新的功能，是在生物材料表面形成高分子薄膜的有效途径。等离子体聚合也称为等离子体化学气相沉积方法，放电用的气体是可聚合的单体，生成的物质是高分子薄膜。常规高分子聚合反应的单体必须具有不饱和键或某种特定官能团，甲烷、乙烷、苯等碳氢化合物是不能发生聚合的，单体的选择范围有限。等离子体聚合拓宽了单体的选择范围，在等离子体放电条件下甲烷、乙烷、苯等碳氢化合物能聚合成 3 nm ~ 1 μm 的透明薄膜。等离子体聚合的电极可分为内电极式和外电极式。

等离子体聚合的步骤有以下几步。①真空室要抽本底真空，达到 1.3×10^{-1} Pa 以下。对氧或氮含量有特殊要求时，本底真空要求还要高。②充入单体蒸气或充入载气和单体的混合气体。并保持气压值为 13 ~ 130 Pa。对要求动态工作的成膜过程，选取适当的流量和流量控制方式，流量为 10 ~ 100 mL/min。③选择放电功率。如反应器容积为 1 L，放电功率为 10 ~ 30 W，等离子体就能在基体表面生成聚合物薄膜。等离子体聚合膜的生长速率随单体的种类和工艺条件的不同而变化，一般为 100 nm/min ~ 1 μm/min。但薄膜不宜太厚，如果膜厚超过 10 μm 就易引起各种缺陷和附着力低等问题。如果聚合膜与基体的热膨胀系数不同及热应力等出现剥离现象，聚合膜自身可能出现裂纹等。④根据不同反应单体成膜要求选择电源种类和放电参数。⑤选择适宜的等离子体参数。

等离子体聚合方法通过激发气体放电来制备薄膜，有效地利用了非平衡等离子体的反应特征，从根本上改变了反应体系的能量供给方式。采用等离子体聚合制备薄膜材料时，薄膜的生长包含以下 3 个基本过程：①在非平衡等离子体中，电子与反应气体发生初级反应，使得反应气体发生分解，形成离子和活性基团的混合物。②各种活性基团向薄膜生长表面和管壁扩散输运，同时发生各反应物之间的次级反应。③到达生长表面的各种初级反应和次级反应产物被吸附并与表面发生反应，同时伴随气相分子的再释放。

在反应室内将基体材料置于阴极上，通入反应气体至较低气压（1 ~ 600 Pa），基体保持一定温度，以某种方式产生辉光放电，基体表面附近气体电离，反应气体得到活化，使其产生各类基团，同时基体表面产生阴极溅射，从而提高表面活性。基体材料表面上不仅存在通常的热化学反应，还存在复杂的等离子体化学反应。在这两种化学反应的共同作用下，这些活性基团之间及活性基团与单体之间进行加成反应，形成聚合膜。

激发辉光放电的方法有射频激发、直流高压激发、脉冲激发和微波激发。基于辉光放电方法的等离子体聚合，能够使反应气体在外界电磁场的激励下实现电离，形成等离子体。在辉光放电的等离子体中，电子经外电场加速后，其动能通常可达 10 eV，甚至更高，足以破坏反应气体分子的化学键，通过高能电子和反应气体分子的非弹性碰撞，使气体分子电离（离化）或者使其分解，产生中性原子和分子生成物。正离子受到离子层加速电场的加速与上电极碰撞，放置基体的下电极附近也存在一较小的离子层电场，所以基体也受到某种程度的离子轰击。分解产生的中性物质扩散到达管壁和基体。这些粒子和基团在漂移和扩散的过程中，由于平均自由程很短，都会发生离子 - 分子反应和基团 - 分子反应等过程。

等离子体聚合的特点有以下几点：①拓展了聚合物质的种类。尽管各种单体所含的官能团不同，性质各异，因而聚合速率不一，但几乎所有的有机物质都可以用作单体（单体必须能气化）；②通过控制反应气体、放电参数、装置参数等可以控制生成聚合膜的交联和支化度，控制聚合膜的机械强度、化学稳定性和热稳定性。等离子体聚合是一种“干式”工艺，操作方便灵活。例如易于实现与固态单体的共聚合。能够引入氧、氮、氟、水等通常是非聚合性分子或它们的残基。可以根据需要掺杂，也能连续或间歇式地改变工艺条件进行“集成化”沉积，能够赋予合成高分子膜全新的功能。

等离子体聚合的优点是沉积温度低，对基体的结构和物理性质影响小。薄膜的厚度及成分均匀性好，膜组织致密、针孔少，与各种基体之间结合力强，薄膜柔韧性好，厚度和形貌易调控。应用范围广，可制备金属膜、无机膜和有机膜。

等离子体高能粒子通过轰击或化学反应，使高分子材料表面的 C—H、C—C 等键断裂，形成自由基。自由基之间重新键合，在材料表面形成网状交联结构，实现材料表面交联，从而改善材料的力学性能、表面性能和生物相容性等。例如，聚乙烯、聚丙烯在 Ar 或 He 等离子处理中发生交联反应。处理后聚乙烯表面形成了交联结构和不饱和键，交联表面层厚度随处理时间的平方根增长而变厚。

8.3.2.4　等离子体表面刻蚀

等离子体表面刻蚀指非聚合性无机气体（如 Ar、N_2、O_2、H_2 等）的等离子体对高分子材料表面的物理或化学的作用过程。在装置中充入无机气体并施加射频电场，等离子体辐射的紫外线、激发态的气体分子与高分子材料表面作用。等离子体表面刻蚀导致材料表面产生起伏和粗糙化。

离子体表面刻蚀引起材料表面变化的原因在于，一方面，等离子体表面刻蚀引发高分子材料表面的链裂解作用，分解的小分子产物被蒸发除去，引起高分子材料失重，处理后高分子材料表面变得粗糙或形成凹坑。另一方面，高分子材料表面的疏松部分、无序部分在与等离子体碰撞中被蒸发除去，并在材料表面留下凹陷。由于荷能离子撞击材料表面引起刻蚀，材料的晶体部分的刻蚀率不同，因此在材料表面会形成微细的凸形。射出来的物质在等离子体场中受到激励，又向表面逆向扩散，重新聚集在凸形顶端，形成大量突出物。表面刻蚀对提高黏结性有利，但是过度刻蚀会使基体材料的力学性能等受到破坏。

等离子体与材料表面作用会发生化学键的断裂，形成自由基。新产生的自由基继续参加反应，如在生物材料表面导入各种功能团（如含氧的功能团—OH、—OOH 等），能够提高材料表面的润湿性和表面张力，使蛋白质及细胞在材料表面的黏附行为（种类与数量）发生变化，进而影响材料的血液相容性和组织相容性。材料表面刻蚀可以提高材料的黏附性、吸湿性等，但是过度刻蚀也会破坏基体材料的力学性能。经等离子体表面刻蚀后材料表面性能的变化往往是不稳定的，随时间的推移而减弱，不稳定的原因是多方面的，如极性基团和周围杂质反应失去活性，活性基团之间反应形成稳定网状结构、极性基团的转移等。

例如用 Ar 射频等离子体处理四氟乙烯时，数十秒即可在四氟乙烯表面形成高密度的、直径达 0.1 μm 的突出物。在嵌段聚氨酯表面种植内皮细胞比较困难，采用空气等离子体对嵌段聚氨酯表面进行处理，经等离子体预处理材料种植的内皮细胞与嵌段聚氨酯结合牢固，未经等离子体处理的嵌段聚氨酯表面不存在内皮细胞。

8.3.2.5 等离子体表面接枝

低温等离子体表面接枝的方法有气相法、脱气液相法、常压液相法和同时照射法。气相法：材料表面经等离子体处理后接触单体进行气相接枝。脱气液相法：材料表面经等离子体处理后，直接放进液体单体中进行接枝。常压液相法：材料表面经等离子体处理后接触大气，形成过氧化物，再放进液体单体内，由过氧化物引发接枝。同时照射法：单体吸附于材料表面，再暴露于等离子体中进行接枝。

等离子体表面接枝的过程：用非聚合性的气体对材料表面进行等离子体处理，在材料表面产生活性基团形成活性中心，然后利用活性自由基引发功能性单体在材料表面进行接枝共聚。等离子体表面接枝聚合的特点是：①在不引入新的表面层的前提下，改善材料表面性质；②表面性质改善程度大、持续时间长，随时间衰减慢，可保持数周乃至数月。

低温等离子体表面接枝将极性基团引入并结合到高分子材料表面，可以改善高分子材料表面的润湿性，增大高分子材料的表面张力，减小接触角。经低温等离子体表面接枝的高分子材料表面引进了大量的极性基团，提高了高分子材料的表面能，增强了高分子材料与其他材料的黏结强度。如聚酯单丝经低温等离子体表面接枝后，表面能大大增加。在 3 min 处理条件下，表面能提高 154%。表面能的色散力分量在等离子体处理前后变化不大；而极性力分量在低温等离子体表面接枝后大大增加，且极性力分量随等离子体处理时间的变化规律与表面能随时间的变化规律基本一致，极性力分量是影响表面能变化的主要因素。经过低温等离子体表面接枝的纤维与基体有更好的黏结性。

以聚对苯二甲酸乙二醇酯等为基体材料，通过处理表面获得含有大量聚氧化乙烯基团的薄膜，聚氧化乙烯含量随等离子电源功率的提高而增加。材料表面吸附的血浆蛋白量大幅减少，改善了材料的血液相容性。采用等离子体接枝对 PTFE 薄膜（PTFE 膜是聚四氟乙烯分散树脂，经预混、挤压、压延、双向拉伸等特殊工艺生产的微孔性薄膜）表面进行改性，等离子体接枝提高了膜表面亲水性。PTFE 膜经等离子体处理后，膜表面的 C—F 键发生断裂，形成 C—C 键、C—H 键及 C—O 键。等离子体处理后的膜接枝聚合后，强亲水性的基团被接枝到膜表面，改善了 PTFE 膜的亲水性能。

8.3.2.6　离子束增强沉积

离子束增强沉积（ion beam enhanced deposition，IBED），又称离子辅助沉积，是指在真空系统中，以电子束蒸发或离子束溅射沉积薄膜材料，同时用一定能量、种类的离子束轰击基体表面，在常温条件下合成薄膜的方法。它避免了 CVD 和 PVD 高温处理对基体性能的影响。克服了离子注入层浅、离子束能量要求高的缺点，可以得到几微米厚的膜。借助于离子束轰击，可使已沉积在表面的原子获得能量进入材料表层（反冲注入），并使薄膜致密，在较低温度下（甚至室温）获得高结合力的薄膜。由于在界面区存在混合层，增强了薄膜与基体间的黏附力。可独立调节离子束能量、束流密度、沉积速率、厚度及入射角等，能够控制膜的组分，变换蒸发材料及离子轰击元素，合成种类各异的薄膜。

按照薄膜沉积过程中沉积原子对气体元素的吸附作用，IBED 沉积过程分为无吸附作用和有吸附作用。无吸附作用的 IBED 沉积过程中，如 Si_3N_4、BN 等，组分比受离子 / 原子到达比率的控制。有吸附作用的薄膜合成过程，如 TiN、Ti（C，N，O）膜中的 N、O 等元素主要来源于沉积原子对气体的化学吸附，离子束提供局域能量。由于合成膜与基体之间有一组渐变的过渡层，IBED 的薄膜与基体有极强的黏着力。通过控制离子束的能量、束流强度，可以改变过渡层的宽度和组分分布。离子束轰击还可以提高薄膜致密度和释放内应力。

借助于离子束轰击，使已沉积在表面的原子获得能量进入材料表层（反冲注入），可以使薄膜致密，在较低温度下（甚至室温）获得高结合力的薄膜。用 IBED 方法在热解碳表面生成缺氧的金红石型氧化钛薄膜，其抗凝血性能优于热解碳。

IBED 优点：合成的薄膜非常致密，与基体的黏着力极强，低温下合成，不会引起基体材料过热而使基体材料结构变化，IBED 既可以在金属材料表面沉积薄膜，也可以在高分子材料表面沉积薄膜。可以制备用常规方法难以获得的特殊薄膜材料。IBED 的缺点：受“视线性”限制。由于沉积源向基体材料表面沉积薄膜以及离子束轰击薄膜的轨迹是直线的，所以只能在平面工件上均匀沉积薄膜。形态复杂的人工器官，如人工关节、人工心脏瓣膜等难以均匀地进行表面覆膜，限制了它的实际应用。

8.3.2.7 等离子体浸没离子注入和沉积

等离子体浸没离子注入（plasma immersion ion implantation，PIII）或脉冲等离子掺杂是通过应用高电压脉冲直流或纯直流电源，将等离子体中的加速离子作为掺杂物注入基体的一种表面改性方法。电极对于正电性等离子体是阴极，对于负电性等离子体是阳极。等离子体在设计好的真空室中以不同的等离子体源产生，如产生最高离子密度和最低污染水平的电子回旋共振等离子体源、氦等离子体源、电容耦合等离子体源、电感耦合等离子体源、直流辉光放电和金属蒸气弧（对金属物质来说）。在生物材料样品上施加一很高的负脉冲电压，等离子体就会在围绕生物材料样品表面的一定空间内形成等离子体的鞘层。鞘层中的正离子受到负高压的吸引进行轰击并进入材料生物表面。

PIII 全方位的无视线性限制，不仅可在 60 kV 的高压下实现注入，同时还可以将金属等离子体源引入 PIII，实现气体离子与金属离子同时注入与沉积，包括离子注入与薄膜沉积等功能。可应用于人工心脏瓣膜、人工关节、人工骨、种植牙、心脏起搏器传感触头、血管支架、人工心脏及左心室泵、体内埋植用形状记忆合金器件等的表面改性。

PIII 具有以下优点：克服视线效应，可处理外形结构复杂的器件。离子垂直轰击表面，减少了有害的溅射效应。兼容性好，能够在同一系统上集成多个等离子体工艺。能对绝缘材料实施离子注入。注入过程中的大剂量低能离子电流能够满足微电子的工艺要求。不同物件间有相对独立的鞘层，可批量处理。PIII 的缺点有以下几点：①由于没有质量分离系统，包括原子态离子、分子态离子以及各种杂质离子在内的各种离子都会注入到物件内，导致注入离子种类不纯，注入能量不均匀；②靶台电场分布不均匀造成注入离子剂量分布不均匀；③注入剂量的精确控制比较困难；④形状复杂的工件，如小孔的处理仍受限制；⑤注入电压一般低于 100 kV，如果注入电压过高，会产生 X 射线等有害物质。

离子复合注入基体材料可以弥补单一离子注入的不足，形成性能上的互补，更好地改善基体材料的综合性能。PIII 对 CoCrMo 合金进行低压高频 / 等离子体氮化处理和类金刚石薄膜沉积，可以显著提高合金的表面性能。

8.3.2.8 等离子喷涂

等离子喷涂工艺流程为利用直流电弧放电，把经高温加热的氢气、氮气等部分电离成离子状态，再高速喷出得到等离子射流。

HAP 占骨成分的 60%，具有很好的生物相容性，用 HAP 作为涂层材料，可以促进生物材料与骨的化学结合，具有良好的生物相容性。离子体喷涂是制备 HAP 涂层最广泛使用的方法。HAP 以气体为载体，吸入等离子射流中，经高温熔融或半熔融后高速冲撞在基材表面上形成陶瓷涂层。采用等离子喷涂法可制备厚度大于 30 μm 的 HAP 涂层材料，涂层与金属基体的结合强度大于 60 MPa。等离子喷涂 HAP- 钛合金复合材料是一种较好的骨替代材料。但是线性喷涂工艺会造成粗糙基体表面涂层不均匀，无法在复杂形状基材的表面涂覆涂层。制备过程中等离子喷涂 HAP 涂层材料的处理温度很高，甚至高达 1000 K，而 HAP 的热膨胀系数（13.3×10^{-6}/K）与 Ti-5Al-4V 的热膨胀系数（9.4×10^{-6}/K）相差很大，冷却过程中涂层会产生界面应力，导致涂层出现裂纹。当涂层材料植入人体后，由于在体液环境中长期使用，涂层可能松动或剥落。高温下 HAP 会发生分解，在涂层中产生杂质和非晶 HAP，影响涂层的生物性能。等离子喷涂 HAP 涂层材料需要以高纯 HAP 粉为原料，这增加了材料的成本。涂层材料的强度和断裂韧性较差，涂层与基体材料的结合力不够强。

喷涂后进行热处理或蒸汽浴，可以改善 HAP 涂层的成分与结构，如将喷涂后的制品在蒸汽压力为 0.15 MPa、温度为 125 ℃的水蒸气环境中维持 6 h 蒸汽浴，便可使大部分非晶态 HAP 相转变成晶态，喷涂时产生的其他分解产物也会转变为晶态 HAP 相，提高涂层的稳定性。结晶态的 HAP 涂层具有很好的稳定性，但和无定形态的 HAP 涂层相比，提高了表面致密度，但是同时也减损了成骨诱导性。实际制备过程中需要根据材料的具体使用要求进行取舍，选择最适合的制备工艺。将陶瓷强韧化原理引入 HAP 涂层材料，在原料粉末中加氧化锆，形成 ZrO_2 陶瓷相增韧的 HAP 涂层，以及采用激光熔覆方法均可以获得与基体结合强度高的 HAP 涂层。

采用等离子喷涂在生物材料表面制备纳米尺寸和结构的涂层，可提高基体的生物相容性。表面涂层可以降低材料表面自由能，中和材料表面电荷，不改变原材料的形状和体积。这类涂层包括 Ti 基涂层（TiN、TiO_2、TiN_xO_y）及其合金涂层（添加 Zr、Nb、P 等合金元素）、金刚石薄膜、类金刚石碳膜或者非晶碳膜等碳素材料薄膜，以及 Ti 基涂层复合膜等。

8.3.3 内皮细胞种植

内皮细胞介于血管壁和血液之间的屏障结构，是体内一种代谢十分活跃的内分泌器官，能合成和分泌多种生物活性物质，如一氧化氮、前列环素等活性物质。内皮细胞可防止形成血栓，维持血管收缩与舒张、凝血与抗凝血等，在血管腔的表面形成一个抗凝血和抗血栓系统。内皮细胞表面带负电荷，具有抗血小板聚集、防止血液凝固和血栓形成、维持血液的正常流动和血管的长期通畅的作用。

内皮细胞种植（endothelial cells seeding，ECS）的理论依据：正常血管壁的表面内皮细胞层是维持血管表面不发生凝血的重要器官。由于内皮细胞释放的一些低分子物质如组胺、肾上腺素、前列腺素等具有可抑制凝血因子、血小板等的功能，内皮细胞化的人工血管比纯人工血管释放 5- 羟色胺要少得多。种植了内皮细胞的人工血管具有抑制血小板聚集的作用。

ECS 有三种基本方法：立即种植、延迟种植和预制内衬移植。立即种植是将采集的自体内皮细胞接种于人工血管内表面，立刻移植，在血流环境中使内皮细胞再生并与人工血管组合成为整体。延迟种植是先将采集的内皮细胞在体外培养，待增殖后接种于人工血管，然后移植。预制内衬移植是将采集的或初步培养的内皮细胞种植于人工血管内表面，培养至内皮细胞层完全覆盖人工血管后再进行移植。ECS 分为三步：采集和纯化、体外培养及接种和移植。

采集和纯化：从自体浅静脉，如头静脉、贵要静脉、颈外静脉和大、小隐静脉采集内皮细胞。采集方法分机械法和酶作用法两种。

体外培养：常用的冲洗液有汉克斯平衡盐（Hank's balanced salt solution，HBSS-CMF）、磷酸缓冲液（phosphate buffer saline，PBS-CMF）等。常用的培养基有 Eagle 基础培养基、M-199 和内皮细胞培养基等。培养基中可加入胎牛血清、胶原酶及青霉素、链霉素等。将内皮细胞悬液接种于 2 cm^2 的池式培养皿中，1 周后用胰蛋白酶或乙二胺四乙酸（ethylene diamine tetraacetic acid，EDTA）冲洗，移种到 25 cm^2 培养瓶中，进一步增殖，每隔 2～3 d 更换培养液，约 14 d 内皮细胞数达到 $1.5 \times 10^6 \sim 2.0 \times 10^6 /cm^2$，即可洗下用于种植。少量内皮细胞可不断复制，但体外培养代数越多，细胞发生遗传表型变异的概率越大，一般仅能移种 1～2 次。用倍增数量和倍增时间来评估培养的内皮细胞再生能力。

接种和移植：立即种植和延迟种植的接种都是在移植前人工血管的预凝过程中进行的。在预凝的自身静脉血中每次加入 0.5 mL 内皮细胞悬液（含内皮细胞

$0.5 \times 10^6 \sim 3.0 \times 10^6$)，使之混杂在人工血管的孔隙及表面的纤维蛋白和血细胞沉积上。然后加压冲灌肝素静脉血，去除堵塞管腔的血栓。管壁不再渗血后进行移植。预制内衬移植先用血清预先处理过的人工血管，接种内皮细胞于其表面，在培养基中培育 10～14 d 后用于移植。刚刚接种的内皮细胞分散，功能与形态均未成熟，需等待 2～4 周后覆盖 70% 以上管腔，才能有效发挥抗血栓和阻止内膜增生的作用。

内皮细胞在人工血管表面有效地黏附，是决定内皮细胞种植技术能否成功的关键因素。在人工血管表面预涂纤维蛋白凝胶、纤维连结素或碳膜等，可增加内皮细胞种植的牢固性。ECS 的用途：人工血管，人工心脏瓣膜，提高瓣膜的抗退化能力。ECS 存在的问题：怎么样获得结合牢固、均匀覆盖的单层内细胞层，减少因基质暴露而导致的血栓。种植方法的一些局限性有：从自体获得的细胞数量有限，内皮细胞体外种植时间较长，存在潜在的污染威胁等。

8.3.4　表面接枝

人体器官参与人体系统的物质、能量及信息交换，能被人体系统接受和调控。但是人工器官难以完全实现物质交换，易被人体系统视作异物，产生排斥反应。表面接枝通过将具有特殊分子结构的单体在材料表面接枝聚合，提高材料的生物相容性，减少可能产生的排斥反应。生物材料表面接枝的高分子材料包括聚乙二醇、肝素、聚磷酰胆碱、聚丙烯酸羟乙酯、聚丙烯酰胺、聚丙烯酸 N,N’- 二甲氨基乙酯等，前三者使用较多，表面接枝后可以提高材料的生物相容性，抗凝血效果明显。表面接枝的理论基础是在材料表面具有一端悬挂长链结构的生物材料具有良好血液相容性，这种结构具有维持血液中血浆蛋白正常构象的作用。通过接枝形成亲水性的表面，使材料表面性能与血液相近，具有较低的界面能，减少和血液接触时蛋白质的吸附，实现抗凝血的效果。亲水性的表面有利于细胞在其表面的黏附，从而提高生物材料的细胞相容性。

表面接枝通过紫外线、高能辐射电子束、等离子体等技术使生物材料表面产生活性中心，引发单体在材料表面接枝聚合，或者利用材料表面的活性基团通过化学反应反接枝。表面接枝是在材料表面形成一层新的有特殊性能的接枝高分子材料层，使材料具有不同于基体材料的表面特性，同时还能保证基体材料的本身性能不受影响，是生物材料表面改性的一种重要方法。

表面接枝主要包括引发接枝法和偶合接枝法两类。引发接枝法利用辐射线、紫外线、等离子体等手段在生物材料表面引入活性点（活性种），再引发单体进行自由基聚合实现接枝。单体一般为乙烯类单体，如甲基丙烯酸、丙烯酸等。偶合接枝法在材料表面产生反应性基团，该基团可与带有另一种反应基团的大分子反应偶合，实现生物材料的接枝共聚。偶合接枝法的优点是接枝仅发生在材料表面，缺点是要求材料表面具有活性强的基团，表面惰性聚乙烯类的高分子材料一般较难实现偶合接枝。

8.3.4.1 引发接枝法

生成接枝活性点的方法有高能射线、光、紫外线和低温等离子体。高能射线指 α 射线、β 射线、γ 射线、X 射线等，引发接枝中使用最多的是 γ 射线。用高能射线进行材料接枝的方法有同时照射法和前照射法。同时照射法是同时发生放射线照射和生物材料表面的接枝反应。前照射法是先用放射线照射生物材料，在材料表面引入可引发聚合的活性种，照射后再引发单体在材料表面接枝聚合。前照射法又分为真空中前照射法和空气中前照射法。真空中前照射法生成的聚合引发种是自由基，空气中前照射法的引发种是过氧化物。

紫外线接枝聚合的特点是材料不能吸收长波紫外线（300～400 nm），光引发剂能吸收它并引发反应，这样既能实施生物材料表面改性，又不影响生物材料本身性质，反应在常温下进行，后处理简单，无污染，是一种很好的表面改性技术。根据不同的分类方法，可以将紫外线接枝聚合分为不同的类型。按实施反应过程的先后，分为三种方式：①先将光敏剂引入到材料表面，再使材料在气相、液相单体或单体溶液中进行光照接枝；②材料在同时含有光敏剂和单体的溶液中进行光照接枝反应；③材料表面预氧化，使表面形成过氧化物，再与单体进行光接枝反应。按反应过程中单体的状态可分为气相接枝和液相接枝。气相接枝指材料与单体溶液一同置于充有惰性气体的密闭容器中，通过加热或减压，使溶液蒸发，材料与处于气态下的单体分子在紫外线照射下进行接枝聚合。液相接枝指将材料置于单体溶液之中进行光接枝聚合。

在紫外线接枝中，光敏剂吸收紫外线，使材料活化进而与单体发生接枝聚合，常用的光敏剂分为光裂解型和抽氢型两类。安息香及其脂肪醚是光裂解型引发剂，光照下发生均裂，产生两种自由基。单体浓度很低的条件下，两个自由基向材料表面转移，产生表面自由基，引发烯类单体聚合而生成表面接枝链。小分子自由基引发均聚，故表面接枝链和均聚链同时生成。在特定的条件下，如单体的浓度很低，表面自由基浓度很大时，是一种有效的表面接枝体系。抽氢型引发剂大多是芳香酮及其衍生物，如二苯甲酮，它们吸收紫外线后被激发到单线态 S，然后迅速瞬间窜越到三线态 T。当表面为氢给予体时，羰基夺氢被还原成羟基，生成一个表面自由基，产生的二苯甲醇自由基发生二聚反应，形成稳定的二聚体。体系的优点是光还原反应可以定量进行，一个分子夺取一个 H 产生一个表面自由基，容易控制。表面自由基的活性高，接枝率高，引发剂反应起自于有机材料纤维生产的表面接枝。

γ 射线辐射可活化高分子生物材料表面，有利于实现表面接枝等。辐射处理增强酶的固定，在低温下对纤维素片进行辐射，再将共轭 N- 羟基琥珀酰亚胺与丙烯酰胺一起接枝到纤维素表面，固定天冬酰胺酶。将聚硅酮管材辐射接枝 N- 乙烯基 -2- 吡咯烷酮后植入羊的颈动脉血管，发现材料的抗凝血性能得到改善。

8.3.4.2　偶合接枝法

偶合接枝法是利用材料表面的基团与接枝聚合物反应实现材料的表面改性。仅当高分子材料表面存在胺基、羧基等活性官能团时才能使用偶合接枝法。偶合接枝法常用于酶的固定，如聚氨酯表面接枝肝磷脂就是利用羧基与氨基反应生成酰胺基这一反应使聚氨酯成为具有抗凝血功能的多糖类肝磷脂。

除生理活性物质的偶合接枝外，高分子材料表面也可用偶联接枝进行亲水或抗静电改性。如将乙烯 - 乙烯醇共聚薄膜表面的羟基与过量的六次甲基二异氨酸酯反应，使材料表面产生异氰酸酯基，将含异氰酸酯基的乙烯 - 乙烯醇共聚薄膜与水溶性聚葡萄糖偶合得到接枝共聚物，可以明显改善接枝共聚物薄膜的亲水性。以 DL 乳酸为原料先合成聚乳酸支链，再将聚乳酸末端羧基转变为高反应活性的酰氯，通过聚乳酸末端的酰氯与环糊精上的羟基反应，将聚乳酸支链偶联到环湖精上，得到环湖精接枝聚乳酸共聚物。改性后的材料与聚乳酸均聚物相比，改善了接枝共聚物的亲水性，可用于完全可生物降解的缓释药物载体。

8.3.5　自组装单分子膜

自组装是系统在不受外力介入的情况下，自行聚集、组织成规则结构的现象。自组装将系统从一个无序的状态转化成一个有序的状态，可以发生在不同的尺度，例如分子首先聚集成纳米尺寸的超分子单元，这些超分子单元间的作用力促使其在空间上有规则地排列，使系统具有一定规则结构。自组装存在于自然界中，如生物体的细胞由各种生物分子自组装而成。自组装成膜是通过固 - 液界面间的化学吸附（表面化学反应）进行的。在含有表面活性剂的有机溶液中，浸入某种表面物质的基体，活性剂分子的反应基（头基）与基体表面物质自动发生连续的化学反应，在基体表面形成由化学键连接的取向、紧密排列的二维有序的单分子膜，同层内分子间的作用力为范德互耳斯力。自组装成膜属于化学吸附，表面活性剂分子在基体表面的化学吸附是放热过程，有利于膜的形成，分子尽可能多地与基体表面键合，达到最紧密排列，烷基链间的范德华力促使分子紧密排列。分子通过物理化学作用自发吸附在固/液或气/固界面上，形成热力学稳定和能量最低的有序膜。当存在吸附分子时，局部已形成的无序膜可以自我再生成完善的有序体系。

8.3.5.1　结构和特点

自组装膜分为三部分：①活性剂分子的头基，它与基体上的反应位点以共价键（如 Si—O 键或 S—Au 键、C—N 键）或离子键（如—COOAg）相结合；②分子的烷基链，链与链之间靠分子间的范德华作用力使活性分子在基体表面呈规则有序的排列，相互作用能一般小于 40 kJ/mol，分子链的中间引入的特殊基团使自组装膜具有特殊的物理化学性质；③分子末端基团，如—CH_3、—CF_3、—CH═CH_2、—C≡CH、—CN、—OH、—OCH_3、—NH_2、—N（CH_3）$_2$、—SO_3H、—S（OCH_3）$_3$、—COOH、—$COOCH_3$、—$COONH_2$ 等。末端基团决定不同物理性能的界面或由其反应活性构筑多层膜。

自组装膜分子体系中，金表面无自然氧化膜，稳定性好，硫醇和二硫化物与金形成的自组装膜具有良好的稳定性，巯基化合物在金上的自组装最成熟。在 Au 表面，硫醇的硫原子与 Au 表面结合形成 S—Au 键的键能约为 170 kJ/mol，其相互作用遵循软硬酸碱作用原理。

当金或其他基体暴露在硫醇分子的溶液或气氛中，自组装膜便可以自发形成，形成自组装膜不需要特殊的环境和条件，也不需要特殊的仪器。在基体上沉积形成单分子膜的初期过程只需几秒到几分钟的时间。自组装膜的理想表面为洁净金属，但硫对金属基体的强亲和力可以取代许多弱吸附的杂质，金属表面的曲率或可及性对自组装效率和性质影响不大，基体材料的尺寸和形状可以是宏观或亚微观，基体材料的表面可以为光滑或多孔。自组装膜是原位自发形成的，热力学稳定，能量最低。与化学气相沉积、离子束薄膜合成等方法制备的超薄膜相比，自组装单分子膜具有较高的分子有序性和取向性，以及高的密度堆积和低的缺陷浓度。硫原子具有很强的金属亲和力及成键强度，自组装膜在空气中长时间地暴露也不会损坏，可以采用几乎所有化学的或物理的表征方法进行结构和性质分析。组装分子的合成及组装过程非常灵活和方便。可供选择和修饰组装分子中的官能团范围很广，不会破坏自组装过程，也不会导致自组装膜不稳定。自组装分子的末端或分子链间可以是多种基团，有利于研究其性质和应用。自组装膜技术可以人为设计分子和表面结构来制备预期物理和化学性质的界面。

8.3.5.2　硫醇自组装单分子层的组装技术

自组装单分子层的超薄层体系主要有两类：一类是在金、银、铜、铂表面吸附形成的巯基化合物单层，另一类是在硅、玻璃、金属氧化物表面通过硅烷化反应形成的单层。硫醇自组装单分子层基于巯基与基体材料的化学结合和聚亚甲基链的定向排列。将基体材料（Au、Ag、Cu、Pt、GaAs 等）在硫醇化合物的乙醇（或其他惰性溶剂，如乙腈、丙酮、异戊烷、苯等）稀溶液（0.1～100 mmol/L）中，常温常压下浸渍吸附几分钟至几天，通过硫与金属基体较强的亲和性，长链硫醇化合物在基体材料表面吸附并定向排列形成单分子层。单分子层的形成是巯基与金属基体的键合反应与链状分子间力共同作用的结果。常用的基体材料有真空喷镀在玻璃、石英或云母片上的金。单晶材料较好，多晶金材料经适当化学处理也可以用作基体。制备自组装单分子层的分子一般是巯基烷烃衍生物 $HS(CH_2)_nR$（$0 < n < 21$），端基 R 为烷基、羟基、羧基、烷氧基、酰胺、氰基、卤素等，也可以使用二硫衍生物、巯基氟化烃衍生物。基体材料表面的基团与生物介质接触发生相互作用，合成过程通过控制和改变基团的种类就可改变材料表面的能量状态、荷电状态及蛋白质吸附行为。

在金表面，巯基被氧化而生成硫金化合键，银则是银表面化合物被还原或取代而使硫与银结合。Au–S 间的结合很强（键能 184 kJ/mol），很少有其他基团与之竞争，保证了吸附的强选择性。巯基和大多数有机基团的反应性不强，使巯基衍生物制备不困难，为自组装单分子层外表面基团的控制提供了方便。自组装单分子层分子排列有序紧密，不会被水和有机溶剂溶解洗脱。自组装单分子层对酸、碱和离子渗透都有较强的抵抗能力，在超低温、超高真空条件下也保持稳定。自组装技术具有稳定性、有序性，通过变化头基、末端基团以及链的类型和长度可以控制和改变单层的结构和性质，通过选择适当的端基可以赋予自组装单分子层外表面特定的性质，为下一步组装提供活性结合点。

自组装膜的形成分为两个步骤。第一步是吸附，这一过程进行得很快，在较短的时间内，膜的自组装可以完成 80%～90%。在此阶段，膜组装进度与组装分子的浓度有关。浓度越高，组装越快；浓度越稀，膜组装越慢。第二步为表面吸附组装分子的重组过程，即从无序态到有序规则排列，形成致密有序的二维膜，完成该过程需要较长时间。第一步受控于组装分子中的活性端基与基体表面的反应速度。第二步受控于组装膜的混乱度、链上的不同基团及其在基体表面的移动性能。

8.3.5.3 自组装单分子层的应用

分子自组装技术可用于研究生物体与高分子材料表面基团的相互作用机制，发现材料表面改性的途径，因此自组装单分子层又称为生物表面模型系统。分子自组装技术可以对材料表面进行微观设计。通过控制自组装单分子层分子基团的位置和种类，就可以在分子水平研究各种化学基团、分子的生物相容性及机制。改变自组装单分子层表面化学结构，即改变末端基团 R 的种类，可使自组装单分子层具有完全不同的性质。若 R 为 CH_3，自组装单分子层表面就是疏水的；如果 R 是 CH_2OH，则自组装单分子层表面是亲水的。与血液接触时，疏水的自组装层的血小板及纤维蛋白质的黏附量显著低于亲水的自组装层表面。三氯硅烷自组装层不同末端基团 R 促进蛋白质吸附、内皮细胞附着与生长的顺序为：

$$CH_2OH > CO_2Me > CH_3 > CF_3$$

自组装单层表面还可以用于探索体液与生物材料接触的钙化过程、磷灰石成核过程及内皮细胞生长过程等。自组装膜在组成上一致并且是密堆积，单一的官能团暴露在外表面，这一特性可以用于研究材料表面组成对表面敏感性质的影响，如润湿、摩擦和吸附现象等。

8.3.6 白蛋白涂层

白蛋白是一种抗凝血蛋白，当血管植入材料与血液相互作用时，吸附在材料表面的血浆蛋白只有白蛋白不参与血小板的黏附与聚集。白蛋白吸附在材料表面后形成一层很薄的惰性隔离层，该隔离层可以有效抑制抗凝反应的发生。在材料表面物理涂覆或化学固定白蛋白能够形成生物惰性表面，对材料表面进行修饰，称为白蛋白钝化。它能够有效降低纤维蛋白原在材料表面的吸附和变性，具有优异的抗血小板黏附和激活的能力。用白蛋白钝化改善材料表面结构，可以改善生物材料的血液相容性。

涂布白蛋白涂层的理论依据：材料与血液接触时首先是材料表面吸附血浆蛋白。蛋白质吸附层的组成与构象决定了材料的血液相容性。表面吸附层主要是纤维蛋白原或球蛋白，并且蛋白质的构象发生改变，激活凝血因子与血小板，通过凝血级联反应而形成血栓。表面吸附层主要是白蛋白时，可以防止凝血的发生。因此，用白蛋白涂层或改善材料的表面结构的方法，使材料选择性地吸附白蛋白涂层可以用来提高材料的血液相容性。

白蛋白涂层的方法：物理吸附法、共价接枝方法和伽马辐射等。物理吸附法获得的白蛋白涂层结合力较差，在与血液接触时容易与其他蛋白质发生交换作用，从而使抗凝血性能逐渐下降。共价接枝方法能使材料表面形成的白蛋白层与基体之间有很强的结合能力。它可以使材料表面血小板的黏附量下降 3 个数量级，甚至可以达到无血小板黏附，且白蛋白层的稳定性远大于物理吸附。γ 辐射可以促进白蛋白在材料表面的共价接枝。

用自组装方法将白蛋白组装到钛表面，体外血小板黏附实验表明，吸附的白蛋白能够较好地保持本身的构象及生物活性，有效阻止血小板的黏附，提高材料的血液相容性。将白蛋白共价固定在聚丙烯腈材料表面，白蛋白修饰的表面血小板黏附和激活情况显著改善，固定白蛋白能够有效提高材料的抗凝血性能。

8.4 生物材料表面改性实例

8.4.1 生物无机材料

无机生物材料主要用作硬组织替代材料，由于其结构与生物体环境的差别以及提高功能性的要求，需要对材料进行表面改性。生物陶瓷材料主要用于人体硬组织修复和重建，具有高硬度、高强度、优异的化学稳定性和高温力学性能，植入体内后长时间性能维持稳定。但在人体内会与周围组织形成纤维包膜，阻碍成骨细胞生长。生物陶瓷的表面性能比较差，在临床应用中受到很多限制。

离子注入技术可改善生物陶瓷材料的生物相容性和力学性能。在生物陶瓷 Al_2O_3 和 ZrO_2 中注入—NH_2、—OH 和—COOH 等活性基团，可以提高陶瓷表面的生物相容性。将 Mg 元素引入到 Al_2O_3 表面，可以提高成骨细胞在改性后 Al_2O_3 表面的附着性，改善 Al_2O_3 的生物相容性。

生物陶瓷材料的表面状况对力学性能影响很大，断裂往往从表面开始。离子注入可调节陶瓷的表面结构，改善材料的力学性能。ZrO_2 表面注入 Ti^+ 和 Al^+，剂量小于非晶化剂量时，断裂韧性随离子注入量增加而升高。Ar^+ 或 N^+ 注入单晶 Al_2O_3 和多晶 Al_2O_3 时可以增加其抗弯强度，原因在于离子注入使材料表面产生辐照损伤，体积膨胀并产生表面压应力，从而增加材料强度。离子注入对力学性能的提升并不是无限的。将 C^+ 分别注入氧化锆、氧化铝以及氧化锆增韧的氧化铝这 3 种陶瓷表面，C^+ 离子注入后均不同程度地提高了其硬度，但超过非晶化阈值（2.5×10^{17} ion/cm^2）后，硬度又会随注量增加而下降。这是因为注入量超过非晶化阈值后，陶瓷表面产生非晶化，导致硬度下降。

8.4.2 生物金属材料

生物金属材料属于生物惰性材料，其中钛及其合金的生物相容性和耐蚀性较好。金属材料主要是作为承受载荷的硬组织替代材料，长期与机体的体液接触，并承受周期性机械载荷作用，容易出现金属腐蚀、磨损、疲劳等问题。为了改善生物金属材料的性能，需要对其进行表面改性。生物金属材料表面改性的方法有离子注入、等离子聚合、等离子体浸没离子注入和沉积等。

8.4.2.1 离子注入

离子注入可以改善生物金属材料的耐腐蚀、硬度、耐磨损、耐疲劳性能。离子注入技术可在金属表面生成与基体结合强度良好的表面膜，提高材料表面的耐磨性和耐蚀性。还能使金属产生生物活性，制得生物活性金属，使新骨直接沉积于金属表面且中间无纤维性结缔组织的隔层。

将氮离子、碳离子注入金属，在金属表层数十至数百纳米内形成氮化物、碳化物。当氮离子注入深度、剂量达到一定值后，可以显著提高钛及其合金的耐磨性和抗疲劳性能。碳离子注入对提高钛及其合金疲劳寿命的效果比氮离子注入更明显。在人工关节配付中，通过离子注入方法可以大幅度提高金属关节球头的耐磨损性能。将剂量为 3.8×10^{17} ions/cm^2 的 N^+ 以 200 keV 的能量注入钛合金（Ti–6Al–4V），材料表面形成 TiN 等硬质合金相，距表层 20 nm 处硬度提高 200%，距表层 100 nm 处硬度提高 100%，摩擦系数从 0.48 降到 0.15，磨损率下降两个数量级。在模拟生理液体中对 N^+ 注入后的钛合金试样进行磨损试验，与未经离子注入的试样相比，离子注入处理后的试样磨损率下降了 20%。将 C^+ 离子注入不锈钢和钛合金制件，生成 TiC 相，可以提高二者的显微硬度。

离子注入可以提高生物金属材料表面生物活性，氮离子注入钛合金可提高材料的抗血栓性能。用高能量、大剂量 He^+、C^+、O^+、N^+、Ar^+、K^+、Kr^+、Na^+ 等正一价离子分别注入，注入后材料表面血小板黏附率下降。尤其是 O_2^+ 离子注入后，材料表面血小板黏附率下降更明显，主要原因是形成了羰基和非晶碳。将钙、磷离子按不同比率，以 30 keV 和 23 keV 的能量注入纯钛试样表面，在 600 ℃下热处理后，纯钛表面形成了类 HAP 薄层。N^+ 注入 Ti 后与之结合生成 TiN 层，经氧化处理后生成 TiN–TiO_xN_y，改性后的生物材料可在体液中加速 Ca–P 层的沉积，改善钛的生物活性。将钠注入钛表面，浸入模拟体液后，注入的 Na^+ 在模拟体液中引起附近环境中 OH^- 浓度的升高，引

起 Ca^{2+} 的吸附，加速 HAP 的沉积。在纯钛表面沉积 HAP 层有利于成骨细胞生长。将 Ca^{2+} 和 $-NH_2$ 离子注入钛表面，改性后的钛表面有助于成骨细胞的生长，提高了材料的生物活性。Zn 离子注入镁钙合金，铝、锆及钛离子注入 AZ91 表面，改善了基体材料表面的耐蚀、生物相容性和力学性能。

8.4.2.2 等离子聚合

等离子聚合材料表面改性在生物金属材料表面合成高分子薄膜，使材料兼备金属材料的性质及高分子材料的表面性质。

钛合金表面聚合物改性是改善钛合金性能的有效方法。以丙烯胺单体为等离子体源，通过脉冲射频等离子体注入在钛合金表面获取纳米聚合物层，表面富含氨基和羧基，在体液环境中带正电荷的高密度的氨基基团吸附细胞分泌的带负电的透明质酸，透明质酸在细胞同生物材料初始的黏附过程中起着调节和中间信号的传递作用。透明质酸与细胞外基质的交互作用影响细胞的迁移、黏附，细胞与细胞之间的黏附以及细胞的分化。形成一个高度自然仿生的细胞外基质，从而提高钛合金的表面生物活性。低温表面等离子体聚合保留了丙烯胺中的氨基官能团结构，改善了钛金属表面的微观环境，提高了钛合金表面的生物活性，有利于细胞的生长。TiNi 形状记忆合金具有形状记忆功能，应用于外科颅骨修复用锔钉及人工齿根等，但 TiNi 合金的耐蚀性不足，合金含有的 Ni 有毒。用等离子聚合反应方法在 TiNi 合金表面合成聚四氟乙烯薄膜，可以提高合金的耐腐蚀能力。聚四氟乙烯薄膜与 TiNi 合金结合力强，即使基体材料产生塑性变形，也不会破坏聚四氟乙烯薄膜。采用脉冲射频辉光放电的等离子体聚合方法，能够保持较多的单体分子官能团（如—NH_2 和—COOH 等），为薄膜改性提供反应的活性位点。等离子体聚合反应在生物金属材料表面构建含有官能团的等离子体聚合薄膜，固定生物分子，形成生物化的等离子体聚合薄膜表面，实现生物金属材料表面改性。在 Ti-6Al-4V 表面通过烯丙胺等离子体聚合制备含胺基的等离子体聚合物薄膜，胺基化反应固定骨形成蛋白，使改性后的生物金属材料表现出成骨诱导生物活性。

用等离子体聚合方法，在生物不锈钢材料表面沉积胺基官能团的等离子体聚丙烯胺薄膜，再以薄膜中的胺基为反应的位点共价固定明胶分子，表面固定了明胶分子的聚丙烯胺薄膜具有较好的亲水性，拥有较好的促内皮细胞黏附和增殖性能。等离子体表面改性处理可以改善不锈钢的耐蚀性和耐磨性，提高生物相容性，使表面具有生物活性。在不锈钢心血管支架表面涂镀一层聚合物膜可以改善支架的生物学特性，降低血栓形成的风险，提高支架的血液相容性。

8.4.2.3 等离子体浸没离子注入和沉积

氧等离子体浸没离子注入制备的钛合金可改善其抗凝血、耐腐蚀及生物相容性等性能。制备的Ti-O薄膜表现出较好的抗凝血性，植入后发现Ti-O薄膜材料表面洁净，没有形成纤维蛋白和凝血，只吸附了很少的血红细胞。Ti-O薄膜与血细胞介质表面张力接近，二者接触界面应力较小，具有合适的表面能和蛋白吸附行为，显示较好的血液相容性。氧和钛的亲和性高于氧与镍的亲和性，经氧等离子体浸没注入NiTi合金表面，形成均匀耐腐蚀的氧化钛层。真空回火处理后，注入的氧离子将Ni原子压缩至NiTi合金的亚表面，减少了Ni离子在体液中的释放，改善了NiTi合金表面的耐腐蚀性和生物相容性。氧等离子体浸没离子注入NiTi合金表面，可提高NiTi合金表面的抗凝血性。

碳/氮化钛化学性能稳定且生物相容性好，可用于矫形外科植入体涂层。采用等离子体浸没离子注入和沉积方法在NiTi合金表面注入和沉积碳，由于碳本身及注入形成的碳化钛化学性质非常稳定，碳等离子体浸没注入NiTi合金表面后显著提高了材料的耐腐蚀性，可阻止有害元素Ni的渗出。在温度低于200 ℃情况下将氮等离子体注入Ti-6Al-4V合金，材料表面生成TiN微晶颗粒，提高了材料的表面硬度，但注入深度只有50 nm，不能满足实际应用需要。将N离子注入NiTi合金表面可形成厚约30 nm的氮化钛层，经450 ℃热处理后，未化合的N将与Ti反应增加氮化钛层厚度，可以降低Ni离子在体液中的腐蚀溶解和释放。

等离子体浸没离子注入的轰击效应形成的纳米粗糙表面可影响细胞行为。利用不同脉冲频率的氮等离子体浸没离子注入，在NiTi合金表面制得不同粗糙度的表面。等离子体浸没离子注入形成的粗糙表面改变材料的表面能、亲水性，影响细胞黏附及分化。氩等离子体浸没离子轰击钛表面的拓扑形貌可促进成骨细胞前体细胞MC3T3-E1分化。氩离子轰击钛表面粗糙度增加及氧化钛层厚度变化的基因毒性比未轰击表面的小，但对DNA损害程度却较高。等离子体浸没离子注入与等离子体喷涂联合使用效果更佳，钛表面等离子体喷涂的纳米TiO_2涂层（表面晶粒尺寸小于50 nm）经氢等离子体浸没离子注入后，可在涂层表面形成Ti-OH，在模拟体液浸泡2周即完全覆盖类骨磷灰石，而没有氢等离子体注入涂层的表面却没有形成类骨磷灰石，氢等离子体离子注入可改善涂层生物活性。等离子喷涂纳米TiO_2层的氢、氧或氨等离子体浸没离子注入，发现仅氢等离子体浸没离子注入表面能诱导形成HAP，只有存在钛羟基才能形成类骨磷灰石。

钙等离子体浸没离子注入/沉积到纯钛表面，钙离子注入可促进钛表面类骨磷灰石成核，改善材料的生物活性。钙等离子体浸没注入/沉积钛表面在模拟体液中浸泡7 d

可检测到磷酸八钙相，浸泡 14 d 仅能检测到羟基磷灰石相，原因在于在呈电正性的表面磷酸八钙比羟基磷灰石更易形核。钙注入钛表面能增加 Ki-67 抗原阳性细胞及有丝分裂细胞数，促进 MG63 细胞分化、增殖。钙注入能提高钛表面的静态耐腐蚀性，但极化腐蚀时钙会使改性表面发生“点蚀”，故钙注入钛表面的耐腐蚀性有待改善。钠等离子体浸没注入 / 沉积钛表面虽然能诱导类骨磷灰石形成，促进骨细胞分化，但注入表面的乳酸脱氢酶活性较高，钠注入表面骨细胞通过减小增殖率来促进分化。离子注入可以改善钛表面的抗菌性，将银或铜注入钛表面，改性后的材料抗菌性良好，但降低了注入表面的耐腐蚀性。

8.4.2.4　低温液相沉积

室温下，采用电共沉积方法在钛表面沉积 HAP，将钛材料作为阴极，电解质溶液中含有硫酸钴和 HAP 粉末，使 HAP 粒子悬浮于电解液中，在两极间施加电流，钛表面会形成由钴包裹的 HAP 表面镀层。改变金属盐的种类可以获得不同金属和 HAP 共沉积的表面层。

纯钛材的这种作用较缓慢，可用含有钙离子的溶液对钛表面进行处理：表面清洗后的钛，在含有 $Ca(NO_3)_2 \cdot 4H_2O$ 和 CaO 的溶液中浸泡 7 d，材料表面即有钙盐形成。经表面处理的钛，在 Hank's 溶液中浸泡后，再在 600 ℃加热，表面出现磷灰石。表明，经表面处理的钛在 Hank's 溶液中浸泡后，可以显著提高材料的组织相容性。

8.4.3　生物高分子材料

生物高分子材料具有良好的可挠曲性和低的弹性模量，其性质更接近于生物体，但是生物高分子材料存在钙化、老化、血液相容性不足、耐磨性差等缺点，因此需要对材料表面进行改性。

等离子体聚合可在高分子材料表面引入各种极性基团。如 NH_3 等离子体或 N_2 与 O_2 混合的等离子体处理可在高分子表面引入胺基、亚胺基或腈基等。氩等离子能够产生寿命长的自由基，可与氧反应形成羰基、羧基和羟基等。空气和氧等离子体可在高分子材料表面引起大范围的表面氧化。到达基体并被吸附的化学活性物的化学性质都很活泼，它们之间的相互反应形成薄膜。

等离子体处理对高分子材料表面的作用有以下几点。①表面交联。等离子体中的高能粒子通过轰击或化学反应，使高分子材料表面的 C—H、C—C 等键断裂，形成自由基。自由基之间重新键合，在材料表面形成网状交联结构，使材料的力学性能、表面性能等得到改善。例如，聚乙烯、聚丙烯在 Ar 或 He 等离子处理中，发生交联反应。②引入极性基团。等离子体处理可在高分子材料表面引入各种极性基团。如 NH_3 等离子体或 N_2 与 O_2 混合的等离子体处理在高分子表面引入胺基、亚胺基或腈基等；氩等离子由于产生长寿命的自由基，可与氧反应形成羰基、羧基和羟基等；空气和氧的等离子体可引起大范围的表面氧化。③表面刻蚀。使材料表面产生起伏，变得粗糙，并有键的断裂，因此刻蚀可以提高分子材料的黏附性、吸湿性等。④改善对水的润湿性。等离子处理引入极性基团结合到高分子材料表面上，改善了材料表面的润湿性，使高分子材料的表面张力增大，接触角变小。⑤提高表面能，增大黏结强度。由于经等离子体处理的高分子材料表面引入了大量的极性基团，使其表面能提高，与其他材料的黏结强度大大增强。

生物高分子材料改性的方法有离子注入、表面接枝等。

8.4.3.1 离子注入

离子注入生物高分子材料后，材料中的大分子链被打断成为活性自由基，自由基之间相互结合生成三维网状交联结构，这是材料表面性能改善的主要原因。高分子材料的交联度随着电子阻止能量损失的增加而相应增加，引起高分子材料表面力学性能发生变化。力学性能的改善程度与离子注入的种类、离子注入能量以及注入的方式（单独注入或同时注入）密切相关。在离子注入过程中，离子能量传递给晶格，促使高分子材料表面发生剧烈的结构变化。当离子注入剂量超过 1×10^{16} ion/cm^2 时，材料表面开始出现微观粗糙现象，并出现大量的小洞。随着剂量的增加，材料表面粗糙度加大，洞的数量增多。继续增加剂量，材料表面被严重地刻蚀，出现细的网状结构。

受离子轰击的高分子材料，碳氮、碳氢及碳氧键被打断，形成新化学键，大分子构成元素也发生变化。如氮离子注入聚四氟乙烯，注入后表面产生新键，表现出脱氟和氧化现象。离子束注入导致高分子材料表面发生化学交联，未饱和的强共价结合和随机分布类金刚石结合，产生表面坚固的三维刚性梯状结构。离子注入产生新的不饱和键或石墨类键，高分子材料膜表面出现无定形富碳层，膜的电阻率大幅度降低。

利用载能离子轰击，使高分子材料表面的化学键断裂，生成新基团或功能团，导致高分子材料的表面能、表面极性、浸润性等发生变化，提高材料表面硬度和弹性模量，增加材料表面抗磨损特性和生物相容性，改变材料表面的形貌等。离子注入技术不影响基体材料的力学性能，形成的注入层与基体无明显界面。

离子注入增加生物高分子材料表面的粗糙度，促进材料在体液中的浸润性，提高材料的生物相容性。分别将（1～3）$\times 10^{17}$ ion/cm^2 的 Na^+、N^+、O^+、Kr^+ 离子以

150 keV 的能量注入聚苯乙烯和聚氨酯中，可以提高内皮细胞在材料上的黏着力。将 1×10^{15} ion/cm^2 的 Ne^+、Na^+、Ar^+ 离子以 50 keV、100 keV、150 keV 的能量注入聚苯乙烯表面，可以提高内皮细胞和海拉细胞与改性材料表面的结合力以及表面的铺展程度。在聚苯乙烯的表面局部注入 Ag^+，可以增强聚苯乙烯表面细胞的黏附性和神经突的扩展性。在多羟基链烷酸酯表面注入 C^+，能够提高多羟基链烷酸酯的细胞相容性。用 Na^+ 注入硅橡胶，能够改善材料表面血浆蛋白的黏附行为。

离子注入高分子材料表面可以引起聚合物断链、交联，产生自由基和挥发性物质，形成富碳层，引起聚合物化学配比和结构变化，导致聚合物表面力学性能发生变化，提高生物高分子材料的硬度和耐磨性。用 50 keV、100 keV 和 200 keV 的 B、N、Cr 离子注入聚甲基丙烯酸甲酯、高密度聚乙烯、聚碳酸酯，随着注入能量增加，可以增强富碳层、致密化以及提高微观硬度。微观硬度的变化程度与注入剂量呈正相关，随剂量增加，微观硬度增强。离子注入对三种聚合物耐磨性能的影响存在差异，随注入剂量增加聚碳酸酯耐磨性大幅度减小，高密度聚乙烯的耐磨性急剧减小，聚甲基丙烯酸甲酯耐磨性增加。材料性质的变化和注入离子的种类无关。用 5 MeV、2.5 MeV、0.5 MeV 的元素 B、N、C、Si 和 Fe 单独或同时（同时指用二重或三重离子束）注入 Kapton H（Kapton H 是杜邦公司生产的聚酰亚胺薄膜材料）、Teflon PFA（全氟烷氧基树脂）、Tefzel（乙烯 – 四氟乙烯）和 Mylar（麦拉片，聚对苯二甲酸乙二醇酯薄膜）。注入后均可以改善高分子材料表面光洁度、硬度、耐磨性等。用 B、N、C 三种离子束注入比没注入的硬度增大 30 多倍，改性后材料的硬度比不锈钢还大 3 倍多。表面光洁度、硬度和耐磨性改善程度与聚合物的种类和注入离子种类及离子是单独注入还是同时注入均相关。用氧离子注入尼龙 1010，可以增强尼龙 1010 的耐磨性，注入能量比注入剂量对增强尼龙 1010 的耐磨性更有效。

8.4.3.2 表面接枝

用紫外线照射高分子材料表面可引起化学变化，改善高分子材料的润湿性和黏着力。即使在惰性气氛中，紫外线照射也能使高分子材料表面发生各种反应，如链裂解、交联、氧化等。紫外线照射使聚乙烯表面引入羰基等含氧基团，使聚对苯二甲酸乙二酯链裂解，在对位和间位产生末端酚基，增加它们的润湿性、黏结性。只有合适的紫外线波长才会发挥作用，如用波长 184 nm 的紫外线照射可使聚乙烯表面发生交联，使其黏结的剪切强度由原来的 1.75 MPa 提高到 15.4 MPa，而用 253.7 nm 波长的紫外线照射就没有效果。光敏剂可以增强紫外线的处理效果，如光敏剂二苯甲酮就具有强化紫外线处理的效果，它通过生成共振稳定的二苯甲醇自由基来催化光解引发反应，生成的烷基自由基继续进行自由基传递和自由基终止反应。紫外线处理后，升华可以去除二苯甲酮。

材料表面接枝亲水性的聚合物可以提高材料的抗凝血性。聚乙二醇具有类似海藻的链结构、分子间作用力小、蛋白质附着位点少，对水具有低界面能、水溶性、柔顺性极高的运动性，在材料表面接枝聚乙二醇可以增加材料表面亲水性，有效防止蛋白质吸附和血小板黏附。接枝在材料表面的聚乙二醇，其分子长链在血液中漂动，形成一种分子刷结构，阻止蛋白质、血小板和细菌的吸附，实现抗凝血、抗细菌黏附的功能。

肝素是人体血管内皮上的硫酸多糖类化合物，阴离子活性基团可与血液中的凝血酶Ⅲ的阳离子基团结合，凝血酶Ⅲ与血液中的凝血酶形成无活性的复合体，肝素可捕捉和复合新的凝血酶，使血液中的凝血酶失去活性，延缓及阻止纤维蛋白的凝聚，防止凝血，起到抗凝血作用。材料表面接枝肝素后具有抗凝血性能，肝素化的方法分为物理吸附和化学方法。物理吸附可以使材料表面肝素化，但是肝素结合不强，稳定性较差。化学法用共价键固定肝素，利用羟基与肝素上的羧基之间的脱水缩合反应，使肝素以共价键与聚二甲基硅氧烷连接，制备出肝素化的抗血栓材料聚二甲基硅氧烷接枝聚氧化乙烯肝素共聚物，将这种材料涂覆在聚合物的表面可以提高肝素在聚合物上的长期效力，解决肝素易被血液洗脱的问题。共价键锚定肝素可以提高材料表面接枝肝素的稳定性，但肝素的构象不易保持，会降低肝素的生物活性，接枝后材料抗凝血性能的改善不很明显。

肝素具有强的阴离子特性，将肝素通过接枝方法固定在高分子材料表面以提高其抗凝血性，制成肝素化的亲水性高分子材料。这种方法是材料抗凝血性改变的重要途径，可以使其更好地发挥抗凝血作用。在高分子材料结构中引入肝素后，在使用过程中，肝素慢慢地释放，能明显提高抗血栓性。

聚氧化乙烯（polyethylene glycol oxide，PEO）为具有重复单元的大分子链，末端基团为羟基或甲氧基团。PEO 具有良好的血液相容性，其水合的悬挂长链影响血液与材料界面微观的动力学环境，降低血浆蛋白与材料间的相互作用，阻碍血浆蛋白的吸附及构象变化。PEO 的悬挂长链结构可用于接枝肝素。将肝素接枝到生物材料表面，只有当肝素的一端与材料保持牢固的化学链结合而不脱落，另一端保持活性及可移动的性质，接枝肝素才能发挥作用。利用 PEO 的漂动性，在 PEO 链端接枝肝素可以实现这一目的。

改善材料的表面结构，使材料选择性地吸附白蛋白，可以提高材料的血液相容性。白蛋白在材料表面的结合状态是白蛋白可否发挥作用的关键因素。共价接枝方法使材料表面形成的白蛋白层与生物材料表面之间有很强的结合能力，可以使材料表面血小板的黏附量下降 3 个数量级，甚至可以达到无血小板黏附。γ 射线辐射可以促进白蛋白在生物材料表面的共价接枝。

磷酰胆碱类抗凝血材料是模拟细胞膜中磷酰胆碱结构设计的。通过化学合成的方法合成磷酰胆碱或类似结构来模拟血红细胞膜表面磷脂层的结构来提高材料的抗凝血性能。在血管上形成“伪内膜”，通过引入的仿生磷脂结构，降低蛋白质的吸附，提高材料的血液相容性。对高分子材料进行表面处理，使其表面具有促进内皮细胞生长黏附的特性，植入体内后快速内皮化，在其表面从伪内膜转变为真正的血管内皮，具备完美的血液相容性表面。仿生磷脂结构的高分子材料表面具有强烈吸附血液中磷脂分子的作用。血液中的磷脂分子首先吸附结合到材料表面，自组装成单层完全覆盖的类似生物体表面的磷脂层，减弱蛋白质与材料表面的相互作用力，使蛋白质与血细胞不被吸附和激活，阻碍凝血过程的发生。

习　题

1. 影响材料与生物体之间相互作用的因素有哪些？
2. 阐述生物材料的表面形态与生物相容性的关系。
3. 与骨接触和与血液接触的生物材料分别需要满足什么条件？说明理由。
4. 控制材料表面的粗糙度的主要方法有哪些？
5. 阐述用电泳沉积方法制备羟基磷灰石生物陶瓷涂层的步骤。
6. 制备羟基磷灰石生物陶瓷涂层复合材料的电化学沉积方法具有什么特点？
7. 阐述仿生法的步骤。
8. 仿生法有什么优缺点？
9. 怎么用水热法改善等离子喷涂羟基磷灰石涂层的缺点？
10. 化学气相沉积法有哪些优缺点？
11. 物理气相沉积法有哪些优缺点？
12. 用离子注入方法对生物材料进行表面改性有哪些优缺点？
13. 阐述离子注入生物材料改性方法的基本原理。
14. 描述等离子体聚合制备薄膜涂层及薄膜生长的过程。
15. 阐述等离子体聚合方法的特点。
16. 阐述等离子体表面接枝的过程、特点及作用。

17. 详述种植内皮细胞的理论依据及用途。
18. 详述涂布白蛋白涂层的理论依据，获得白蛋白涂层的方法以及效果如何。
19. 聚氧化乙烯是什么？它对接枝肝素有什么作用？
20. 阐述肝素抗凝血作用机制。
21. 阐述肝素提高生物高分子材料抗血栓性的机制。
22. 简述等离子体处理导致材料表面刻蚀的原因。
23. 简述等离子表面改性的优缺点。
24. 详述离子注入材料表面改性的优点。
25. 阐述离子注入对材料结构的影响。
26. 离子注入方法对钛合金材料性能的影响。
27. 用低温液相沉积在钛表面沉积羟基磷灰石的过程。
28. 简述离子束增强沉积的优点和缺点。
29. 阐述等离子体浸没离子注入的基本流程及应用。
30. 阐述等离子体对生物高分子材料表面作用的机制。
31. 等离子体处理对高分子材料表面有哪些作用？

第 9 章
智能生物材料

智能生物材料指能感知生理环境及外部刺激，如温度、酸碱度、光、生物活性分子、场效应（力场、磁场、电场）或超声波等，并做出特定响应的生物材料。智能材料的性能是组成、结构、形态与环境的函数，它具有环境响应性。生物体的最大特点是适应环境，从植物、动物到人类均如此。细胞是生物体的基础，可看作具有传感、处理和执行 3 种功能的复合材料，因而细胞是智能材料的蓝本。

9.1 智能高分子凝胶

水凝胶是以水为分散介质，具有三维网络结构的高分子体系，它与人体血液、体液和组织接触时具有良好的生物相容性，容易被降解，外表光滑、弹性大，有良好的吸水性和保水性，应用于医用敷料、组织工程修复、生物支架、药物运输、缓释剂或医用黏合剂等。

水凝胶生物材料是高分子材料，合成工艺复杂，步骤多，成本高，从绿色经济、可持续发展和低碳生活出发，需要优化合成方法和制备工艺。传统凝胶生物材料的生物相容性、可再生性和生物可降解性等不足，不宜应用于体内植入等。仿生材料的发展，拓展了水凝胶的应用领域，高性能智能水凝胶是未来凝胶产业的发展趋势。

刺激响应性智能水凝胶指在周围环境刺激下，凝胶网络发生形变、相变，产生溶胀 – 收缩或凝胶 – 溶胶转变的智能高分子材料。刺激响应性水凝胶拥有空间、时间上的敏感性，其产品具有多重、可变、可控等性能。这种响应就是凝胶的智能性。使用具有特异响应性的官能团、材料与天然高分子结合，是赋予凝胶刺激响应性的主要方法。纳米复合水凝胶，具有良好的溶胀性、生物相容性、优异的 pH 值响应性和装载 / 释放药物能力，通过改变环境的 pH 值控制抗癌药物释放速度，克服生物高分子载体瞬间释放药物的缺点，可以用于药物载体。在组织修复中水凝胶可促进血管生成、支持细胞分化。根据所受的刺激信号不同，将高分子凝胶分为不同类型的刺激响应性凝胶，如物理刺激响应性凝胶、化学刺激响应性凝胶、生物化学刺激响应性凝胶和多重响应水凝胶。

9.1.1 物理刺激响应性凝胶

温度是非常方便的外界刺激源，温敏性凝胶能响应温度变化而发生形变（溶胀和收缩），温敏性凝胶大分子链的构象能响应温度而变化，分为高温收缩型凝胶和低温收缩型凝胶。在低温或高温时，凝胶在水中溶胀，大分子链因水合而伸展，当温度升至或降至一定温度时，凝胶发生急剧的脱水合作用，由于疏水性基团的相互吸引作用，大分子链聚集而收缩。温度敏感性水凝胶受到低临界转变温度的影响，在不同窄温度窗范围内的快速相转变显著影响凝胶的状态，生物材料中的许多应用都与其密切相关。交联聚丙烯酰胺类水凝胶聚合物与水之间相互作用与温度有关，凝胶的吸水性与氢键作用有关，与烷基取代基的构型和大小无关。随着温度升高，聚 N,N– 二乙基丙烯酰胺及聚异丙基丙烯酰胺的溶胀度分别在 25 ℃、33 ℃时发生突变，出现转折点。

光敏性凝胶是光辐照或光刺激时发生体积相转变的凝胶。将光敏性分子引到聚合物分子链上，得到光刺激响应聚合物凝胶。紫外线辐照时，凝胶网络中的光敏感基团发生光异构化、光解离，因基团构象和偶极矩变化而使凝胶溶胀。含无色三苯基甲烷氰基的聚异丙基丙烯酰胺凝胶的溶胀体积变化和温度相关，无紫外线辐射时，凝胶在 30 ℃出现连续的体积变化，若在 32 ℃对凝胶进行交替紫外辐照与去辐照，凝胶发生不连续的溶胀 – 收缩，其作用相当于开关。光可以原位施加并以特定的量精确传递，因此光敏水凝胶具有比其他水凝胶特殊的优势。光学敏感凝胶在药物控释器件等领域有相当好的应用前景。

柔性高分子材料具有独特的机械和感官特性，压力响应性柔性高分子材料模仿人类皮肤，可用于穿戴设备等领域。聚电解质凝胶及某些掺杂电学材料的复合凝胶具有特定电场响应性。将水凝胶放置在外加电场，伴随着电能到机械能的转化会引起体系收缩或胀大，利用该特征，可赋予水凝胶不同功能，电响应性水凝胶在可控药物释放和人工肌肉等医疗智能材料领域具有一定的应用前景。

将 Fe_3O_4、$CoFe_2O_4$ 等无机磁性粒子加入水凝胶赋予水凝胶磁性响应特性，制得具有特殊响应性的智能水凝胶。当把铁磁性“种子”材料预埋在凝胶中并置于磁场时，铁磁材料被加热而使凝胶的局部温度上升，导致凝胶膨胀或收缩。撤掉磁场，凝胶冷却恢复至原来的大小。采用不同的方法包埋铁磁材料，一种是将微细镍针状结晶置于预先形成的凝胶中。另一种是以聚乙烯醇涂覆微米级镍薄片，与单体溶液混合后再聚合成凝胶。两种方法均可用于植入型药物释放体系，由电源和线圈构成的手表大小的装置产生磁场，使凝胶收缩而释放一定剂量的药物。相比其他刺激，磁场是无接触、操作简单且易实现精确控制的刺激源。磁响应水凝胶适用于人工肌肉型驱动器、药物释放、人工器官等领域。

9.1.2　化学刺激响应性凝胶

pH 值响应性凝胶是体积随环境的 pH 值和离子强度变化的高分子凝胶。它由聚电解质构成，含有大量可离子化的酸性或碱性基团的聚合物。组成该类水凝胶的高分子材料存在大量酸性或碱性的侧基官能团，pH 值的变化可导致凝胶基团离子化，形成内外离子浓度差，影响凝胶的渗透压，引发凝胶发生溶胀或收缩形变。pH 值敏感性水凝胶应用在药物控制释放、缓释领域。

聚［(环氧乙烷－共－环氧丙烷)－星型嵌段－丙烯酰胺］/ 交联聚丙烯酸互穿网络凝胶，由于星型嵌段共聚物和交联聚丙烯酸之间有配合物形成和解离，高 pH 值条件下，水凝胶的溶胀度和溶胀速率大于低 pH 值或高离子强度的水凝胶。以甲壳素和壳聚糖为基体的智能水凝胶的溶胀随 pH 值的变化与上例相反。利用戊二醛使壳聚糖上的氨基交联，再和聚丙二醇聚醚形成半互穿聚合物网络。由于网络中氢键的形成和解离，凝胶网络的溶胀行为对 pH 值敏感。其溶胀度与壳聚糖乙酸溶液浓度、交联密度及网络组成等反应参数相关。

病人病灶部位复杂的微环境是影响生物材料临床疗效的重要因素，在凝胶体系中引入价态可变的离子及对氧化还原环境具有响应的化学键（如二硫键等），制成氧化还原响应性凝胶，可以提高复杂微环境病灶的治疗效果。采用超临界 CO_2 吸附－沉积技术将铁离子与海藻酸钠交联得到气凝胶微球。将微球与布洛芬或布洛芬 / 抗坏血酸共载的微球体外释放数据发现在抗坏血酸存在的情况下，由于三价铁离子被还原为二价亚铁离子，后者与海藻酸骨架的交联较疏松，促进载体材料的溶蚀和溶解，加快释药速率，具备氧化还原响应性。氧化还原性凝胶智能凝胶可用于口服药物的运载，具有良好的生物相容性及药物适用性，是非常有潜力的智能载药系统。

高分子材料在某些离子（如：Ca^{2+}、Mg^{2+}、Na^{+}、K^{+}）溶液中会发生溶胶－凝胶相转变，不同离子强度环境中的溶胀性能、机械强度也会发生显著变化。不同浓度下 Ca^{2+}、Na^{+} 葡聚糖－聚丙烯酸载体体外释放布洛芬的效果不同。布洛芬释放速率随 Ca^{2+}、Na^{+} 浓度的增加而降低。表面电荷、氢键和聚合物与布洛芬之间的静电相互作用对布洛芬的释放性能也有很大影响。通过改变溶液中的离子强度，制备离子响应性凝胶，可调节药物的释放行为。

9.1.3 生物化学刺激响应性凝胶

人体内的生物化学反应与糖息息相关，组织内糖含量影响机体的健康程度，凝胶的溶胀行为因特定化学物质（如糖类）的刺激而发生突变。胰岛素释放体系的响应性借助于多价羟基与硼酸基的可逆键合。硼酸与聚乙烯醇的顺式二醇键合，形成结构紧密的高分子配合物。当葡萄糖分子渗入时，苯基硼酸和聚乙烯醇间的配位键被葡萄糖取代，大分子间的键解离，溶胀度增大。这种高分子配合物作为胰岛素的载体形成半透膜包覆药物控制释放体系。系统中聚合物配合物的形成、平衡与解离随葡萄糖浓度发生变化。它能感应葡萄糖浓度信息，执行控制药物释放功能，可以应用于糖尿病防治领域。

机体内酶催化活性高，在生理活动中起重要的作用。酶的种类非常多，依据不同的机制，酶响应水凝胶在药物控制释放、胞外基质生物材料等领域得到了实际应用。与人类健康息息相关的很多疾病属于慢性病，设计具有缓释功能或多重复杂功能的递药系统非常重要。基于溶液中盐离子种类或浓度变化发生溶胀或收缩行为设计的盐敏感性智能水凝胶，主要用于人体汗液检测，由盐响应水凝胶制成的可穿戴柔性电子设备，可以监控人体健康状况。

9.1.4 多重响应水凝胶

病理条件下，如肿瘤引起的氧化应激和 pH 值降低等涉及多种条件的变化，单一响应性水凝胶无法实现良好的治疗效果，因此多重响应性水凝胶系统在药物递送方面获得了更广泛的重视，如它们对多种（pH 值 / 温度、磁 / 热效应、酶 / 离子强度）的响应能力。针对不同的病理环境，选择合适的响应性水凝胶作为药物的释放体系，是治疗疾病的重要方法。

温度和 pH 值是人体重要的理化指标，肿瘤、创伤、炎症反应等病理条件常伴随着 pH 值和温度变化，是温度 /pH 值双重响应性水凝胶的应用场景。选择温度和 pH 值响应性水凝胶可以作为药物的释放体系治疗疾病。

糖尿病导致慢性创伤的难愈合伤口中，基质金属蛋白酶过度表达。将该酶的底物如明胶加入水凝胶中，形成温度 / 酶双重响应性水凝胶，通过响应机体温度及慢性伤口中酶含量的变化，释放药物以达到治疗效果。肿瘤组织中的弱酸和氧化应激条件有别于正常的人体环境，利用这些性质制备 pH 值 / 氧化还原双重响应性水凝胶，可用于肿瘤局部治疗，达到药物在病灶处精准释放的效果。

光是一种易精确控制的刺激源，将光响应基团引入 pH 值、温度、氧化还原等响应性水凝胶中制成基于光响应的双重响应性水凝胶。由于光源易操作，基于光响应的双重响应性水凝胶可以为疾病的治疗提供更灵活的模式。基于磁响应和光响应性的水凝胶，加入其他响应性材料构建多重响应体系制备药物释放体系。光响应用于表面肿瘤细胞的治疗，磁响应用于深层的肿瘤治疗。聚酯负载药物，进入肿瘤细胞中，响应脂酶降解释放药物，达到酶响应的效果。多重响应性水凝胶药物控释体系主要用于病灶环境多样的疾病治疗。

9.2　智能生物高分子膜材

智能高分子膜材指对外界环境的化学物质及物理信号变化具有响应性、执行功能的高分子膜材。某些物质可选择性渗透的二维材料，其智能化通过膜的组成、结构和形态变化来实现。

9.2.1　超分子膜

两亲性分子如表面活性剂或脂质在水中能自发地组装成各种结构，如双层膜，其形态由两亲性分子的化学结构与亲疏水性控制。从两亲性小分子发展到两亲性大分子自组装，修饰水溶性聚合物以赋予其适宜疏水性，如胆固醇改性支链淀粉可在稀水溶液中产生分子内和 / 或分子间相互作用成为单分散的 20～30 nm 尺度自聚集体。它们是水凝胶纳米粒子，其支链淀粉链被缔合的胆固醇交联，加热时疏水支链淀粉部分脱水，使纳米粒子尺寸显著变化，具有温度响应性。固定化超分子聚集体（囊质体）可用于多组分或多功能药物释放体系，包囊膜可以改变通透性或提高体系的生物相容性。利用脂质体的相行为和特异的分子识别结构如生物素链霉抗生物素蛋白偶联构筑超分子聚集体。控制囊质体的自组装过程，可优化双层组成和聚集体的性能。

9.2.2　控制释放膜

用紫外辐照等离子聚合方法分别将丙烯酸、甲基丙烯酸和 N- 异丙基丙烯酰胺接枝到聚酰胺孔膜表面，制得 pH 值和温度刺激响应性膜材。该膜对核黄素的通透性可通过 pH 值在 4～5（丙烯酸接枝链）和 6～7（甲基丙烯酸接枝链）范围内的改变进行调控。以温度敏感性 N- 异丙基丙烯酰胺、甲基丙烯酸丁酯和 pH 值敏感性丙烯酸共聚合制备 pH 值和温度敏感性聚合物微珠。胰岛素和降钙素的体外释放表明，改变聚合物的分子量可控制多肽药物的释放行为。利用多肽聚（*L*- 赖氨酸 -c- 氨基异丁酸 -*L*- 亮氨酸 -2- 氨基异丁酸）的两性亲和性，在聚酞胺微囊表面覆盖类脂膜。在高 pH 值时，多肽聚合物以 α- 螺旋结构规则排列，类脂膜封闭微囊膜孔，pH 值降低时多肽聚合物分子链上赖氨酸的胺基质子化，破坏了规则的 α- 螺旋结构，削弱了类脂膜对孔的覆盖，包溶物渗透出来。微囊表面积大可迅速释放，体积小可以灵活应用。在智能药物释放体系中用于定位或靶向释放，使药物只响应病灶环境反应，减少和消除非病变组织的损害。

9.2.3 分离膜

智能高分子凝胶膜可响应环境（pH 值、热、光、氧化还原、葡萄糖浓度和抗体浓度等）刺激，控制物质的通透性。利用酸碱解离和离子官能团对环境 pH 值的响应，构建随环境 pH 值的变化而伸缩的大分子链，设计 pH 值响应性控制物质通透高分子膜材。

把 4 臂聚乙二醇的端羟基醋酸亚月桂基衍生物在紫外（> 300 nm）辐照下聚合，通过相邻亚月桂基的交联形成高交联度网络。在 254 nm 紫外线辐照下，凝胶产生光降解，水凝胶的溶胀具有光可逆性。通过 254 nm 紫外线曝光可以控制水凝胶膜的筛孔尺寸及对肌红蛋白、血红蛋白和乳酸脱氢酶的膜渗透通量。利用抗体对特异抗原的识别，将抗原转变成乙烯基衍生物后引入到凝胶膜。抗原的乙烯基衍生物与丙烯酰胺共聚合组成抗原半互穿聚合网络凝胶膜，由抗原的可逆响应性控制物质的通透性能。

9.2.4 人工细胞膜与仿生系统

生物膜上的受体可识别结合细胞外分子，将此过程转变为信号，引起细胞内分子变化。分子识别与信号传导使细胞膜成为新型生物传感器蓝本。利用二乙炔基两性分子通过紫外交联合成聚二乙炔聚合物。将特异的配体（唾液酸或神经节苷脂）引入聚二乙炔自组装体中，这类配体响应特异分子产生颜色变化，共轭大分子主链成为光学探针，检测生物病原体的结合情况。神经节苷脂修饰的糖脂质体悬浮液对霍乱毒素的检测特性曲线表明，变色程度与所加入毒素的量成正比。分泌细胞内受体介导的激素如神经递质和激素贮存在一种颗粒内，此类粒子由脂质膜包裹聚阳离子多糖材料而成，脂质膜响应化学信号与细胞膜融合形成小孔。钠离子和水分子可以进入此颗粒，导致聚合物基材迅速溶胀，化学物质经孔隙释放至细胞外部。

仿生技术中应用的智能高分子膜为 Langmuir-Blodgett 膜，当分子具有疏水和亲水的官能团时，形成单分子膜。它是模仿细胞膜脂质双分子高度有序排列结构制备的，其特殊响应性形态变化可以执行一定功能。

人工视网膜具有生物体视觉系统中视网膜所具有的功能，脂层双分子膜把光信号转变为电脉冲信号，对信号进行处理。在有 100 μm 左右小孔的基板上累积含人工染料偶氮苯的脂质双分子膜，并在其周围设置振荡电路。当有光照射时，偶氮苯构型发生光异构化，引起其周围脂质物相应变化，膜的电性能及容量随之改变，电信号转变为振荡信号。

9.3　生物材料表面智能化

9.3.1　生物材料表面识别响应特性

生物材料在不同蛋白质间交换吸附，蛋白质和水之间也有交换吸附。生物材料表面的化学结构对生物材料与宿主相互作用具有重要影响，可能诱发蛋白质优先吸附。温敏性聚异丙基丙烯酰胺在低临界溶解温度以下显示亲水性，当温度高于低临界溶解温度时转变成疏水性，聚异丙基丙烯酰胺的构象随温度发生变化，可用于肽类的脱吸附分离。以辉光放电等离子沉积方式生成聚合物薄膜，将二糖与薄膜共价键合，构建多糖状空腔，可高度选择识别模板蛋白，如白蛋白、免疫球蛋白、溶菌酶、核糖核酸酶和链霉亲和素。如果某种蛋白对愈合特别重要，就可设计与修饰表面，使与其亲和的关键蛋白富集，触发伤口愈合过程。

9.3.2　血液相容性材料

模拟细胞膜表面可赋予生物材料良好的血液相容性。细胞膜主要由磷脂质双分子膜构成，将磷脂的亲水性磷酸胆碱残基引入聚甲基丙烯酸衍生物中，获得抑制蛋白质多层吸附的聚合物。聚合物表面对蛋白质的吸附与水的状态有关，要获得良好的血液相容性材料须同时考虑蛋白质与水分子的协同效应。

9.3.3 细胞特异材料

聚羟基酸如聚乳酸可调节表面的亲水 / 疏水性或荷电特性，固定细胞粘连因子和细胞增殖因子，使聚乳酸表面呈现细胞特异性，包括细胞粘连因子精氨酸 – 甘氨酸 – 天冬氨酸三肽结构的固定，也包括胶原、明胶或纤连蛋白、细胞粘连蛋白的固定。聚乳酸薄膜表面经碱处理后，明胶分子中的脯氨酸、羟基脯氨酸或精氨酸的去质子化活性氨基与聚乳酸产生酸 – 酰胺交换反应，使明胶在聚乳酸表面化学固定。pH 值为 1.0 条件下固定明胶的聚乳酸薄膜，其细胞粘连系数与精氨酸 – 甘氨酸 – 天冬氨酸固定薄膜基本相当，具有很好的应用前景。不同细胞识别不同的细胞外基质，发挥相应的独特功能。细胞的识别性能与糖脂质和糖蛋白相关，仿照细胞的特异识别性能构建仿生糖链高分子，作为组织工程中的人工细胞基质。

9.4 形状记忆生物材料

形状记忆生物材料是一类具有初始形状的制品，在特定条件下可以改变为临时形状并固定后，通过外界条件刺激（如热、电、磁、光等）能够恢复为初始形状的智能生物材料。这类材料具备制备工艺简单、价格低廉、质轻、变形大、易编程、弹性模量可调、回复能力优异、形状记忆回复温度调节范围广、多刺激响应回复模式，以及生物相容性和生物可降解性等优点，在生物医疗领域展现出了优良的应用价值。

9.4.1 形状记忆生物材料的种类

常见的形状记忆生物材料有形状记忆聚氨酯、聚乙烯醇水凝胶、角蛋白基材料、生物基形状记忆复合材料和聚 ε- 己内酯。

形状记忆聚氨酯以可降解聚己内酯二醇、异佛尔酮二异氰酸酯、1,4- 丁二醇等为单体合成。聚氨酯的形状记忆性能与其微相分离结构密切相关。它具有良好的生物相容性，通过调整配方和制备工艺可以控制其形状记忆性能和降解速率，可用于骨科创伤修复、脊柱植入、医用耗材等。聚乙烯醇水凝胶可以通过在高密度聚乙烯醇聚合物中添加高浓度氢氧化钠来诱导结晶，生成物理交联的水凝胶来制备。它具有高机械性能、低水含量、抗损伤性和形状记忆性能，还具有细胞相容性、防污性能、血液相容性和生物相容性，可用于生物医学设备、组织工程等。角蛋白是一种存在于头发、指甲和贝壳中的纤维蛋白。从动物毛发等材料中提取角蛋白，可以制备成具有形状记忆功能的角蛋白基材料。这种材料具有良好的生物相容性和可加工性，通过 3D 打印技术能够制备成各种形状，可用于组织工程等。生物基形状记忆复合材料具有良好的机械性能和形状记忆性能，可用于柔性支撑和温度响应传感器等。聚 ε- 己内酯是由俄罗斯科研人员研发出的具有记忆功能的生物相容性智能生物高分子材料。它可以在温度变化时恢复原始形状，可用于外科手术、细胞工程、再生医学等领域。

9.4.2 应用领域

形状记忆生物材料可以用于以下方面。①血管缝合线和止血钳：先将材料拉伸并定形，然后在体温的作用下恢复形状，帮助伤口闭合。②植入材料：热敏形状记忆聚氨酯植入体内，通过体温获得需要的形状，完成生理功能后在体内降解或被吸收，避免二次手术的痛苦。③同形材料：形状记忆聚氨酯因其形状回复方便、形状记忆温度易于调节、质轻、生物相容性好等特性，可以应用于医疗矫形，是石膏类同形材料的理想替代品。④输尿管支架：可生物降解的形状记忆生物高分子材料可以作为输尿管支架，提供暂时性的尿液引流，避免进行手术移除。⑤组织工程：形状记忆生物高分子材料可以用于骨组织工程和其他软组织应用，如骨骼肌再生。⑥药物输送：形状记忆材料还可以用于药物输送系统，通过控制药物释放速率来提高治疗效果。

形状记忆生物材料不仅能够提供多功能性，还能够根据需要设计。形状记忆生物材料凭借其形状记忆效应、超弹性以及良好的生物相容性，在医疗领域展现出广阔的应用前景。

习 题

1. 什么是刺激响应性智能水凝胶？它有什么用途？
2. 阐述温敏性凝胶的工作原理。
3. 阐述光敏性凝胶的工作原理。
4. 阐述磁响应水凝胶的制备方法、优点及其适用范围。
5. 说明三重反应水凝胶的制备及其应用领域。
6. 阐述形状记忆生物材料的种类及其特点。

参考文献

[1] 陈德敏 . 生物陶瓷材料（二）[J]. 口腔材料器械杂志，2005（4）:210–212.

[2] 顾其胜，侯春林，徐政 . 实用生物医用材料学 [M]. 上海：上海科学技术出版社，2005.

[3] 李世普 . 生物医用材料导论 [M]. 武汉：武汉理工大学出版社，2000.

[4] 李湘洲，李凡 . 生物陶瓷材料的现状与发展趋势 [J]. 佛山陶瓷，2003（12）:3–5.

[5] 吕杰，程静，侯晓蓓 . 生物医用材料导论 [M]. 上海：同济大学出版社，2016.

[6] 汤顺清，毛萱 . 无机生物材料学 [M]. 广州：华南理工大学出版社，2008.

[7] 王坤，张垠，艾佳楠，等 . 陶瓷材料在人工关节中的应用与发展趋势 [J]. 中国陶瓷，2012，48（12）:6–9.

[8] 杨大智 . Ni–Ti 形状记忆合金在生物医学领域的应用 [M]. 北京：冶金工业出版社，2003.

[9] 俞耀庭 . 生物医用材料：二十一世纪新材料丛书 [M]. 天津：天津大学出版社，2000.

[10] 周长忍，奚廷斐，陈建海 . 生物材料学 [M]. 北京：中国医药科技出版社，2004.